编　委　会

DIP

医院绩效管理实践

基于按病种分值付费（DIP）制度的医院绩效管理探索

袁　勇◎主编

暨南大學出版社
JINAN UNIVERSITY PRESS

中国·广州

图书在版编目（CIP）数据

医院绩效管理实践：基于按病种分值付费（DIP）制度的医院绩效管理探索/袁勇主编. —广州：暨南大学出版社，2021.3（2022.3 重印）
ISBN 978-7-5668-3119-4

Ⅰ.①医… Ⅱ.①袁… Ⅲ.①医院—人事管理 Ⅳ.①R197.322

中国版本图书馆 CIP 数据核字(2021)第 040072 号

医院绩效管理实践——基于按病种分值付费（DIP）制度的医院绩效管理探索
YIYUAN JIXIAO GUANLI SHIJIAN——JIYU AN BINGZHONG FENZHI FUFEI（DIP）ZHIDU DE YIYUAN JIXIAO GUANLI TANSUO

主　编：袁　勇

出 版 人：张晋升
责任编辑：冯　琳　刘　蓓　王辰月
责任校对：曾小利　黄亦秋
责任印制：周一丹　郑玉婷

出版发行：暨南大学出版社（510630）
电　　话：总编室（8620）85221601
营销部（8620）85225284　85228291　85228292　85226712
传　　真：（8620）85221583（办公室）　85223774（营销部）
网　　址：http：//www. jnupress. com
排　　版：广州尚文数码科技有限公司
印　　刷：广东广州日报传媒股份有限公司印务分公司
开　　本：787mm×1092mm　1/16
印　　张：21.25
字　　数：393 千
版　　次：2021 年 3 月第 1 版
印　　次：2022 年 3 月第 4 次
定　　价：80.00 元

序

2017年，党的十九大报告明确提出实施“健康中国”战略并将之作为坚持和发展新时代中国特色社会主义的一项重要战略安排。“健康中国”战略的提出既与党的长期卫生工作方针一脉相承，又体现了新发展理念的要求，具有鲜明的时代特征。

中国特色的医疗保障制度体系的完善和发展是推进健康中国建设的重要任务和必经之路。2020年，中共中央、国务院正式发布《关于深化医疗保障制度改革的意见》，提出医疗保障是减轻群众就医负担、增进民生福祉、维护社会和谐稳定的重大制度安排，继续健全、完善医疗保障制度体系是我国未来十年医药卫生体制改革领域的重点工作，以实现医保治理现代化水平的显著提升以及更好地保障“病有所医”的目标。同年，国家医疗保障局办公室印发《区域点数法总额预算和按病种分值付费试点工作方案》及相关技术规范和病种目录，随后按病种分值付费制度试点正式在全国展开。

其实，早在2010年，广东省中山市就作为医保支付制度改革先行城市，率先开展了总额控制下的按病种分值付费制度工作。经过十年不断的改革探索，形成了以“总额控制、病种分值付费”为主，“按人头付费、床日付费、病种限额（定额）付费”为辅的复合式付费机制。2016年12月，《中山市城市公立医院医疗服务价格改革实施方案》出台，明确取消药品加成、取消医用耗材加成、下调大型医院设备检查项目价格等。面对挑战，中山市人民医院党委勇于担当，积极应对，全面推行绩效管理改革，围绕保障医疗质量、发展医疗技术、提高医疗效率、改善患者就医体验、保障经济运营等方面，建立全面的绩效管理体系，采取鼓励重症支持体系建设、日间手术开展、代表病种管理等系列措施，促进学科、技术、质量、服务综合发展。中山市人民医院经过大胆探索、先试先行，终于创建了一套科学性强、可借鉴、可复制、操作性强的医院绩效管理考核评价体系。

十年磨一剑。截至2020年，中山市纳入医保结算病种2 900余种，按诊治方式区别的结算标准共计超过6 000个，实现按病种分值付费覆盖大部分病种。而所谓按病种分值付费制度的“中山模式”也于2019年、2020年连续两年荣获由国家卫生健康委能力建设和继续教育中心评选的中国现代医院管理“医院绩效管理典型案例”殊荣。

医保支付制度改革是保障群众获得优质医疗服务，提高基金使用效率的关键机制，涉及临床诊疗、用药、卫生经济和法律等，同时也涉及医院内部的绩效考核、评价管理和分诊的改革。只有不断地完善公立医院内部的绩效管理机制，强化对医务人员的绩效考核，将目标任务融入实际工作中并转化为医务人员的自觉行动，才能达到改革与发展的目的。

2020年新冠疫情暴发，对经济社会发展和人民的健康造成巨大冲击和伤害，我国的医疗卫生制度和医保制度经受了一场重大考验。为更好地总结经验、指导工作，袁勇教授及其同事将中山市人民医院基于按病种分值付费（DIP）制度的管理经验编写出版。我相信，本书将对全国的医保支付制度改革提供有效的借鉴和参考。

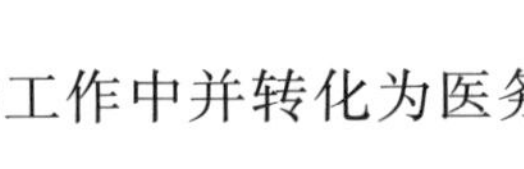

2021年3月

前 言

“十三五”时期是我国全面建成小康社会的决胜阶段，在党中央、国务院的坚强领导下，各地区、各相关部门积极推动医药卫生体制改革各项改革事宜，并取得了显著的成效。我国全民医保体系加快健全，基本医保参保率稳定在95%以上，城乡居民医保制度逐步完善，医疗资源管理和保障水平得到提升，城乡居民基本医疗保障、大病保险、疾病医疗救助等制度全面推行，同时附带商业健康保险迅速发展。为全面贯彻落实党的十九大精神，深化医药卫生体制改革，建立现代医院管理制度，中山市人民医院党委高度重视，以党建为引领，全面加强深化医改领导和推进工作，认真贯彻党和国家发展医疗事业的方针政策，统筹落实医改重点任务，积极探索实践，奋力打好深化医药卫生体制改革的组合拳。

绩效管理是指在特定的组织环境中，与特定的组织战略目标相联系，并对员工的绩效进行管理，以期实现组织目标的过程。其作为现代医院管理的重要内容，是实现医院战略目标的重要工具。实施公立医院绩效考核是建立现代医院管理制度的一项重要内容，也是公立医院未来发展的内在需求。中山市人民医院绩效管理的主管部门经过认真细致的探索，结合中山市医疗机构的等级和专科等特性，深入研究公立医院绩效考核指标的复杂性和多样性，于2017年启动第一阶段的绩效改革，将目标管理法、平衡计分卡和关键指标法应用于医院的绩效评价工作中，建立起一套适合该医疗机构的、科学的、操作性强的绩效考核机制和评价体系。在此方案运行三年后，中山市人民医院于2020年启动第二阶段的绩效改革，对医护绩效实行共同考核，分开核算及二次分配，彻底打破原有的医护一体式分配方式，以提升医护在分配上的公平、公正性，有效地化解了医护之间绩效二次分配双方的矛盾，并最大限度地调动了全体医护人员工作的积极性和能动性，促进了科室团队的紧密协作。

在正确执行国家医改政策、医保政策的前提下，中山市人民医院利用绩效管理体系平衡各方利益，探索建立专科经营助理团队，常态化关注科室运营发展情况，力求有效指导医疗业务科室提升运营效益。这一探索首先是保障患者的基本权益，努力实现价值医疗，在一定费用下提供最佳的医疗服务。其次，促使医院降低成本，以最适用的医疗服务换取最优的运行效率，将现代管理理念、方法和技术融入运营管理的各个领域、层级和环节，提升运营管理精细化水平；坚持高质量发展和内涵建设，通过完善管理制度、再造业务流程、优化资源配置、强化分析评价等管理手段，将运营管理转化为价值创造，有效提升在绩效管理引导下效益和投入的产出效率；通过有效控制医疗费用节约医保基金；通过改善服务质量提高医院社会效益，最终达到患者、员工、政府三方共同参与、利益共享的目的，实现患者、员工、政府三方满意。

本书除导论、结语外，分六章介绍国家新医改政策、医疗保险支付方式、医护人员诊疗行为、医院管理学原则等，探讨按病种分值付费制度下公立医院绩效管理的适用性方案。希望借此把医疗改革理念有效传递至公立医院，并通过对公立医院进行内部绩效考核的方式将其传递到每个科室，再传递给每位医务工作人员，规范其医疗行为，最终达到引导医院维护公益性、提高管理水平、提高医疗服务质量的目的，使医院实现可持续发展。

2021 年 3 月

CONTENTS 目录

第一章

导　论

第一节 研究背景

一、“健康中国”战略的提出

健康是人类社会生存与发展必不可少的条件，进入21世纪，全球健康风险正处于急速演变之中。根据世界卫生组织的调查，到2040年，我国60岁及以上人口的比例将从2010年的12.4%上升至28%；相较于城市人口结构，老年人占农村人口比例更高。中国的疾病谱已经开始从传染病转向非传染性疾病。到2030年，慢性非传染性疾病的患病率将至少增加40%。大约80%的60岁及以上老年人将死于慢性非传染性疾病。①

为了适应工业化、城镇化、人口老龄化、疾病谱变化和生活方式转变等带来的人民健康需求变化，我国正逐步推进“健康中国”建设。早在2013年8月，在第十二届全国运动会即将开幕之际，中共中央总书记、国家主席、中央军委主席习近平在沈阳会见了参加全国群众体育先进单位和先进个人表彰会、全国体育系统先进集体和先进工作者表彰会的代表，并发表重要讲话，提出“人民身体健康是全面建成小康社会的重要内涵”。2014年12月，习近平总书记在江苏调研时，再次强调“没有全民健康，就没有全面小康”。2015年10月，党的十八届五中全会召开，会上明确提出了推进“健康中国”建设任务，“健康中国”首次上升为国家战略。

2016年8月19日至20日，21世纪以来第一次全国卫生与健康大会召开，习近平总书记在会上发表重要讲话，为建设“健康中国”指明了前进方向，提供了根本遵循；8月26日，中共中央政治局召开会议，审议通过《“健康中国2030”规划纲要》（以下简称《纲要》）；10月25日，《纲要》发布。这一部署，标志着“健康中国”建设的顶层设计基本形成。《纲要》明确指出，把“共建共享、全民健康”作为建设“健康中国”的战略主题，共建共享是建设“健康中国”的根本路径，全民健康是建设“健康中国”的根本目的。该战略主题与倡导“全民健康覆盖”的全球健康治理目标一致，符合我国履行联合国2030年可持续发展议程国际承诺的初衷，也体现了我国独特的由人民“共建共享”特

① 世界卫生组织. 中国老龄化与健康国家评估报告［R］. 日内瓦：世界卫生组织，2016.

色路径建设“健康中国”的中国特色社会主义道路。至此，“三步走”的宏伟战略目标确立：到2020年，建立覆盖城乡居民的中国特色基本医疗卫生制度，基本形成内涵丰富、结构合理的健康产业体系，人均预期寿命在2015年基础上提高1岁，主要健康指标居于中高收入国家前列；到2030年，促进全民健康的制度体系更加完善，健康产业繁荣发展，基本实现健康公平，人均预期寿命达到79岁，主要健康指标进入高收入国家行列；到2050年，建成与社会主义现代化国家相适应的健康国家。

2017年，党的十九大报告明确提出实施“健康中国”战略，从长远发展和时代前沿出发，将之作为坚持和发展新时代中国特色社会主义的一项重要战略安排。

新时代“健康中国”战略具有丰富内涵。首先，它始终坚持以人民为中心的发展思想，提出“要把人民健康放在优先发展的战略地位”，把健康发展纳入国家政策，以人民的健康需求为导向发展健康服务，强调卫生与健康事业改革发展的新成效要更多地体现在增进人民的健康福祉上。它坚持公平公正原则，保障全民共享健康成果。

其次，树立“大卫生、大健康”的观念，把以治病为中心转变为以人民健康为中心。与之相对应的政府国民健康政策，强调“要为人民群众提供全方位全周期健康服务”，这也是实现保障全民健康根本目的重要着力点。

最后，从以“治疗”为重心到以“健康服务”为重心的医疗服务模式的转变，从宏观角度而言，改变了我国传统卫生服务中的健康内涵、工作中心和服务范围，扩展了健康服务的类别，加强了对疾病预防的重视程度，并以健康内涵扩展后的标准来调整卫生与健康服务的对象范围，要求所有与健康相关的工作都集中纳入健康领域中进行统一管理。从微观角度而言，具体到对医疗机构的服务模式提出的改革要求，即一方面要健全预防—治疗—康复—长期护理服务链，另一方面要加强各类医疗机构间的资源整合、分工协作和分级诊疗。

“健康中国”战略的提出具有划时代的意义，它既与长期以来党的卫生工作方针一脉相承，又体现了新发展理念的要求，具有鲜明的时代特征。全面推进“健康中国”建设的各项重点工作任务，对政府、社会、行业、个人都提出了不同要求。“深化医药卫生体制改革”作为重点工作任务之一，直接关系整体国民健康的公平与质量，是“健康中国”建设的必经之路。

二、以“健康中国”战略为指引，深化医药卫生体制改革

着眼于我国严峻的人口老龄化的社会形势，“健康中国”战略提出要向广大人民群众提供全方位、全周期的健康保障。人口老龄化既是“健康中国”战略提出的背景，也是具体实施的背景。根据《“十三五”健康老龄化规划》，截至2015年，中国60岁及以上人口已达2.22亿，占总人口的16.1%，65岁及以上人口达1.44亿，占总人口的10.5%。另外，根据美国人口普查局出版的《老龄化世界：2015》（*An Aging World：2015 International Population Reports*）报告，全球老龄人口数量在持续飙升，其中对于中国2015年至2050年人口年龄结构的展望（见图1－1），可获知我国人口金字塔形状将由纺锤形演变至倒三角形，金字塔底部收缩凸显了顶部老年人口占总人口的比重大。受1949—1958年和1962—1975年两次出生高峰的影响，70岁以上人口数量至2050年将大幅增加。而受第二次人口生育高潮惯性作用引起的1981—1994年左右形成的第三次人口出生高潮[①]，这部分人群也将于2050年陆续达到60岁。如图1－1所示，在三次人口生育高峰期间出生的人口构成了左边金字塔纺锤形的中坚部分，这部分25～64岁的人口到2050年将全部移至右边金字塔顶部，从而导致2050年老年人口数量几乎达到历史峰值。

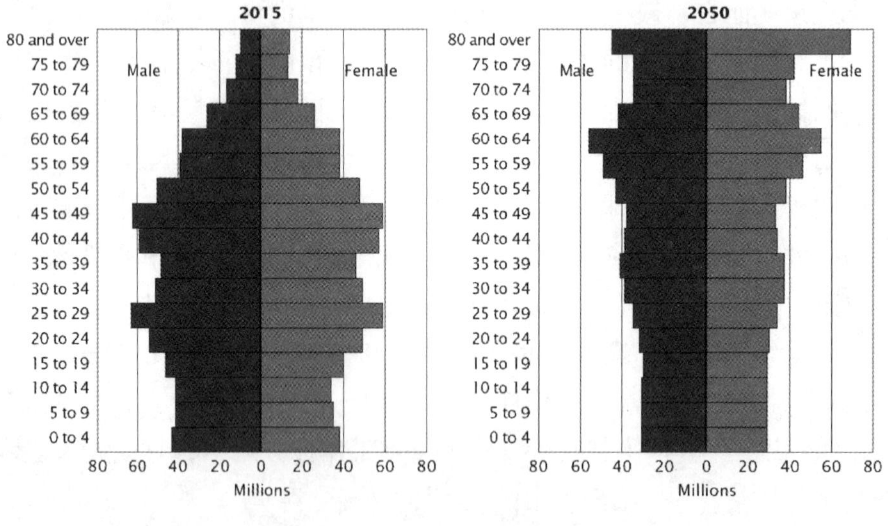

图1－1 中国人口年龄、性别结构展望：2015年和2050年

① 陈友华. 出生高峰与出生低谷：概念、测度及其在中国的应用［J］. 学海，2008（1）：13－26.

我国的人口老龄化具有老年人口基数大、发展速度快、人口结构老化迅速并超前于现代化的典型特征。我国人口老龄化进程要远远快于很多中低收入和高收入国家，根据世界银行统计数据显示，1999 年我国进入人口老龄化社会时，人均国内生产总值（per capita GDP）仅约为 1 772 美元，低于世界 8 189 美元的平均水平（按 2010 年不变价美元计算），我国是在尚未实现现代化、经济尚不发达的情况下进入老龄化社会的。

此外，有研究指出，我国人口老龄化的发展将进入高原期而非高峰期。从未来的发展趋势来看，中国人口老龄化将持续很长一段时间，"伴随着总人口的减少，老年人口比重将持续处于高位，形成一个高原期，伴随着 21 世纪始终"①。我国人口老龄化及其伴随的一系列问题，如高龄化、失能化、空巢化、地区发展不平衡、城乡倒置、老龄化性别差异等，共同对我国社会保障体系发展造成了巨大影响，尤其将极大地影响我国医疗保险制度的可持续发展。

不同研究显示，随着人口老龄化的加剧，我国整体医疗卫生支出的压力将进一步增强。韩烁博士以吉林省为案例的研究分析表明，人口老龄化对门诊次均费用和特定病种的医疗费用增长作用明显②；清华大学胡乃军教授的模型预测，到 21 世纪中期，老年人口医疗费用将占总体医疗费用的一半左右③。人口老龄化对医疗保险的压力主要表现在两个方面：从供需角度来看，老年抚养系数增加，医疗保险缴费人群相对缩小，受益人群相对扩大，医保负担沉重，而筹资的增长空间受限；从收支角度来看，疾病谱变化、经济波动等因素共同影响导致医疗费用水平上升，使医保基金极易陷入入不敷出的境地，部分地区医保基金已经出现"穿底"问题。

从医疗支出负担到整体医药卫生体制改革已成为全球性难题。《纲要》中即指出："健康服务供给总体不足与需求不断增长之间的矛盾依然突出，健康领域发展与经济社会发展的协调性有待增强，需要从国家战略层面统筹解决关系健康的重大和长远问题。"面对人口老龄化的严峻形势和不断增长的人民健康保障的需求，要做到全方位、全周期保障全民健康，缓解医疗资源紧张的压力，首要任务之一就是要提升医保基金使用效率，探索创新医保支付方式。

针对医保支付方式的创新运用，较早可追溯至 2000 年初，部分地区为抑制过快增长的医药费用，因地制宜探索有效的医保支付方式。2009 年，我国医药

---

① 董克用，张栋．高峰还是高原：中国人口老龄化形态及其对养老金体系影响的再思考［J］．人口与经济，2017（4）：43－53.

② 韩烁．人口老龄化对医疗费用的影响研究：以吉林省为例［D］．长春：吉林大学，2018.

③ 胡乃军．中国人口老龄化与老年人口医疗费用研究［J］．老龄化研究，2014（1）：34－43.

卫生体制改革迈进新阶段，中共中央、国务院出台《关于深化医药卫生体制改革的意见》，明确提出要加快建设医疗保障体系，建立覆盖城乡居民的基本医疗保障体系。在完善医疗保障覆盖的同时，国家也加快了对于医保支付方式改革的探索。2011 年，人力资源和社会保障部出台《关于进一步推进医疗保险付费方式改革的意见》，提出要以结合基金收支预算管理加强总额控制为基础，探索适宜的付费办法并形成相应的支付制度。在随后出台的国家各类医改文件中也一再强调，要深化医保支付方式改革。

2017 年，国务院办公厅《关于进一步深化基本医疗保险支付方式改革的指导意见》（国办发〔2017〕55 号）出台，明确提出全面推行以按病种付费为主的多元复合式医保支付方式："各地要选择一定数量的病种实施按病种付费，国家选择部分地区开展按疾病诊断相关分组（DRGs）付费试点，鼓励各地完善按人头、按床日等多种付费方式。到 2020 年，医保支付方式改革覆盖所有医疗机构及医疗服务，全国范围内普遍实施适应不同疾病、不同服务特点的多元复合式医保支付方式，按项目付费占比明显下降。"

进一步完善医疗服务体系，尤其是实施公立医院改革，无疑是满足人民的健康保障需求和深化医药卫生体制改革的关键一环。健全医保支付机制和利益调控机制有利于创造良好的医疗服务环境，而在公立医院内部实行精细化管理，激发医疗机构规范行为、控制成本、合理收治和转诊患者的内生动力将从根本上提升医疗服务质量和效率。这其中，价值导向型医疗作为一种医疗模式新思路，为促进效率和公平的统一，摆脱当前医改困境带来了新的启发。

2006 年，哈佛大学商学院教授波特（Michael E. Porter）基于他在管理学领域开创的价值链理论，与合作教授共同提出在建立针对患者价值的竞争战略基础上再定义医疗服务，并认为医疗服务领域的价值是单位投入的患者健康产出，是与成本相关的医疗疗效。[①] 从经验医学到循证医学，再到倡导价值医学模式，这种发展不在于完全否认前一模式，而在于强调新时代背景下医疗模式必须注意的不同侧重点。在新的医疗模式中，医学自古以来治病救人的宗旨没有改变，但需要考虑的是，为建立完善的医疗服务体系，促进医疗卫生服务向产业化管理转变，必须强调它的服务中心在于患者。从关注患者生活质量和提高医疗资源利用率出发，价值导向型医疗强调在注重努力提供高质量医疗服务即保证医疗服务的疗效的同时，也需要考虑到医疗服务的成本效益。价值是与成本相关

① PORTER M E, TEISBERG E O. Redefining health care: creating value-based competition on results [M]. Harvard: Harvard Business Press, 2006.

的疗效，意味着价值之中包含效率，但不考虑疗效的成本削减则是危险的。①

价值导向型医疗的关键在于对医疗服务价值的把握，它将医疗的质量和安全与医疗成本联系起来。医疗服务机构可以通过监控特定患者群体的医疗效果，分析临床路径中实现这些效果所需的资源和成本，通过评估单位货币获得的医疗效果（价值 = 效果/成本），以最优的价值作为目标，采取对治疗方案进行持续改进的管理策略。② 因此，疗效提高的同时成本减少或不变，或者疗效不变的同时成本减少，都可以使医疗服务价值增加。

尽管目前对医疗服务价值的定义仍存在一些困难，例如，医疗疗效不可量化、成本在患者一方不同层次上代表意义不同，但是价值导向型医疗提出的将成本概念引入医疗管理工作的方向难能可贵，与当下我国医药卫生体制改革对加强成本管理的要求也不谋而合。继续深化医药卫生体制改革，尤其是公立医院改革，必须注意以加强精细化管理来促进质量与效率统一的必要性，才能真正做到为公众提供有价值的医疗。

第二节　问题探索：新医改背景下三级公立医院的绩效管理

一、新医改对公立医院加强精细化管理的要求

2017 年 7 月，国务院办公厅《关于建立现代医院管理制度的指导意见》出台，指出现代医院管理制度是中国特色基本医疗卫生制度的重要组成部分，其具体建设的目标是“到 2020 年，基本形成维护公益性、调动积极性、保障可持续的公立医院运行新机制和决策、执行、监督相互协调、相互制衡、相互促进的治理机制，促进社会办医健康发展，推动各级各类医院管理规范化、精细化、科学化，基本建立权责清晰、管理科学、治理完善、运行高效、监督有力的现代医院管理制度”。10 月，党的十九大报告进一步明确了要建立“两项制度一个体系”，即“中国特色基本医疗卫生制度、医疗保障制度和优质高效的医疗卫生服务体系”，并重点提出要建立健全现代医院管理制度。

完善医院管理制度和建立健全医院治理体系是建立现代医院管理制度的关

① 苏淑文，王冬．价值导向型医疗研究进展及其启示［J］．中国卫生经济，2018，37（5）：71－74．

② 莫里亚茨，阿罗拉，沙阿．以价值为导向的医疗服务［M］．杨莉，等译．北京：北京大学医学出版社，2018．

键。通过完善管理制度，尤其在人、财、事、物方面，健全人力资源管理制度、财务资产管理制度、绩效考核制度、后勤管理制度和信息管理制度，改进治理体系，落实公立医院经营管理自主权与政府和社会的监管，从而加强医院精细化管理，推动医院管理向规范化、精细化、科学化发展。

其中，健全绩效考核制度是建立现代医院管理制度的重要内容，2019 年 1 月，国务院办公厅《关于加强三级公立医院绩效考核工作的意见》出台，从国家层面建立了统一的绩效管理结构和制度，以达到进一步深化公立医院改革、促进公立医院加强精细化管理的目的。

三级公立医院绩效考核指标体系由医疗质量、运营效率、持续发展、满意度评价四个指标构成。通过国家层面统一的绩效考核，引导三级公立医院由规模扩张型发展方式转向质量效益型发展方式，由粗放的行政化管理模式转向全方位的绩效管理模式，促进收入分配更科学、更公平，实现效率提高和质量提升，同时，促进公立医院综合改革的各项政策落地见效。

二、三级公立医院绩效管理的实施

新医改政策对我国的医疗卫生服务体系建设和发展提出了新要求。中共中央、国务院《关于深化医药卫生体制改革的意见》中提出，要建设结构合理、覆盖城乡的医疗服务体系，引导一般诊疗下沉到基层，逐步实现社区首诊、分级医疗和双向转诊。2015 年国务院办公厅《关于推进分级诊疗制度建设的指导意见》出台，提出要建立符合国情的分级诊疗制度，重点提高基层医疗机构服务能力，以常见病、多发病、慢性病分级诊疗为突破口，完善服务网络、运行机制和激励机制，引导优质医疗资源下沉，形成科学合理就医秩序。分级诊疗制度的推进是我国整体健康战略布局的一部分，一方面是应对老龄化社会和变化的疾病谱的需要，另一方面也是全方位、全周期保障人民健康的题中之义。《纲要》指出，要实现优质医疗卫生资源配置均衡化，促进危急重症、疑难杂症诊疗和专科医疗服务方面的均质化发展，加强康复、老年病、长期护理、慢性病管理、安宁疗护等接续性医疗机构建设，形成治疗—康复—长期护理的健全服务链。综上所述，未来医疗服务体系的发展将是医疗卫生工作重心下移，医疗卫生资源下沉发展，逐步形成基层首诊、双向转诊、急慢病分治、上下联动的分级诊疗模式，在医院、基层医疗卫生机构和慢性病长期照护机构之间建立完善的分工协作机制。

促进医疗卫生服务体系的转变，新医改要求明确各级各类医疗机构诊疗服务功能定位，其中三级公立医院主要提供急危重症、疑难杂症的诊疗服务。目前，国家已将减少三级医院普通门诊就诊人次、向下转诊患者等作为指标纳入各层级绩效考核，引导进一步落实三级公立医院的功能定位，推进分级诊疗建设。如图1-2所示①，左边部分表示当前的医疗卫生服务体系，大部分患者包括许多常见病、慢性病病人，集中在二级以上医疗机构就医，医疗服务体系结构呈倒三角形。随着医疗资源的下沉，急慢病分治的医疗卫生服务体系的形成以及医疗机构分层功能定位的明确，未来医疗卫生服务体系将向右边的正三角结构转变，三级公立医院服务功能定位限定于疑难杂症、急危重症的诊疗，90%的患者就医要下沉到一、二级医疗机构，三级公立医院的市场份额将明显缩小。

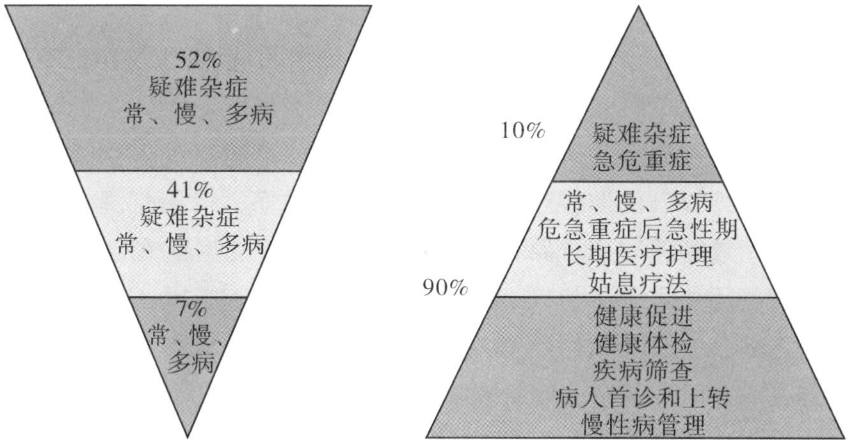

图1-2 当前医疗服务体系（图左）与未来医疗服务体系（图右）

（数据来源：《2018年我国卫生健康事业发展统计公报》）

面对医疗服务体系改革与转型带来的挑战，三级公立医院亟须从改善内部管理角度出发，通过绩效管理来实现整体运营水平的提升和在未来残酷市场竞争中的优势增强。三级公立医院内部绩效体系的建立，要围绕自身的功能定位和医院战略目标，以积极适应新医改的政策导向为出发点，统筹质量与效率、财务上的当前发展与学科的可持续发展，结合患者就医体验，制定科学、合理的具体评价指标。同时，利用可行的战略管理工具，将目标分解落实到各个科室、部门，并综合运用PDCA（plan-do-check-act）循环与信息系统支持落

① 根据国家卫健委卫生发展研究中心研究员赵琨在广州举行的“共享医疗与医改政策研讨会”上的发言及《2018年我国卫生健康事业发展统计公报》相关数据整理。

实和改进。由此，实现医院的战略目标和核心价值观通过绩效管理机制传递到每个员工，推动全体职工的自觉行为，达到提高管理效率、调动员工积极性、降低管理成本、提升运营管理水平的目的。

建立绩效管理体系，在实际操作管理中能充分发挥它的杠杆作用，是当前三级公立医院完善内部运行机制、应对医疗改革挑战的必经之路。

第三节 探索思路与全书结构

一、研究思路与方法

本书通过对“健康中国”战略核心要义与思想的把握，以及对2009年以来我国医药卫生体制改革背景的阐述与分析，提出了当下三级公立医院管理与发展所面临的机遇与挑战，从宏观和微观两方面具体论述三级公立医院通过绩效改革方式实现管理提升的路径与经验反思：宏观方面，运用管理学、经济学的相关理论，从绩效管理的建立路径出发，梳理三级公立医院在新医改背景下通过绩效管理改善运营水平的机制；微观方面，以中山市人民医院绩效管理模式为例，探讨三级公立医院如何建立既紧跟政策导向又适应自身战略发展的有效绩效管理体系，并对实践中绩效管理实施的效果与推广价值进行分析。

本书主要采用的研究方法有理论分析与案例分析：通过对绩效管理理论的剖析与实践论证，分析绩效管理的作用机制；通过对中山市人民医院绩效管理模式进行案例研究，考察三级公立医院具体实施绩效管理的过程。此外，通过查阅文献来梳理医药卫生体制改革背景与过程，并通过供需理论和利益相关者理论来分析新医改背景下三级公立医院绩效改革的紧迫性与必要性。

（一）绩效管理理论

绩效管理（performance management）是指为了达到组织的目标，通过持续开放的沟通过程，形成组织所期望的利益和产出，并推动团队和个人做出有利于目标达成的一系列行为。[①] 从组织战略的确定到执行的过程是实施绩效管理的关键。波特提出，战略的基础是选择并执行不同的活动，战略必须被组织分解

---

① 王怀民. 绩效管理［M］. 济南：山东人民出版社，2003：3-5.

执行。[①] 平衡计分卡是一种战略管理工具，管理者可通过平衡计分卡法将战略目标转化为可具体衡量的指标，然后层层分解，并对这些指标逐级加以落实，从而保证组织上上下下、方方面面都在支撑完成组织战略。此外，通过建立明确的切实可行的关键绩效指标（key process indication，KPI），并逐层分解落实到各组织单元，才能够快速抓住绩效管理的关键。从组织整体到内部不同组织单元（在医院对应的是临床、辅助和职能科室），再到对个人进行绩效管理，每个层次都可运用PDCA循环（制定目标和考核标准、组织实施、严格考核、反馈改进的过程），并将有效沟通贯穿于每部分工作中，最终达到绩效管理的既定目标。

（二）案例研究与分析

本书以中山市人民医院绩效管理模式为例，在5W1H原则下分析绩效评价体系的建立，对绩效评价体系中的各模块进行具体阐发，并从实践效果出发，探讨三级公立医院实行绩效管理的具体途径、成效和反思。

二、全书结构

本书结构框架如下：

第一章为导论，主要从整体层面介绍本书探索主题的政策背景，提出探索问题，概述全书设计思路与框架。

第二章为医药卫生体制改革与三级公立医院绩效管理，主要从理论层面对新医改背景下卫生领域运行与绩效管理理论作用机制进行分析，并结合国家三级公立医院绩效考核标准，具体梳理医药卫生体制改革一系列文件，分析改革历程与主要政策点。

第三章为绩效评价体系建设，主要从整体的设计思路到具体部门模块体系的建设来介绍中山市人民医院绩效评价体系。

第四章为绩效评价体系运行机制，主要阐述中山市人民医院绩效评价体系运行的机制，分别从绩效评价体系运行的各个环节、组织的战略目标管理、具体绩效评价实施、评价结果分析反馈对运行机制进行解析，介绍专科经营助理制度与信息支撑系统对绩效管理的辅助支撑。

第五章至第七章分别为质量管理体系、病案信息管理、医保管理，主要对

---

① 迈克尔·波特. 什么是战略［J］. 哈佛商业评论，1996（11）.

中山市人民医院绩效评价体系中的质量管理、病案信息管理、医保管理部分进行整体管理体系与具体管理方式的分析。

第八章为结语，介绍中山市人民医院模式的推广价值、可复制性以及经验。

第二章

医药卫生体制改革与三级公立医院绩效管理

第一节 卫生体系改革与医院管理改革

一、医疗卫生领域的特殊性

（一）卫生经济学视域下医疗卫生产品及市场的特征

1. 医疗卫生产品的属性

医疗卫生产品具有作为服务性产品的一般特征，主要以非物质形态存在，在生产和消费上具有时间和空间的一致性，从而受到一定地理范围的限制；医疗卫生产品存在很大一部分的公共品和准公共品，随着医疗保障覆盖的提升，医疗卫生领域整体的公益性质被强化，甚至有研究提出医疗卫生产品是“具有社会公益性的经济私人品”的概念[①]；卫生服务产品关系到人民的生命健康安全，尤其是部分医疗产品直接关系到人们宝贵的生命，具有不可替代性和紧迫性；卫生服务产品最终产出以改善人民的健康为目标，并以改善程度为衡量标准，较难实施量化。

2. 卫生服务市场的特殊性：稀缺性假设下的卫生服务供求关系

（1）医疗卫生服务市场的需求特征。

患者对医疗卫生服务的需求具有不确定性，因为患病对个人来说是一个概率性事件，只有从群体层面考虑，疾病的发生才具有一定的规律性，才能在一定程度上通过人群的患病率或就诊率反映群体对卫生服务的需求。也是在这相对稳定的患病率或就诊率的统计学意义上，才可以说医疗卫生服务作为“生、老、病、死”的人生日常中的必需品通常缺乏价格弹性。

此外，在医疗卫生服务市场中，消费者普遍缺乏信息。医疗服务是具有高度专业性和技术性的服务，患者很难掌握复杂的医疗信息，没有足够的能力来作出选择。在就诊过程中，他们在很大程度上把诊断和治疗的决策权都交给了医生，医生通常处于主导地位，而患者作为消费者往往只是被动地接受医生为他们作出的选择和提供的服务。

---

① 中国社会科学院医改课题组，金碚．医疗卫生服务：具有社会公益性的经济私人品［J］．中国医院院长，2008（23）：49－55，6．

（2）医疗卫生服务市场的供给特征。

随着社会整体经济发展水平的提高，以及医学知识、技术的不断拓展深入，人们对医疗卫生服务的需求表现得更加多样。医疗服务市场的提供体系由多层次的医疗卫生服务提供方组成，包括各类医疗、卫生、保健和康复机构。

医疗卫生服务供给的特征体现在：①由于医疗知识专业性和复杂性产生的信息不对称，使得在市场中通常由医疗服务的提供方占据主导；②医疗卫生服务的供给具有一定垄断性，一部分是由医疗服务生产领域的高度专业性、技术性及其他的进入障碍造成，另一部分是由于政府对医疗卫生领域的管控（如准入规制和规划限制），尤其是公立性医疗机构按照区域规划的行政设置，给予其一定供给特权和区域垄断地位[①]；③医疗卫生服务市场上的许多供给者并不以利润最大化为主要经营目标。对非营利医疗机构及公立医疗机构而言，它们主要的生产目的不是经济效益，而是服务的公益性和社会效益。在实际经营中，民办医疗机构也不完全以利润最大化为目标选择，为了机构的持续发展和长远收益，它们也需要考虑技术发展和品牌效应等社会效益。

（3）医疗卫生服务市场的特殊性。

总结医疗卫生服务市场供需双方特征，医疗卫生服务市场的特殊性主要表现为医疗服务市场的信息不对称和相对垄断性，以及在这两点的基础上产生的医疗服务行业的高价格水平形成机制。一方面，基于医疗服务市场的信息不对称，患者作为消费者一方不具有主动权，当医疗保险机构作为参与方介入市场时，医患双方的直接经济联系弱化，患者不仅可能会较少关心医疗费用，还可能消费比自付费用情况下更多的医疗服务，从而造成医疗开支的增长和医保资源的浪费；另一方面，如前文所述，由于医疗服务自身特性导致的较弱的价格弹性，以及区域规划设置的保护等原因形成医疗服务市场非竞争性的相对垄断，造成医疗服务市场机制的低效甚至失灵。如果没有政府干预，各医疗服务机构在各自辐射地域范围内的局部垄断性将使整个医疗卫生服务市场保持一个垄断价格。[②]

（二）医疗行业的特殊性

1．医疗行业是知识密集型行业

从医疗服务本身具有的高知识密集性到高规范化作业的行业标准，都要求

---

① 吴筱．卫生服务市场中的需求、市场特征和政府干预原则［J］．中国卫生政策研究，2010，3（2）：48－53．

② 孙洛平．医疗服务行业管理的特殊性［J］．中国卫生事业管理，2008（3）：167－168．

医疗行业从业者具有丰富的专业知识和技能。高知识密集性隐含的是医疗行业专业技术人员的高投入成本，技术人员通常需要接受高等教育或相应专业培训，在职业生涯中也需要不断地再培训更新知识，以掌握新的专业设备、仪器的操作使用和新的诊疗手段。伴随这种高知识投入的通常也是预期的高额回报。

2. 医疗行业同时也是劳动密集型行业

医疗服务的高知识密集性依赖于专业技术人员的脑力劳动过程，疾病的诊断、治疗、护理等医疗服务过程和医疗行为也都要占用专业技术人员的大量体力，且目前暂时无法做到机器或设备的完全替代。对人力资源的高度依赖，使得人力资源管理问题成为医疗行业服务机构管理的核心问题之一，再加上目前医疗专业人员在行业中整体表现出来的供应不足，提高人力资源管理的效率成为提高机构竞争力的必由之路。

3. 未来医疗行业将向资本密集型产业发展

随着人类整体科技水平的提高，医学与其他专业技术知识的结合使得自身得以实现快速的发展。其中，不仅制药、高端医用器械的研发创新依赖于密集的资本投入，新技术、新疗法的开展也依赖于高端医疗设备等配套硬件支持。包括时下最前沿的大数据与人工智能技术在医疗领域的运用，都预示了未来医疗行业的发展对密集资本投入的依赖。

（三）卫生服务形式的演变：传统医患双方关系被打破

随着现代医疗卫生服务体系的形成，传统的医患双方关系已被打破，医疗卫生服务市场中的参与方表现为卫生服务的需方（患者）、供方（卫生服务提供机构）和第三方机构（医疗保险机构等）。[①] 对医疗服务市场各参与主体进行具体分析，主要包括六类行为主体：

（1）政府机构。政府在医疗卫生服务市场中承担制定医疗政策、制度与规划职责；根据需要筹资、购买基本医疗卫生服务，并对公立医疗卫生服务机构具有投入责任；维护市场秩序，对市场进行有效监管；还具有其他的有关职能。

（2）医院等医疗卫生机构。这类机构在规章政策及合约的制约下，伴随行业的垄断特征，共同确定市场具体交易和竞争规则，并负责提供具体医疗服务。

（3）患者。通常情况下，患者作为分散的独立个体，自主进行需求选择，选择医院和医生，并选择消费量。患者具体在医疗卫生服务市场的参与中从不

---

① 朱孟晓，胡小玲．医疗服务行业的市场治理和规制研究［J］．经济体制改革，2009（1）：168－172.

同角度也能划分为不同的人群，提出集体的诉求。

（4）供应商。这类机构属于制造业，为医院提供药品、医疗器材等产品，其技术和质量受到监督，主要与医院产生交易关系。

（5）医保机构。这类机构负责承办医保费用的筹集、管理和支付，并对医疗保险活动起到监督作用，在具体交易环节和医院、患者构成三角关系，可以成为一支改变或影响交易行为的力量。

（6）其他组织、机构。这类机构包括行业协会、社会组织等，可补充发挥对行业监督作用，向医疗服务技术人员提供教育和培训服务，并发挥其他各方面对行业的促进和支持作用。

二、卫生领域的运行逻辑

（一）“以人为本”的卫生领域运行

1. 以维护和促进人民群众身心健康为目标

公共卫生服务是公共品或准公共品。当前我国完善公共卫生服务体系的主要目标是促进城乡居民逐步享有均等化的基本公共卫生服务，集中体现在基本公共卫生服务供给过程中的“以人为本”的中心思想，始终坚持以居民健康需求为导向、以维护居民健康为出发点，坚持社会效益为先，保障人人都能享有基本公共卫生安全。

在医疗服务的供给方面，我国坚持以非营利性医疗机构为主体、营利性医疗机构为补充，以公立医疗机构为主导、非公立医疗机构共同发展的办医原则，建设结构合理、覆盖城乡的医疗服务体系。在整体医疗服务供给中，注重维持公益性导向，坚持“以患者为中心”，要求医疗机构不仅要为人民群众提供高质量的医疗服务，也要不断增进医患沟通与交流，做到让患者满意和放心。特别是在基本医疗服务方面，明确要促进基本医疗服务的“可负担性”“可及性”，坚持社会效益优先，注重健康公平，增强普惠性。

总体而言，要进一步从满足人民群众不断增长的健康需求、维护和促进人民群众身心健康角度出发，着力为人民群众解决“看病难”“看病贵”问题，一是依靠建立健全医疗保障体系；二是控制不断增长的医疗费用；三是加快改革医疗价格形成机制。

2. 人才发展战略

医疗行业是知识密集型和劳动密集型产业，因此人才资源成为影响医疗卫生领域的重要战略资源，医疗机构的竞争实质上是人才的竞争。从政府对卫生事业的规划到基层卫生服务组织的运行，都离不开实施人才发展战略来实现医药卫生事业的发展和工作水平的提高。

卫生领域实施人才发展战略，重点在于人才培养和人才激励两方面。人才培养注重培训和知识更新，通常是对已完成高等教育、取得执业资格的人员，进行有计划、有组织、有重点的培训。既要营造组织内良好的带教与学术氛围，促进医学的科研与创新，也要不断为人才发展提供更高层次的平台，如国外进修机会等。在人才激励方面，医疗卫生领域不同层次的组织机构都在尝试进行有效的绩效管理，通过建立绩效考核评价机制实现合理的薪酬分配管理，最大化地发挥薪酬的激励作用。健全的人才培养机制和完善的人才激励管理制度，能使组织不断引进优秀人才，通过建立动态、充满生机的用人机制，实现人力资源效益的最大化，使组织获得在卫生领域中的核心竞争力。

（二）政府的统筹与监管

医疗卫生服务市场也具有市场经济的通病，即存在一般意义上的市场失灵。部分体现在前文述及的医疗卫生服务市场的相对垄断性和高价格水平机制特征中，它们影响了卫生服务供给的公平和效率。结合医疗卫生服务产品公益性的特殊性质，为保证在卫生资源的配置及医疗服务的供给过程中的公平公正，政府在医疗卫生服务市场中的干预显得尤为重要。

政府部门作为基本医疗服务的直接供给者及服务的安排者，在我国的医疗服务体系架构中承担重要责任并发挥核心作用。一方面是直接提供基本医疗服务，构建公立医疗服务体系，并发挥主导作用；另一方面是统筹和协调医疗服务的开展，决定由谁来提供医疗服务，并对其提供的医疗服务质量、数量和价格等内容进行监管，以及支付基本医疗服务费用等，发挥政府的宏观调控和微观管制职能。① 其具体表现为：制定各层级的卫生规划；建立健全医疗保障制度；构建合理的卫生服务市场运行机制；调整医疗服务价格；监督医疗服务提供的各个环节和流程，等等。

面对我国健康服务供给总体不足与需求不断增长之间日益凸显的矛盾，面对城乡普遍存在的“看病难”“看病贵”问题，目前政府重点保障各项基本卫生体系制度的建立健全，推动健康领域基本公共服务均等化，缩小城乡、地区、

---

① 吴洪涛. 我国社会转型时期医疗服务体系改革模式探讨［J］. 云南行政学院学报，2010（12）：132－136.

人群间基本健康服务和健康水平的差异，保障全民健康覆盖，促进社会公平。同时，兼顾增强卫生服务市场活力，坚持在政府主导下发挥市场机制作用，加快关键环节改革步伐，促进公平与效率的有机统一。

以医疗服务价格改革为例，新医改坚决破除“以药补医”机制，以明确公立医院公益性导向，控制医疗费用不合理增长，在改革过程中，坚持了政府指导与市场机制作用的结合。新医改加快推进取消药品和卫生材料加成，通过调整医疗服务价格等措施配合形成对公立医院的补偿机制，同时理顺医疗服务价格、改革价格形成机制，针对不同类型的医疗服务机构和医疗服务作出价格分类调整。针对公立医院，建立以成本和收入结构变化为基础的价格动态调整机制，加快理顺医疗服务比价关系。对公立医疗机构的医疗服务项目价格实行分类管理，对市场竞争比较充分、个性化需求比较强的医疗服务项目价格实行市场调节价；对非公立医疗机构提供的医疗服务则主要实行市场调节价，并主要由市场竞争形成药品的实际交易价格。价格机制是市场机制的核心，市场决定价格是市场在资源配置中起决定性作用的关键。政府在推进医疗服务价格改革的过程中，没有一概而论，而是对竞争性与非竞争性环节、基本与非基本服务作出区分，重点建立健全价格动态调整机制，充分体现了公平与效率平衡，以及政府干预的科学性和灵活性。

根据国务院办公厅印发的《关于建立现代医院管理制度的指导意见》等文件精神，政府对公立医院的统筹与监管表现为举办和监管两方面职能。

一是政府对公立医院的举办职能。统筹履行政府办医职责，由政府行使公立医院举办权、发展权、重大事项决策权、资产收益权等，同时积极探索公立医院管办分开的多种有效实现形式；明确公立医院党委在医院内部治理结构中的领导地位和作用，把党的领导融入公立医院治理结构；全面落实政府对公立医院的投入责任，加强对符合区域卫生规划的公立医院的各项合理财政投入，建立以公益性为导向的绩效考核评价机制，考核结果与财政补助、医保支付、绩效工资总量以及院长薪酬、任免、奖惩等挂钩，引导医院内部的利益激励方向。

二是政府对医院的监管职能。政府要切实负起监管职责，通过建立综合监管制度，重点加强对各级各类医院医疗质量安全、医疗费用以及大处方、欺诈骗保、药品回扣等行为的监管，建立医疗机构及从业人员“黑名单”制度和退出机制，形成全行业、多元化的长效监管机制；建立问责机制，对造成重大社会影响的乱收费、不良执业等行为，造成重大医疗事故、重大安全事故的行为，严重违法违纪案件，严重违反行风建设的行为予以追责；在完善政府宏观管理和监管的同时，加强社会监督和行业自律，加强行业协会、学会等社会组织在行业自律和职业道德建设中的作用，引导医院依法经营、公平有序竞争，探索建立第三方评价机制。

（三）推进公立医院管理自主化

自主化模式的核心是把医院日常管理的责任从政府转移到医院的管理者。这是“新公共管理运动”或“管理主义”浪潮的一个具体体现。这一浪潮首先在20世纪80年代初冲击美国和英国，进而席卷许多英联邦国家，最后波及世界各国。在最笼统的意义上，管理主义意味着将工商管理中的管理理念和技巧引入公共服务，强调产出（生产率）、效率、反应性和创造性，以克服旧式行政固有的低效率、高高在上的官僚主义和墨守成规的弊端。

党的十九大报告深刻把握党和国家事业历史性变革及其对组织结构和管理体制的新要求，就深化机构和行政体制改革作出重要决策部署。其中，针对深化事业单位改革，提出要强化事业单位的公益属性，推进政事分开、事企分开、管办分开。

公立医院作为事业单位，要进一步深化改革，加快理顺与政府的关系。政府要建立协调、统一、高效的政府办医体制，落实经营管理自主权；实行政事分开，合理界定政府作为出资人的举办监督职责和公立医院的自主运营管理权限；推进管办分开，积极探索多种有效实现形式，明确政府及相关部门的管理权力和职责，完善公立医院的法人治理结构和治理机制，构建决策、执行、监督相互分工、相互制衡的权力运行机制。

国务院办公厅于2015年5月印发的《关于城市公立医院综合改革试点的指导意见》（以下简称《意见》）中，针对不同类型与层次的公立医院，提出了具体可参考、试点的公立医院法人化治理形式。一是试点城市组建由政府负责人牵头，政府有关部门、部分人大代表和政协委员，以及其他利益相关方组成管理委员会，履行政府办医职能，负责公立医院的发展规划、章程制定、重大项目实施、财政投入、运行监管、绩效考核等，并明确办事机构，承担管理委员会日常工作；二是在各级行政主管部门层面创新管理方式，从公立医院的直接管理转为行业管理，强化政策法规、行业规划、标准规范的制定和监督指导职责；三是针对高校附属医院，卫生计生、教育等部门要积极研究探索管理体制改革；四是对于资产多元化、实行托管的公立医院以及医疗联合体等可在医院层面成立理事会。

公立医院形成有效的法人治理结构和治理机制，有利于医院对内部运营管理和外部治理事务进行统筹规划与战略决策，有利于政府、全民对公立医院管理者进行激励和约束，乃至实现公共问责。纵观中国公立医院自主权变迁过程，中华人民共和国成立后至十一届三中全会召开，公立医院决策制度实行的是党委负责制；十一届三中全会至1982年，公立医院决策实行的是党委领导下的院长负责制；1982年以后，院长的行政决策自主权日益增大。[①] 及至目前，健全院长选拔任用和考核制度成为公立医院加快推进法人化治理的关键。《意见》中明确指出，要鼓励实行院长聘任制，突出院长专业化管理能力，推进职业化建设，实行院长任期目标责任考核和问责制。落实政事分开和去行政化，更要逐步取消公立医院的行政级别，各级卫生计生行政部门负责人一律不得兼任公立医院领导职务。此外，为保障公立医院治理的制度化和自主管理的规范化，医院仍需建立有效的内部决策和制约机制，重大决策、重要干部任免、重大项目实施、大额资金使用应集体讨论并按规定程序执行，同时要落实院务公开，充分发挥职工代表大会职能，强化民主管理。

落实公立医院自主权，集中体现在对落实人事方面自主权的要求。在依法依规进行经营管理和提供医疗服务的前提下，充分行使公立医院内部人事管理、机构设置、中层干部聘任、人员招聘和人才引进、内部绩效考核与薪酬分配、年度预算执行等经营管理自主权。尤其是深化用人方式改革方面，公立医院在编制总量内根据业务需要面向社会自主公开招聘医务人员，对紧缺、高层次人才按规定采取考察的方式予以招聘。公立医院实行竞争上岗、人事代理、自主引进人才和全方位、全过程的绩效管理，促进干部职工思想观念更新并调动全员工作积极性，从而激发医院运营活力，实现医疗服务质量与效率水平的整体提升。

三、当前我国的卫生体系改革与医院管理改革方向

（一）坚持政府主导与发挥市场机制作用相结合

在医药卫生事业发展及医药卫生体制改革的进程中，坚持政府主导，就是要坚持充分发挥政府对医药卫生事业整体规划和监管职责，坚持落实政府对公共卫生服务尤其是基本医疗卫生服务的筹资与购买责任，坚持履行政府对公立医院的举办和监督职能。特别是全面落实政府对公立医院的投入责任，既是维护公共医疗卫生的公益性的要求，也是履行政府对公立医院举办职能的应有之

---

① 范围. 政事分开视域下的公立医院法人治理研究［J］. 电子科技大学学报（社科版），2015，17（5）：5-11.

义，要在具体执行中，明确必要的财政投入责任，并将其层层划分到各级政府，同时建立符合社会主义初级阶段的公立医院补偿机制，明确补偿对象、补偿范围与补偿模式。

在公立医院改革过程中，坚持政府主导地位的同时，也要积极推进政府职能的转变，强调“放权”与“监管”结合，运用对医院的所有权，通过硬化公立医院预算，加强法制化约束等方式，对其进行严格的监督。同时，避免直接干预公立医院的经营活动，实施政事分开与管办分开，给予公立医院相当的经营管理自主权。

进一步深化医改，还要求在坚持政府主导前提下，适度放开医疗市场，引入市场竞争机制。我国医疗卫生服务市场具有相对垄断性的特征，而公立医院在其中更是占据绝对的垄断地位，主要体现在对高端医疗技术人才、医疗技术等医疗资源的垄断和倚靠各自行政区域划分产生的绝对影响力的垄断。促进社会办医，一方面能够弥补医疗卫生服务市场的资源不足，让民营医院成为医疗资源增量的主体，既可以提高医疗资源总量，又可以逐步减少公立医院在医疗资源总量中的比重，促进多元化办医的健康格局形成；另一方面直接有利于发挥市场机制作用，用竞争推进公立医院改革，刺激各公立医院提高运行效率，提升服务水平和管理效能，以此形成公立医院治理变革的动力，从而优化公立医院治理变革的外部经济生态环境①，推动卫生事业健康发展。

在具体推进社会力量参与医疗卫生服务市场过程中，在遵照区域卫生规划和医疗机构设置规划，合理把控公立医院数量、布局和结构前提下，充分鼓励企业、慈善机构、基金会、商业保险机构等社会力量办医，扩大卫生资源总量。鼓励公私合作办医，在明确权责关系的前提下，允许公立医院通过品牌特许、购买服务等模式与社会力量合作办医。不仅如此，社会力量还可以通过出资新建、参与改制等多种形式投资医疗卫生服务行业，对于公立医院资源丰富的城市，可支持选择部分公立医院引入社会资本进行改制试点，在确保公开、公平、公正，维护职工合法权益的情况下，实现国有资产再开发利用，盘活富余医疗资源，进一步激发医疗服务市场的活力。通过鼓励社会办医，更深层次地激发市场活性，做到坚持政府主导与发挥市场机制作用相结合，共同促进卫生健康事业的蓬勃发展。

---

① 李文敏，沈晓红．中国公立医院治理困境的政治生态学解读［J］．湖北大学学报（哲学社会科学版），2015（5）：140－145．

（二）医疗机构管理分化与功能定位的分层

中共中央、国务院《关于深化医药卫生体制改革的意见》对完善我国医疗卫生服务体系建设作出了总体布局，即要形成非营利性医疗机构为主体、营利性医疗机构为补充，公立医疗机构为主导、非公立医疗机构共同发展的健康局面。2015 年出台的《全国医疗卫生服务体系规划纲要（2015—2020 年）》进一步明确我国医疗卫生服务体系各类主体，包括医院、基层医疗卫生机构和专业公共卫生机构等层级单位，按举办性质又分为公立医院和社会办医院两类。其中，公立医院具体分为政府办医院（根据功能定位主要划分为县办医院、市办医院、省办医院、部门办医院）和其他公立医院（主要包括军队医院、国有和集体企事业单位等举办的医院），县级以下则为基层医疗卫生机构。

完善我国医疗卫生服务体系建设，首先必须明确各类医疗服务机构的功能定位与职责。公立医院是我国医疗卫生服务体系的主体，要坚持维护其公益性，充分发挥其在基本医疗服务提供、急危重症和疑难病症诊疗等方面的骨干作用。同时公立医院要积极承担医疗卫生机构人才培养、医学科研、医疗教学等任务，承担法定和政府指定的公共卫生服务、突发事件紧急医疗救援、援外、国防卫生动员、支农、支边和支援社区等任务。公立医院中的县办医院、市办医院、省办医院、部门办医院则分别向各自区域范围内居民提供不同层级的医疗服务，其中城市三级医院主要提供急危重症和疑难复杂疾病的诊疗服务。

社会办医院是医疗卫生服务体系不可或缺的重要组成部分，是满足人民群众多层次、多元化医疗服务需求的有效途径。社会办医院可以提供基本医疗服务，与公立医院形成有序竞争；也可以提供高端服务，满足非基本需求；还可以提供康复、老年护理等紧缺服务，对公立医院形成补充。

基层医疗卫生机构在分级诊疗推进下的主要职责是提供预防、保健、健康教育、计划生育等基本公共卫生服务，提供常见病、多发病的诊疗服务以及部分疾病的康复、护理服务，并向有条件的大医院转诊超出自身服务能力的常见病、多发病及危急和疑难重症病人。

针对医疗卫生服务体系中的不同机构主体，新医改提出要坚持分类指导，进一步优化医疗服务机构的布局与结构，稳步推进分级诊疗制度的建设，加快医联体建设。在具体实践中，针对不同地区、不同层级、不同类型的公立医院，在医保支付、价格调整、绩效考评等方面根据需要可实行差别化的改革措施。对三级公立医院的发展来说，重点要发挥其在危重急症和疑难病症的诊疗、医学教育和科研、指导和培训基层卫生人员等方面骨干作用。通过国家层面制定的统一绩效考核制度，引导进一步落实三级公立医院的功能定位，规范内部管理，有效提升医疗服务整体效率，积极应对未来的多元竞争格局。加快医联体的建设，有条件的大医院按照区域卫生规划要求，可以通过托管、重组等方式促进医疗资源合理流动，不断激发医疗卫生服务体系的活力。

第二节　医疗卫生服务体系改革的关键环节：公立医院改革

一、公立医院改革是医疗卫生服务体系改革的关键环节

公立医院是我国医疗卫生服务体系的主体，聚集了大量的优势医疗资源，在卫生服务体系中起着支持、支撑和引领作用。从产权组成机构、投资和运营机制、功能设置上来看，公立医院都必须体现国有资本的意志，作为医疗卫生服务体系的重要组成部分，履行政府在医疗卫生服务方面的职责。

公立医院的本质属性表现为公益性、非营利性和医疗服务性，这意味着公立医院要坚持以公益性为导向、以社会效益为优先，承担向全民提供基本医疗服务，维护促进健康公平的职责。改革开放后，伴随计划经济结束与“扩大企业自主权”“放权让利”向医疗卫生领域的扩展，公立医院本质属性与逐利倾向之间的矛盾愈益明显，成为深化公立医院改革要解决的重要问题。

2009 年，中共中央、国务院《关于深化医药卫生体制改革的意见》明确提出要在强化公立医院的公益性基础上，推进公立医院管理体制改革，建立规范的公立医院运行机制，落实公立医院政府补助政策，推进公立医院改革试点。2010 年初，《关于公立医院改革试点的指导意见》出台，进一步要求推进体制机制创新，改善医院管理，提高服务水平，从完善公立医院综合改革顶层设计出发，以改革试点为突破口，将实践中比较成熟的改革经验和行之有效的改革举措及时上升到制度层面，形成“腾笼换鸟”的改革思路和“腾空间、调结构、保衔接”的改革路径。随后公立医院综合改革全面推开，截至 2017 年 9 月底，全国所有公立医院取消实行多年的药品加成政策，初步建立新的运行机制，取得重大阶段性成效。从 2018 年开始，公立医院改革进入巩固深化阶段，将改革的目标确立为建立现代医院管理制度，同时继续巩固破除“以药补医”成果，持续深化公立医院综合改革。

（一）公立医院管理体制改革

1. 公立医院管理体制概念与发展

公立医院管理体制改革较早可以溯及20世纪80年代政府对医院等医疗卫生服务机构“放权让利”的探索，这一探索逐步扩大了公立医院的自主权，使医院通过业务收入补偿财政投入的不足。随后，在公立医院内部决策安排方面，开始实行党委领导下的院长负责制，院长的行政决策自主权获得肯定。2000年，《关于深化卫生事业单位人事制度改革的实施意见》出台，提出实行并完善院长负责制，同时建立和完善任期目标责任制以明确院长的责、权、利；在实行产权制度改革的试点单位，经批准可探索试行理事会（董事会）决策制、监事会监管制等新型管理制度。2006年，“十一五”规划指出深化医药卫生体制改革，要按照政事分开、管办分开、医药分开、营利性与非营利性分开的方向，坚持政府主导、社会参与、转换机制、加强监管的原则，建立符合国情的医疗卫生体制。2009年，中共中央、国务院在《关于深化医药卫生体制改革的意见》中，明确提出要推进公立医院管理体制改革，从有利于强化公立医院公益性和政府有效监管出发，积极探索政事分开、管办分开的多种实现形式，通过转变政府职能，明确卫生行政部门主要承担卫生发展规划、资格准入、规范标准、服务监管等行业管理职能，其他有关部门按照各自职能进行管理和提供服务，并落实公立医院独立法人地位。

根据管理对象的维度，公立医院管理体制可以分成内部治理与外部治理两方面。有学者认为，外部治理问题是政府作为所有者代表与公立医院管理者之间的权责关系问题，内部治理则涉及公立医院经营管理的决策、执行和监督机制安排问题。① 外部治理是通过明确政府对公立医院管理的权责界限，具体实施政事分开与管办分开，来解决政府和医院权责不清晰问题，即明确政府对公立医院的举办和监管职能，同时落实公立医院经营管理自主权，从而支持、规范公立医院发展并激发经营管理活力。内部治理如字面所指，要完善公立医院内部治理机制，建立决策、执行、监督分工、制衡的权力运行机制。通过建立公立医院法人治理结构，形成对外部治理及内部治理中各利益相关方权责利的制度化安排和利益相关方规范化的参与机制。

2. 政事分开与管办分开

明确政府与医院之间的权责利关系，要从理解“政事分开”与“管办分开”

---

① 明平勇，苏维. 公立医院管理体制改革探析［J］. 中国医院管理，2011，31（2）：1-3.

的内涵出发。政事分开指行政单位与事业单位分开，打破计划经济体制下政府在人、财、物各方面包办事业单位的格局，实行政府行政权与事业单位自我管理权分立。管办分开指行政监管职能与按行业标准具体执行生产或提供服务等活动的职能分开，通过厘清不同部门的职能，提高政府管理的效率和医院运营的效率。也可以说，实行政事分开与管办分开，就是要转变政府职能，卫生行政部门主要承担发展规划、资格准入、规范标准、服务监管等行业管理职能，从公立医院具体事务的微观运作中分离出来，加强全行业的监督管理。

党的十八大报告指出，行政体制改革是推动上层建筑适应经济基础的必然要求。中共十八大从我国发展全局出发，提出了深化行政体制改革的要求和任务，强调要按照建立中国特色社会主义行政体制目标，深入推进政企分开、政资分开、政事分开、政社分开，建设职能科学、结构优化、廉洁高效、人民满意的服务型政府。十八届三中全会报告《中共中央关于全面深化改革若干重大问题的决定》进一步提出转变政府职能，要全面正确履行政府职能。通过进一步简政放权，解决越位问题；通过加强有效治理，解决履责方面缺位的问题；通过创新政府管理方式，解决政府管理效能不高的问题。同时，加快事业单位分类改革，推动公办事业单位与主管部门理顺关系和去行政化，逐步取消公立医院行政级别，建立事业单位法人治理结构。这充分体现了政府通过加快自身职能转变，调整生产关系以适应生产力发展的科学路径，以及明确权责问题来提高管理效能的坚定决心。

2011 年，中共中央、国务院印发《关于分类推进事业单位改革的指导意见》，其中对从事公益服务的事业单位进行细分，把承担公共卫生及基层的基本医疗服务，不能或不宜由市场配置资源的，划为公益一类事业单位；承担非营利医疗，可部分由市场配置资源的，划为公益二类事业单位。对从事公益服务的事业单位实行分类推进改革，目的在于强化这部分事业单位的公益属性，通过进一步理顺体制、完善机制、健全制度，强化政府责任和发挥市场机制作用，构建公益服务新格局，激发事业单位生机与活力，不断提高公益服务水平和效率，促进公益事业大发展，切实为人民群众提供更加优质高效的公益服务。推进公立医院深化改革，同样以促进公益事业发展为目的，通过政事分开、管办分开，理顺政府与事业单位的关系和职能的归属，促进公立医院医疗服务的公平可及和良好的投入产出效率。

3. 公立医院法人治理

2009 年，中共中央、国务院《关于深化医药卫生体制改革的意见》提出要落实公立医院独立法人地位；2010 年《关于公立医院改革试点的指导意见》明确提出改革公立医院法人治理机制，要科学界定公立医院所有者和管理者的责权，探索建立以理事会等为核心的多种形式的公立医院法人治理结构，明确在重大事项方面的职责，形成决策、执行、监督相互制衡的权力运行机制。要落实公立医院独立法人地位，强化具体经营管理职能和责任，增强公立医院的生机活力。

根据《中华人民共和国民法典》总则第五十七条的规定，法人是具有民事权利能力和民事行为能力，依法独立享有民事权利和承担民事义务的组织。根据法人活动性质，可以分为企业法人、机关法人、事业单位法人和社会团体法人。公立医院的法人化就是给予医院独立法人的地位，而政府可以作为股东等形式在医院的法人治理中发挥重要作用。

法人治理是现代企业发展的产物，它是一种内部管理体制，在公司所有权和经营权分离的情形下，通过制度安排，协调配置所有者与经营者之间的权责利关系；在更广泛的层面上来说，它也可以扩展为一整套包括内部和外部的制度或者机制，协调公司与所有的利益相关方之间的利益关系。治理的目的不是强调所有者或者股东的权益，而是在制度化的安排下，促进从决策、执行到监督各环节的规范化和合理化，最终实现各个利益相关方的利益最大化。随着20世纪末全球多极化局势的发展，全球治理概念在国际舞台上逐渐兴起，1992年成立的全球治理委员会对治理作了权威的定义，认为治理是个人和制度、公共和私营部门管理其共同事务的各种方法的综合。在一个持续的过程中，冲突或多元利益相互调适并采取合作行动，它既包括正式的制度安排也包括非正式的制度安排。因此，治理既是方法的综合，也是正式或非正式的制度与机制的综合，在隐含的权力运作或者碰撞中，引导、调适各方行为，配置、协调各方利益。

公立医院的法人治理是为实现公立医院出资者的目的，平衡所有者、经营者以及利益相关者的若干制度安排。① 法人治理结构是其中的核心，具体协调公共产权主导下利益相关者的关系，对它们的利益进行配置，尤其是厘清所有者与管理者之间的委托和代理关系，表现为对政府、公立医院以及公立医院管理者的职责、权利和医务的制度化安排，以及利益相关者的参与机制，强调具体的权利分配与制衡机制。其中，完善公立医院院长任职资格、选拔任用等方面的管理制度，并推进其职业化与专业化的建设是加快形成公立医院法人治理结

① 韩优莉，郭蕊. 公立医院管理体制改革的理论与实证研究：以北京市改革实践为例［M］. 北京：中国经济出版社，2017：160－165.

构的关键，在党委领导下的院长负责制下，院长作为对公立医院直接管理者的代表，在其中的参与及互动关系将产生重大影响。

公立医院管理体制改革的核心在于妥善处理医院和政府关系，通过实行政事分开和管办分开，合理界定政府作为出资人的举办监督职责和公立医院的自主运营管理权限；通过推进建立公立医院法人治理结构，形成政府参与公立医院治理的有效机制，促进医院管理和服务效率的提升，满足患者和社会的需要。在具体改革实施中，在深化"放管服"的管理体制改革中，政府应加强对公立医院在方向、政策、引导、规划、评价等方面的宏观管理，加大对医疗行为、医疗费用等方面监管力度，逐步取消公立医院行政级别，减少对医院人事编制、科室设定、岗位聘任、收入分配等工作的管理。落实政府对公立医院的投入责任，也要明确政府举办公立医院最核心的功能是保障其基本医疗服务的提供，对公立医院的投入主要用于基础设施建设与公共卫生服务的补助。严明合理控制公立医院规模，鼓励多元化办医格局的形成，加快建立分级诊疗制度，促进资源下沉到县级医院及其他基层卫生服务机构，以实现医疗卫生服务体系整体服务效率的提升。

公立医院，尤其是三级公立医院不仅要落实自身功能定位，面对迫切的管理体制改革需要，还要进一步明确政府作为出资人的举办监管职责与公立医院作为事业单位的自主运营管理权限之间的关系，加快形成对公立医院内部权力机构设置及运行模式有效的约束和激励机制。

（二）公立医院运行机制改革

1. 破除以药补医，完善科学补偿机制

2009 年，中共中央、国务院《关于深化医药卫生体制改革的意见》及《医药卫生体制改革近期重点实施方案（2009—2011 年）》提出在公立医院中推进医药分开，逐步取消药品加成，医院由此减少的收入或形成的亏损通过增设药事服务费、调整部分技术服务收费标准和增加政府投入等途径解决。2010 年出台的《关于公立医院改革试点的指导意见》进一步明确了探索实现医药分开的具体途径，逐步取消药品加成政策，通过合理调整医疗服务价格，完善基本医疗保障支付方式，落实财政补助政策形成对公立医院合理的补偿机制。2012 年 3 月，国务院发布《"十二五"期间深化医药卫生体制改革规划暨实施方案》，提出以破除"以药补医"机制为关键环节，推进医药分开，逐步取消药品加成政策，将公立医院补偿由服务收费、药品加成收入和财政补助三个渠道改为服务收费和财政补助两个渠道。同时，医院的药品和高值医用耗材实行集中采购。

2009 年，国务院医改领导小组办公室下发《关于公立医院改革试点城市申报工作的通知》，先后公布四批公立医院改革国家联系试点城市名单，共计 200 个城市成为试点城市实行公立医院综合改革。此外，到 2015 年，县级公立医院综合改革在全国 1 977 个县和新疆生产建设兵团 13 个师全面推开，2016 年确定了 4 个国家级示范县，其中大部分都率先取消了药品加成（中药饮片除外），部分地区及医院甚至同时取消了耗材加成。各层级的试点单位探索了多种取消“以药补医”机制的具体做法，形成了丰富的经验。到 2017 年 9 月 30 日前全面推行公立医院综合改革，所有公立医院都取消了实行 60 多年的药品加成政策，积极调整医疗服务价格，政府增加投入，初步建立了新的运行机制，取得了重大阶段性成效。①

（1）破除“以药补医”机制的根本目的。

“以药补医”机制是围绕我国自 1954 年起实施的公立医疗机构药品加成政策而形成的经济补偿机制。在政府完全担负公立医院盈亏和全国普遍较低的医疗服务价格水平的情况下，为了补偿医疗机构收入，对公立医疗机构实行西药不得超过 15%，中成药不得超过 16%，中草药不得超过 29% 的药品顺加加价率。改革开放以来，随着国家对公立医疗机构实行“放权让利”，公立医疗机构进行自主经营、自负盈亏等，政府投入相对减少，而医疗服务价格又长期低于成本，未能随着经济社会发展的实际需要进行动态调整，公立医疗机构对药品加成的依赖逐步增强。在公立医院补助长期不足的情况下，药品加成政策一定程度上刺激了公立医院和医务人员多用药、用高价药，加之医疗服务具有高度专业性、医患之间信息不对称等特点，药品加成政策逐步演化为“以药补医”机制。②

“以药补医”机制助长了公立医院的逐利倾向，严重损害了公立医院的公益性，在一定程度上加重了“看病贵”问题，致使医患关系紧张，造成人民群众和医务人员的普遍不满，是医疗卫生领域必须革除的机制性弊病。取消“以药补医”机制是深化医改的必然要求，它既是广大群众的热切期盼和医务人员的共同愿望，也是医药行业健康发展的现实需要。

破除“以药补医”机制，促使公立医院回归公益性，缓解“看病难、看病贵”问题，是深化公立医院改革中的重要一环。国家基本药物制度的初步建立，

---

① 中华人民共和国国家卫生健康委员会. 国务院新闻办公室 2018 年 5 月 11 日国务院政策例行吹风会材料：公立医院综合改革情况 [EB/OL]. (2018-05-11) [2019-06-04]. http://www.nhc.gov.cn/wjw/zccl/201805/ac315a0eba2b48e0941949c0f1c9d5e1.shtml.

② 陈竺，张茅. 取消“以药补医”机制 深化公立医院改革 [J]. 求是，2012 (9)：33-35.

有效保证了基本药物的供应，逐步降低药品价格，公立医院全面配备和优先使用基本药物，促进了用药规范，有利于转变“以药补医”机制，极大减轻患者用药负担。这同时为通过全面取消药品加成，彻底破除“以药补医”机制做好了先头工作。

（2）改革路径：取消药品加成，建立科学补偿机制。

截至2017年9月底，我国所有公立医院都取消了药品加成（不含中药饮片）。破除“以药补医”机制，按照“腾空间、调结构、保衔接”的思路，取消药品加成，建立科学合理的补偿机制，通过降低药品耗材费用、深化医保支付方式改革、规范药品使用和医疗行为等措施为公立医院合理收入腾空间、调结构，同时保障在整体层面与医疗控费、薪酬制度、医保支付、分级诊疗等措施相衔接。

总结试点经验来看，对于取消药品加成减少的合理收入，大多数省份通过调整医疗服务价格补偿80%，增加政府补助补偿10%，医院加强管理消化10%。显而易见，取消药品加成减少的合理收入大部分将由调整医疗服务价格来补偿。同时医疗服务价格收入也一直是医院实行“自主经营、自负盈亏”后收入的主要来源。因此，在建立科学补偿机制过程中，合理调整医疗服务价格，并同步理顺医疗服务价格成为其中关键。在2017年全面推进公立医院综合改革以前，国家发展改革委员会、原国家卫生和计划生育委员会、人力资源社会保障部、财政部四部委即制定了《推进医疗服务价格改革的意见》，提出逐步缩小政府定价范围，改革医疗服务项目管理，改进价格管理方式，结合公立医院综合改革同步调整医疗服务价格，到2020年，逐步建立以成本和收入结构变化为基础的价格动态调整机制，基本理顺医疗服务比价关系。

具体来看，在直接补偿由取消药品加成减少的合理收入的阶段，医疗服务价格调整要遵循医疗技术服务的内在规律，体现医疗服务合理成本和医务人员劳动价值，合理调整医疗服务价格体系；要按照“总量控制、结构调整、有升有降、逐步到位”的原则，降低药品、医用耗材和大型医用设备检查治疗和检验等价格，重点提高诊疗、手术、康复、护理、中医等体现医务人员技术劳务价值的项目价格；要对公立医院取消药品加成后的医疗服务价格进行精准测算，严格按照规定比例与份额予以补偿到位。

从长远来看，建立对公立医院的科学补偿机制，要加快理顺医疗服务价格，逐步建立以成本和收入结构变化为基础的价格动态调整机制。一是推进医疗服务价格分类管理。公立医疗机构提供的基本医疗服务实行政府指导价，部分体现医务人员技术劳务价值、技术难度和风险程度的医疗服务，可在试点地区探索由政府主导、利益相关方谈判形成的价格机制。发挥市场机制作用，放开特需医疗服务和其他市场竞争比较充分、个性化需求比较强的医疗服务价格，同非公立医疗机构提供的医疗服务一样，实行市场调节价。二是逐步理顺医疗服务比价关系，科学核算医疗服务成本。根据医疗机构等级、医师级别和市场需求等因素，实行分级定价，引导患者合理就医。

总之，通过全面落实和完善政府对公立医院的投入政策，特别是落实按照规定比例对取消药品加成减少的合理收入的补偿份额，进一步支持取消“以药补医”机制的顺利推进。此外，通过推进支付方式改革，逐步减少按项目定价的医疗服务项目数量，积极探索按病种、按服务单元定价，实现对医疗服务价格形成机制的创新探索。取消药品加成更新了医院运营的成本概念，药品成为医院经营中的纯成本。在普遍实行总额预付的付费方式改革下，通过规范诊疗行为、医保控费等降低药品、耗材等费用，严格控制不合理检查检验费用，进一步为调整医疗服务价格腾出空间，也全面改变医院用药的激励机制，引导和促使医院及医务人员主动控制成本。

（3）充分保护和调动医务人员积极性。

实行医药分开，破除“以药补医”机制，要进一步保护好、发挥好、调动好广大医务人员的积极性。医疗卫生从业人员的培养周期长、劳动强度大、职业风险高，但长期以来劳务收入明显偏低。取消“以药补医”机制，既要加强对医务人员医德医风建设，强化落实行业“九不准”，杜绝在药品环节中获取“额外”收入，也要建立符合医疗行业特点的薪酬制度，完善绩效工资制度，改善医务人员的薪酬待遇、发展空间、执业环境等利益关切问题，进一步保护和调动医务人员积极性。

2. 完善公立医院财务会计管理制度

完善公立医院财务会计管理制度是加强公立医院精细化管理的必经途径。通过将财务收支、预算决算、会计核算、成本管理、价格管理、资产管理等纳入医院财务部门统一管理，建立健全全面预算管理、成本管理、财务报告、第三方审计和信息公开机制，确保经济活动合法合规，提高资金资产使用效益，充分发挥财务会计的监督职能。

自 2009 年深化医药卫生体制改革全面开始后，2010 年财政部与原卫生部根据新形势的需要出台了新的《医院财务制度》和《医院会计制度》，统一于 2011 年 7 月起在公立医院改革国家联系试点城市执行，于 2012 年 1 月起在全国执行。新的《医院财务制度》要求公立医院坚持“统一领导，集中管理”的财务管理体制，进一步严格预算管理、规范收支管理；加强经济管理，实行成本核算，强化成本控制，实施绩效考评，提高资金使用效益；加强国有资产管理，合理配置和有效利用国有资产，维护国有资产权益；加强经济活动的财务控制和监督，防范财务风险等。通过执行新的《医院会计制度》，进一步规范医院的会计核算，提高会计信息质量。

近年来，公立医院的收入增速整体呈放缓趋势，随着医改工作的继续深化，公立医院改革、事业单位养老改革等改革的推进，公立医院的财务支出压力不断增大，从经济运行到整体管理决策都面临着极大的挑战，亟须进一步完善公立医院财务会计管理制度：通过实行全面预算管理，建立健全预算管理制度，包括预算编制、审批、执行、调整、决算、分析和考核等制度；逐步实行医院全成本核算，在全院、全员、全过程层面上，对医院的人力成本、医疗消耗和管理费用等全部成本项目进行会计归集；完善财务信息与报告，开展精准的财务分析；建立公立医院内、外部审计监督机制，尤其是独立的第三方审计制度；提高医院会计信息的可靠性、全面性、相关性、及时性和可理解性，完善信息公开机制；三级公立医院设置总会计师岗位，统筹管理医院经济工作等措施，实现对公立医院的精细化管理，进一步支持医院领导层决策，加大医院内部挖潜，达到向管理要效益的目的。

3. 建立符合医疗行业特点的人事薪酬制度

为完善公立医院人力资源管理乃至从整体上提升医院管理水平，解决公立医院管理中最核心的人才问题，深化公立医院改革要求加快建立符合医疗行业特点的人事薪酬制度：

一是要深化编制人事制度改革，落实公立医院用人自主权。改革要逐渐向淡化编制管理、放开人事权发展，在地方现有编制总量内，合理核定公立医院编制总量，创新公立医院机构编制管理方式，逐步实行编制备案制，盘活灵活用人机制，统筹编外人员待遇，对医院紧缺、高层次人才，可按规定由医院采取考察的方式予以招聘等。

二是完善公立医院薪酬制度。医疗行业人才培养周期长、职业风险高、技术难度大、责任担当重，在人才的培养及工作中的强度上都具有高投入的特点。建立符合医疗行业特点的公立医院薪酬制度，是深化医药卫生体制改革和事业单位收入分配制度改革的重要内容。完善公立医院薪酬制度关系到医务人员的切身利益，对充分保护和调动医务人员的积极性，具有不可忽视的直接作用，对确立公立医院激励导向和增强公立医院公益性，也具有重要意义。

合理确定医务人员薪酬水平，即要以增加知识价值为导向进行分配，着力体现医务人员技术劳务价值。人力资源社会保障部、财政部、原国家卫生计生委、国家中医药管理局印发的《关于开展公立医院薪酬制度改革试点工作的指导意见》（人社部发〔2017〕10 号）提出改革内容主要包括：优化公立医院薪酬结构，稳步提高医务人员薪酬水平，推进公立医院主要负责人薪酬改革，落实公立医院分配自主权，健全以公益性为导向的考核评价机制。按照“允许医疗卫生机构突破现行事业单位工资调控水平，允许医疗服务收入扣除成本并按规定提取各项基金后主要用于人员奖励”“允许推动使人员经费支出占公立医院业务支出的比例达到合理水平”的原则，结合当地行政部门对公立医院实施制度化考核的结果，在现有水平基础上合理确定公立医院薪酬水平和绩效工资总量。同时，按照体现医务人员的技术劳务价值的要求，逐步提高诊疗费、护理费、手术费等医疗服务收入在医院总收入中的比例。此外，建立薪酬的动态调整机制，稳步提高医务人员薪酬水平，统筹考虑编制内外人员薪酬待遇，推动公立医院编制内外人员同岗同薪同待遇，充分调动医务人员积极性。

三是完善公立医院内部的绩效管理机制，强化对医务人员的绩效考核。通过使绩效管理机制对医务人员行为的激励性的导向与深化医改的方向及医院战略目标相一致，达到促进公立医院深化改革和实现自身发展的目的。

完善公立医院绩效工资制度，通过科学的绩效考核，对效益工资进行自主分配，做到多劳多得、优绩优酬，重点向临床一线、业务骨干、关键岗位以及支援基层和有突出贡献的人员倾斜，合理拉开收入差距；由公立医院自行负责内部考核与奖惩，在考核评价指标体系的制定过程中，综合考虑岗位工作量、服务质量、行为规范、技术能力、医德医风和患者满意度等因素，将考核结果与医务人员的岗位聘用、职称晋升、个人薪酬挂钩；严禁给医务人员设定创收指标，医务人员个人薪酬不得与医院的药品、耗材、大型医学检查等业务收入挂钩。

合理的绩效工资分配要充分体现医务人员的劳动、技术和风险承担的价值，提高医务人员的满意度与获得感，将深化医改的政策要求与医院战略目标任务融入实际工作中，转化为医务人员的自觉行动，促进医务人员成为公立医院破除趋利性的积极参与者与推动者。

（三）目标：建立现代医院管理制度

公立医院综合改革是深化医药卫生体制改革的重中之重、难中之难，当下，公立医院综合改革已全面推开，并明确提出了建立现代医院管理制度的目标。

早在21世纪伊始，有专家学者就已探讨在我国建立现代医院管理制度的问题。[①]2011年，“现代医院管理制度”首次在政府文件中出现，《国务院办公厅关于印发医药卫生体制五项重点改革2011年度主要工作安排的通知》提出要积极推进现代医院管理制度。2012年，《国务院关于印发“十二五”期间深化医药卫生体制改革规划暨实施方案的通知》在对推进公立医院改革的部署中，也提出了建立现代医院管理制度，标志着现代医院管理制度开始居于重要的改革地位。2016年，现代医院管理制度的地位进一步提升，全国卫生与健康大会首次提出要着力推进包括现代医院管理制度在内的五项基本医疗卫生制度建设。同年出台的《国务院关于印发“十三五”深化医药卫生体制改革规划的通知》对建立现代医院管理制度进行了详细规划。到2017年国务院办公厅出台的《关于建立现代医院管理制度的指导意见》，确立了建立现代医院管理制度的政策框架。在党的十九大报告中，健全现代医院管理制度成为实施“健康中国”战略的重要内涵，成为深化医药卫生体制改革中的重要一环。

《关于建立现代医院管理制度的指导意见》明确提出到2020年基本形成现代医院管理制度的目标。从加强党的建设、完善医院制度管理、建立健全治理体系三方面出发，确立建立现代医院管理制度的政策框架：

一是加强党的建设，要在公立医院和社会办医院都确立党的领导。确保公立医院党建与现代医院管理制度建设紧密结合、同步规划、同步推进，明确党建工作领导体制和工作机制，使党的组织活动与医院业务工作有机融合。

二是通过完善医院制度管理，建立医院内部治理中对权责利划分的制度体系与组织架构，具体包括13项制度建设。首先是制定章程、健全医院决策机制和健全民主管理制度，通过确立医院依法自主办院、实施管理、履行公益性的基本纲领和行为准则，实行民主管理制度，规范内部结构和权力，完善医院内部治理结构，把党的领导融入公立医院治理结构中。其次，加强对医院医疗业务，以及人、事、物、财各方面的制度建设，保证信息化技术的支撑，从而促进医院内部治理体系在执行环节高效、安全、有效地发挥作用。最后，强化医院文化建设与改善医疗服务，营造风清气正的医院氛围与行业环境，牢固树立“以病人为中心”的理念和为人民服务的宗旨。

三是建立健全医院治理体系，在外部治理的层面上，进一步厘清政府与医院、社会与医院之间的关系，明确政府职能，落实公立医院经营自主权，强化

---

① 孙岩，张治学. 谈如何建立现代医院管理制度［J］. 中国卫生经济，2002（9）：14；郑大喜. 深化卫生管理体制改革建立现代医院管理制度［J］. 中国卫生事业管理，2004（1）：16－18；朱锡光. 对建立现代医院管理制度的几点思考［J］. 中国医院管理，2005（7）：7－9.

社会与行业的监督作用。

建立现代医院管理制度是中国特色基本医疗卫生制度的重要组成部分，是深化公立医院综合改革部署的重要目标，要着眼于完善医院内外部治理体系的具体制度安排，促进形成公立医院维护公益性、调动积极性、保障可持续的运行新机制和决策、执行、监督相互协调、相互制衡、相互促进的治理机制。建立现代医院管理制度，对于处理好医院和政府关系，实现政事分开、管办分开，充分释放医院活力，更好地满足人民群众看病就医需求，实现医院治理体系和治理能力现代化，推进健康中国建设都具有十分重要的意义。

二、加强对三级公立医院的绩效考核

早在2010年，《关于公立医院改革试点的指导意见》便提出由行政部门组织对公立医院进行绩效考核，建立以公益性为核心的公立医院绩效考核管理制度。2015年国务院办公厅印发的《关于城市公立医院综合改革试点的指导意见》对建立以公益性为导向的考核评价机制提出了具体规划，由卫生计生行政部门或专门的公立医院管理机构制定绩效评价指标体系，突出政策导向的功能定位、职责履行、费用控制、运行绩效、财务管理、成本控制和社会满意度等考核指标，考核结果公开且与医院财政补助、医保支付、工资总额以及院长薪酬、任免、奖惩等挂钩，建立激励约束机制。与此同时，为了合理确定医务人员薪酬水平，还提出试点城市先行探索制定公立医院绩效工资总量核定办法。

2017年《国务院关于印发“十三五”深化医药卫生体制改革规划的通知》明确提出建立以质量为核心、公益性为导向的医院考评机制，考核内容要侧重社会效益，尤其是卫生应急、对口支援以及功能定位落实和分级诊疗实施情况等体现公益性的工作完成情况，考核结果与政府投入、医保支付、人员职业发展等挂钩。同年，人力资源社会保障部、财政部、国家卫生计生委、国家中医药管理局印发的《关于开展公立医院薪酬制度改革试点工作的指导意见》提出建立以公益性为导向的考核评价机制，制定科学的公立医院考核评价指标体系，考核内容更为细化，综合考虑医院运行内部各项因素，并提出考核结果与医院薪酬总量挂钩。

从深化医药卫生体制改革进程中可以发现，改革较早便明确了要建立以公益性为核心的公立医院绩效考核管理制度，但其问题的复杂性在于决定由谁来组织考核，如何制定考核指标与体系，通过何种路径实现考核等细节。2019年伊始，国务院办公厅《关于加强三级公立医院绩效考核工作的意见》（国办发

〔2019〕4 号，以下简称《意见》）出台，提出由国家制定统一标准、关键指标、体系架构和实现路径，以点带面，抓住重点，对三级公立医院进行逐级考核，形成医院管理提升的动力机制。各省份按照属地化管理原则，结合经济社会发展水平，对不同类别医疗机构设置不同指标和权重，提升考核的针对性和精准度。这也表明，虽然针对三级公立医院绩效考核的指标体系框架等由国家统一制定，但是各属地的省一级政府仍然可以因地制宜，根据各自情况在统一的框架下调整考核体系。

根据《意见》内容，针对三级公立医院绩效考核的结果运用目前未有定论，仍需要进一步探索建立绩效考核结果运用机制。但是，《意见》也明确指出要强化绩效考核结果应用，将绩效考核结果作为公立医院发展规划、重大项目立项、财政投入、经费核拨、绩效工资总量核定、医保政策调整的重要依据，同时作为选拔任用公立医院党组织书记、院长和领导班子成员的重要参考。

《意见》明确了此次加强三级公立医院绩效考核工作的目的，是通过对三级公立医院实施针对医疗质量、运营效率、持续发展、满意度评价等四大方面的绩效考核，推动三级公立医院在发展方式上由规模扩张型转向质量效益型，在管理模式上由粗放的行政化管理转向全方位的绩效管理，促进收入分配更科学、更公平，实现效率提高和质量提升，促进公立三级医院综合改革政策落地见效。考核的实现路径具体依靠四大支撑体系：一是提高病案首页质量，加强以电子病历为核心的医院信息化建设；二是统一编码和术语集，由国家卫健委推行全国统一的疾病分类编码、手术操作编码和医学名词术语集；三是完善满意度调查平台，由国家建立公立医院满意度管理制度；四是建立考核信息系统，目前国务院已将“建立全国公立医院绩效考核信息系统，按照属地原则，全面开展三级公立医院绩效考核工作，考核结果以适当方式向社会公布”列入深化医药卫生体制改革 2019 年重点工作任务。同时，《意见》中已明确考核程序：“2020 年起，每年 2 月底前各省份完成辖区内三级公立医院绩效考核工作，3 月底前国家卫健委完成国家监测指标分析工作。”

第三节　医疗服务价格改革

医疗服务价格改革是医药卫生体制改革中的重要内容，也可以说是医改中的最外层，直接影响着医疗卫生服务可及性、居民疾病负担和医疗服务机构正常运行的医疗收入。医疗服务价格是医疗服务市场的核心因素，正是其对医疗收入的直接作用关系，产生了医疗服务价格与医疗机构内部价格层次与范围上的混淆。有学者提出将医疗服务项目收费作为医疗服务的价格体现，医疗服务价格主要由劳务价格、固定资产折旧、医用材料价格和药品价格四部分构成，[①]其中，他们将医疗机构所有的收费项目都等同为医疗服务项目，把医用材料及药品价格都包含在医疗服务价格中，尽管他们同时认为药品属于特殊项目收费。然而，根据中共中央、国务院印发的《关于深化医药卫生体制改革的意见》《医疗机构内部价格管理的暂行规定》，通常将医疗机构内部收费价格称为医药价格，提出建立科学合理的医药价格形成机制，并将医药价格具体分为医疗服务价格、药品价格和医用耗材价格三类。随着药品价格改革的推进，国家逐渐取消药品的政府定价，确定药品实际交易价格主要由市场竞争形成，逐步落实医药分开。这也进一步明确了医疗服务价格与药品价格的区分，医疗服务价格是针对医务人员向患者提供医疗技术服务产生的医疗服务项目指定的收费价格，具体包括诊疗、检查、治疗、检验、手术项目等一系列的收费价格。而根据国务院办公厅 2015 年 7 月出台的《关于完善公立医院药品集中采购工作的指导意见》，药品价格是依据国际基本药物目录、医疗保险（新农合）药品报销目录、基本药物临床应用指南和处方集等所开具的药品价格，包括集中采购药品、常用低价药品、定点生产药品、国家谈判药品等。其中，医保药物价格由发改委制定，自费药物由企业自主定价后报发改委备案。

2000 年，国家计委、原卫生部联合印发《关于改革医疗服务价格管理的意见》，与同年早些时候国务院公布的《关于城镇医疗卫生体制改革的指导意见》中将非营利性医疗机构和营利性医疗机构分类管理的精神相一致，提出医疗服务价格管理的改革要按照国家宏观调控与市场调节相结合的原则，充分发挥市场竞争机制的作用，对医疗服务价格实行政府指导价和市场调节价，取消政府定价。具体而言，对非营利性医疗机构提供的医疗服务实行政府指导价，医疗机构按照价格主管部门制定的基准价并在其浮动范围内确定本单位的实际医疗服务价格；对营利性医疗机构提供的医疗服务实行市场调节价，医疗机构根据实际服务成本和市场供求情况自主制定价格。

同时，下放医疗服务价格管理权限。由国家计委会同原卫生部在整体层面制定医疗服务价格的方针政策、作价原则；规范医疗服务价格项目名称和服务内容，制定医疗服务成本测算办法。由省级价格主管部门会同同级卫生行政部

---

① 孟庆跃，等. 理顺医疗服务价格体系：问题、成因和调整方案（上）[J]. 中国卫生经济，2002（5）：31－34；郑大喜. 医疗服务价格调整与医疗费用控制的关系研究［J］. 医学与哲学，2005（9）：18－21.

门按照国家医疗服务价格的方针政策、作价原则，制定和调整本辖区非营利性医疗机构的主要医疗服务的指导价格；其他医疗服务的指导价格可由地、市级价格主管部门会同卫生行政部门制定和调整。在医疗服务价格的具体管理办法方面，规定了医疗服务指导价格的基准价和上下浮动幅度要依据医疗服务的社会平均成本，并结合市场供求状况及政府考虑的其他因素制定和调整；在改革的过渡时期，可继续实行“总量控制，结构调整”的办法，调整不合理的医疗服务价格，体现医务人员的技术劳务价值；政府指导价要引入市场竞争机制，对不同级别的医疗机构和医生提供的医疗服务可进行分级制定指导价格，适当拉开差价；放宽非营利性医疗机构提供的供患者自愿选择的特需医疗服务的指导价格，以满足不同层次患者的需求；同时考虑社区卫生组织和中医及民族医的特点，促进社区卫生组织、中医及民族医的发展等。

2016 年 7 月，国家发展改革委员会等四部委联合发布《关于印发推进医疗服务价格改革意见的通知》，进一步放宽对公立医疗机构的价格管制，提出由公立医疗机构提供的对人力消耗占主要成本，体现医务人员技术劳务价值、技术难度和风险程度的医疗服务，可探索由政府主导、利益相关方谈判形成价格的机制；特需医疗服务及其他市场竞争比较充分、个性化需求比较强的医疗服务，实行市场调节价。在医疗服务价格的管理权限方面，仍然由国家负责制定全国医疗服务项目技术规范，各地在结合本地实际的基础上，不仅负责确定本地区医疗机构服务收费的具体项目，还可按照价格法的规定，授权设区市和有条件的县（市）对医疗服务价格进行调整。可见随着医疗服务价格改革的进一步推进，国家将调价权力逐步下放到地方。此外，《推进医疗服务价格改革的意见》结合破除“以药补医”机制，取消药品加成的医改政策要求，进一步提出要逐步理顺医疗服务比价关系，逐步建立以成本和收入结构变化为基础的价格动态调整机制，统筹考虑取消药品加成及当地政府补偿政策，重点提高诊疗、手术、康复、护理、中医等体现医务人员技术劳务价值的医疗服务价格，降低大型医用设备检查治疗和检验等价格。在此基础上，通过规范诊疗行为，降低药品、耗材等费用腾出空间，动态调整医疗服务价格。

从我国目前的总体情况来看，价格动态调整机制建设尚为薄弱。根据国内 2015 年开展调查研究的结果，我国 30 个省（直辖市、自治区）288 家医疗机构所在地区医疗服务价格没有固定调整周期或调整周期在 2 年以上。① 另一项分析我国 30 个省（直辖市、自治区）医疗服务调价政策的调查显示，2009—2017 年

---

① 许坦，祁旺，黄晓春，等．医疗服务价格动态调整机制调查研究［J］．中国卫生经济，2017（1）：67－69.

有 13 个地区只调整过 1 次医疗服务价格，7 个地区调整过 2 次，且自 2015 年以来的调整均以取消药品加成后医院的政策性亏损作为测量依据。[①]

中山市于 2016 年被列为公立医院改革国家联系试点城市，并于同年开展了公立医院医疗服务价格改革工作。中山市实施的《中山市非营利性医疗机构医疗服务价格（2007 年版）》规定，从 2009 年到 2012 年进行了 5 次新增项目调整和 3 次价格修订调整。2016 年 11 月 23 日，中山市人民政府办公室发布《中山市城市公立医院医疗服务价格改革实施方案》，决定在市、镇两级 28 家公立医院中，推行取消药品加成及医用耗材加成，降低大型医用设备检查治疗和检验项目价格，并通过调整医疗服务价格对前述的调降金额进行补偿。

一、中山市公立医院医疗服务价格改革具体内容

（一）取消药品及医用耗材加成

中山市公立医院实施药品零差率销售（中药饮片除外），医院实际购进价格低于省药品集中采购价格的，以实际购进价（扣除各种折扣后的价格）作为销售价格；对《中山市非营利性医疗机构医疗服务价格》“除外内容”和“说明”中已明确规定可另外收费的一次性消耗材料，按照实际购进价销售。

按照公立医院综合改革的要求，中山市在全市公立医院中取消了药品加成，推进破除“以药补医”，并率先取消医用耗材加成，维护了公立医院公益性，减轻了患者就医负担，为调整医疗服务价格腾出空间。

（二）调整医疗服务价格

降低大型医用设备检查项目价格（39 项），磁共振扫描（MRI）、X 线电子计算机断层扫描装置（CT）等检查项目价格按现行收费标准下调 10%；降低检验项目价格（1 151 项），除 33 项病理检查项目外，检验项目价格按现行收费标准下调 6%。

提高体现医务人员技术劳务价值的诊查费项目价格（7 项），诊查费实行分级定价，根据医疗机构等级、医师级别和市场需求等因素，对医疗服务制定不同价格，适当拉开三级医院和二级医院价格差距，促进分级诊疗，引导患者合理就医；提高体现医疗技术、医疗风险的手术项目价格，其中一般手术（1 244

---

① 王滢，杨练，孙群，等. 新医改以来我国医疗服务调价政策研究［J］. 中华医院管理杂志，2017（9）：641－644.

项）按现行收费标准上调 30%，四级手术（713 项）按现行收费标准上调 80%，为扶持儿科发展，6 岁以下儿童手术项目在此基础上再上调 20%；提高价格明显偏低的综合服务类项目价格，其中床位费（22 项）按现行收费标准上调 10%，护理费（26 项）按现行收费标准上调 30%。为满足群众需求，推进家庭病床工作开展，调升家庭巡诊、家庭病床建床费、家庭病床巡诊费及一般健康体检费等 4 项医疗服务价格；提高传统中医医疗服务项目价格，鼓励医院发展传统中医技术，中医项目（156 项）按现行收费标准上调 5%。

按照“总量控制、结构调整、有升有降、逐步到位”的改革要求，中山市医疗服务价格调整降低了大型医用设备检查治疗和检验项目价格，进一步腾出空间，合理调整提升体现医护人员技术劳务价值的医疗服务价格，特别是诊疗、手术、护理、床位、中医、儿科等服务项目价格，逐步理顺医疗服务的比价关系。在调价过程中，充分发挥了价格的杠杆作用，通过分级定价推进分级诊疗，促进患者合理分流。

（三）医院因取消加成减少的合理收入的补偿原则

2009 年，“新医改”实施后，各地陆续发文落实“药品零加成”并配套建立补偿机制，出台相应的补偿政策，通过医疗服务项目价格调整、财政补贴和医疗机构自我消化等方式实现因取消药品加成所减少的合理收入的补偿。中山市规定医院因取消药品加成减少合理收入，按照调整医疗服务价格补偿 80%，同级财政专项补偿 10%，医院自我消化 10% 的原则进行补偿。

（四）配套保障措施

为保障医疗服务价格改革的实施，中山市具体配套完善措施如下：

（1）明确社保支付范围。为进一步减轻群众医疗费用负担，在此次医疗服务价格调整中的普通门诊诊查费增加部分按医保险种纳入医保支付范围，其他门诊诊查费参照普通门诊诊查费增加部分标准按医保险种纳入医保支付范围。住院的医疗服务价格调整，可按中山市社会保险药品目录、诊疗项目及医疗服务设施范围的有关规定纳入社会保险基金支付范围。

（2）控制医疗费用不合理增长。加强对医疗机构诊疗行为的管理，抑制不合理使用药械以及过度检查的诊疗行为。将门（急）诊次均费用、住院床日费用、出院患者平均医疗费用、药占比、耗材占比、住院与门诊人次比例、总费用增长率等纳入公立医院目标管理责任制和绩效考核目标。建立科学合理的考核奖惩制度，强化医药费用控制。

(3) 加强医疗服务价格监管。按照“管细、管好、管到位”的要求，加强公立医院医疗服务成本监审和价格监测，执行定价过程中公众参与、专家论证制度，主动接受社会监督。加强对公立医院价格执行情况的监督检查，及时受理医药价格举报和投诉，化解价格矛盾，建立全方位、多层次的价格监管机制，依法严肃查处各种乱收费行为。

(4) 实行动态调整、跟踪管理。逐步建立有利于费用控制的医疗服务价格动态调整机制。跟踪关注改革后医药费用变化情况，根据医疗服务项目成本变化、人均费用增长幅度、财政投入落实情况、医保基金承受能力等因素，动态调整医疗服务价格。及时总结经验、完善政策，研究分析改革中出现的新问题，提出解决措施。坚持鼓励创新和使用适宜技术相结合的原则，按规定及时受理新增医疗服务项目，简化工作程序，提高工作效率，促进医疗新技术尽早进入临床使用。

在中山市医改领导小组带领下，各成员单位按职责分工共同做好公立医院医疗服务价格改革政策实施工作，深入调研，精心测算，充分协商，科学论证各项改革政策；强化财力保障，将公立医院破除以药补医机制财政补偿经费纳入各级政府财政预算；及时研究解决实施过程中存在的困难和问题，建立沟通协调机制，做好各项衔接工作，稳步推进改革。

各镇（区）发改、卫计、人社等部门按照职责分工，督促各公立医院严格执行医疗服务价格改革政策，确保政策执行不走样；及时开展对医疗服务及收费行为、医保支付政策执行情况的监督检查，对违反有关规定的，依法严肃查处；将改革政策实施过程中遇到的问题及时向上级部门反映。

各级公立医院在实施改革政策过程中，要进一步强化医院内部管理，完善医院价格信息公开制度，全面落实药品、耗材、医疗服务价格公示制度、住院费用清单制度、价格投诉处理制度，提高医药价格透明度，接受社会监督；同时要广泛、深入地开展医改动员，做好政策的宣传和解读，提高医务人员的认识，让所有医务人员参与到医改工作中。

（五）总结

中山市在 2016 年实施取消药品、医用耗材加成及调整医疗服务价格后，于 2018 年 12 月对公立医院 139 项中医项目医疗服务价格实施调整，其中中医骨伤类项目（45 项）的价格上调 8%，中医外治、针刺、灸法等其他类别项目（94 项）价格上调 5%；并修订新增省定 10 项中医项目医疗服务价格。在 2019 年 2 月，中山市发展和改革局在中山市 2018 年国民经济和社会发展计划执行情况与

2019年计划草案的报告中，进一步提出要完善主要由市场决定价格的机制，优化调整公立医院基本医药服务价格。

长期以来，医疗服务费用保持大幅、快速增长导致医疗服务可及性下降，医疗服务费用的不合理结构也意味着医疗资源的滥用和浪费，它们共同损害了医疗资源供给的公平性，致使医疗资源利用效率低下。推进医疗服务价格改革是深化医药卫生体制改革的重点内容，要加快理顺医疗服务比价关系，建立医疗服务价格动态调整机制，逐步将医疗服务价格调整到位，同时也要巩固完善公立医院补偿新机制，统筹考虑各方面利益，确保公立医院良性运行，促进医药服务价格改革工作稳步有序推进。

从中山市经验出发，其坚持协同配套、统筹兼顾、稳步推进的原则，在医疗服务价格改革具体实施过程中，有效结合创新性试点实施的按病种分值付费方式、公立医院补偿机制、公立医疗机构薪酬制度、分级诊疗、医疗行为监管等改革。在按病种分值付费的医保支付方式下，取消药品及医用耗材加成，挤压药品与医用耗材占医疗费用的空间，并同步调整医疗服务价格，侧重体现医护人员技术劳务价值，引导公立医院加强管理，规范化诊疗行为，促进医疗费用结构合理化，配合落实按照8：1：1的比例对医院因取消加成减少的合理收入的补偿，形成对公立医院补偿的双重保险。实现各方利益的最优化，医保基金可承受，群众整体负担不增加，有利于维护公立医院的良性运行和保护医护人员的积极性。

二、广东省其他地级市的改革进程

（一）珠海市

珠海市是广东省医改先行者，作为第二批公立医院改革国家联系试点城市，在2015年即出台《珠海市公立医院实行药品和医用耗材零差率改革实施方案》，市内17家公立医院同步取消药品和医用耗材加成，同时建立相应的补偿机制，80%通过调整10项技术性医疗服务项目价格进行补偿，10%通过医院加强精细化管理自身消化，10%通过财政进行补助。调整10项医疗服务项目（门诊和住院项目各5项），按照医院级别和医生聘任职称调整医生诊金，提高4项护理和2项诊查项目价格，补偿公立医院实行药品与医用耗材零差率所减少收入的80%。

为进一步推进医疗服务价格改革工作，珠海市自2018年1月9日起实施

《珠海市人民政府办公室关于印发珠海市公立医院医疗服务价格调整方案的通知》（珠府办〔2017〕25 号），按照“总量控制、结构调整、有升有降、增减持平”要求，共调整 888 项医疗服务价格，占项目总数（9 062 项）的 9.82%。通过降低药品耗材费用，降低大型设备检查检验价格，调升诊疗、手术、儿科、中医项目价格，基本实现群众总体负担不增加、医保基金可承受、公立医院健康运行可持续的目标。此外综合考虑了综合医院和专科医院、三级医院和二级医院、住院项目和门诊项目、特殊病种和普通病种等因素，同时与中山市、江门市进行比较。同年 12 月 1 日，为完善部分项目收费标准与原来标准存在明显的政策衔接问题，调整了关于吸痰护理等五项医疗服务项目每日限额，同时确定针对政府举办的基层医疗卫生机构，其基本医疗服务项目价格按照《转发省发展改革委　省卫生计划生育委　省人力资源社会保障厅关于实施〈广东省定价目录（2015 年版）〉有关医疗服务价格规定的通知》（珠发改价格〔2016〕25 号）规定执行，修订了《珠海市及驻珠公立医疗机构基本医疗服务项目价格汇总表》。

（二）东莞市

2015 年起，东莞市全面实施取消药品加成政策，并由财政对政策性亏损给予全额补助。2016 年起，东莞市将政府补助方式由弥补政策性亏损补助方式改为购买基本医疗服务补助方式，与基本医疗服务数量、质量及满意度挂钩，科学动态调整医疗服务价格项目 523 项，取消 300 元以上医用耗材和自主选择医用耗材加成。

2019 年 1 月，东莞市开启新一轮的公立医院医疗服务价格改革，发布《东莞市公立医疗机构医疗服务价格改革方案》，决定在 2016 年取消实际购进价 300 元以上耗材加成的基础上，全面取消耗材加成，按实际购进价销售；进一步推进和完善公立医疗机构药品跨区域联合集中采购工作，加快落实药品和医用耗材的市级集中带量采购和统一配送工作，降低药品和医用耗材价格；理顺医疗服务价格内部比价关系，稳妥推进医疗服务价格改革，共调整医疗服务价格项目 2 880 项，其中，降低部分利用仪器操作、价格偏高等检查检验项目价格 944 项，提高部分体现医务人员劳务价值、医疗技术，以及存在医疗风险的治疗、手术项目等项目价格 1 471 项。

（三）佛山市

2017 年 7 月 1 日起，《佛山市公立医院取消药品和医用耗材加成调整基本医疗服务价格实施方案》全面实施。佛山市二级及以上公立医院全部取消药品和医用耗材加成，公立医院因取消加成而减少的收入同样按照 8∶1∶1 比例补偿。佛山市对全市公立医疗机构基本医疗服务价格进行调整，涉及诊疗、床位、护理、手术、中医、检查治疗和检验七大类共计 3 206 项医疗服务项目，其中升价项目 2 056 项，降价项目 1 150 项。2018 年 2 月 1 日起进一步调整公立医院 6 岁以下儿童部分基本医疗服务价格，全市公立医院对 6 岁以下儿童 384 项基本医疗服务执行新的价格。

（四）广州市

2017 年，广州市出台《广州地区公立医院医疗服务价格调整方案》，取消了药品加成（不含中药饮片），公立医院因此而减少的合理收入（含贮藏、保管、耗损等费用），原则上按照改革前三年政策规定加成金额的平均数确定，其中 80% 通过调整医疗服务价格补偿。广州市落实医疗服务价格分级分类管理，逐步理顺医疗服务比价关系，结构性调整医疗服务价格。自 2018 年 12 月 29 日起，广州市全面取消医用耗材加成，同步调整医疗服务价格。在患者负担总体不增加的前提下，将取消医用耗材加成的收入，用于调整部分与耗材相关的医疗服务项目价格，从而进行价格补偿，调整项目主要包括临床各诊疗系统类、手术治疗类、护理类、中医及民族医类项目等 1 986 项。调整后的基本医疗服务价格将按规定纳入医保报销范围，确保医院良性运行，医保基金可承受，患者负担总体不增加。

表 2－1　广东省各地级市部分医疗服务价格比较

（单位：元）

地区	门诊诊查费				急诊诊查费	住院诊查费	护理费	
	普通门诊	副主任医师	主任医师	名专家			Ⅰ级护理	Ⅱ级护理
广州	10	20	30	80	21	25	33.33	23.84
珠海	17	25	30	61	23	33	30	26
东莞	14	19	25	80	19	33	32	28
佛山	13	19	25	46	19	20	36	24
中山	12	16	20	50	16	21	15	9.8

第四节　医疗保险支付制度改革

一、中国基本医疗保险支付方式改革阶段

医疗保险费用支付方式作为合理配置卫生资源、控制医疗成本的有力手段，是确保医保制度稳健运行的“牛鼻子”“总闸门”。医疗保险支付方式改革则是医药卫生体制改革的关键部分，关系到医疗服务购买方和提供方的切身利益。伴随我国医药卫生体制改革的发展，医疗保险支付方式的改革不断深入，我国医疗保险支付制度将向更加符合我国国情、合理可持续的多元复合式制度发展。

（一）以按服务项目付费为主的混合支付方式阶段（1998—2010 年）

我国早期分别在农村和城镇实行传统农村合作医疗和公费、劳保医疗制度，由于按服务项目付费的支付方式操作简单方便，易于管理，因此在医疗费用供方支付方式上，我国长期实行的是单一的按服务项目付费的支付方式。在这种支付方式下，医疗费用支付方在服务行为发生后进行偿付，属于后付制，难以有效控制医疗费用，导致我国医疗卫生费用长期呈快速增长的趋势，对医疗保险支付方式的改革势在必行。

1998 年，我国城镇职工基本医疗保险制度确立；2003 年，我国新型农村合作医疗制度建立。基于现实情况，我国基本医疗保险制度仍选择按服务项目付费作为主要的支付方式。面对按服务项目支付方式的弊端，国内各地区根据当地实际情况，对医疗保险支付方式进行了一系列的探索和改革。

上海市在城镇基本医疗保险支付方式改革的探索实践中，实行总额预付制与按项目付费组合的“总额控制和结构调整”；“两江”试点的江苏省镇江市实行“总额预算、弹性结算、部分疾病按病种付费”的多种付费方式组合结算办法，江西省九江市则实行“动态管理、均值结算、监控质量、违规扣罚、重奖结余、少补超支”的平均费用标准结算办法；江苏省淮安市尝试实行总额控制下的按病种分值结算；浙江省杭州市采用总额预算、按服务项目付费、按病种付费、按人头付费多种付费方式相结合的支付方式等。云南省禄丰县是新型农村合作医疗支付方式改革探索的典型代表，在新型农村合作医疗试点工作启动之初，禄丰县结合当地情况，推出了医疗支付方式改革，发展门诊费用总额预

付制度、住院单病种付费与住院费用床日付费制度相结合的支付制度，对医疗机构实行医疗费用“总额包干、超支自付、节余自留”，混合支付方式考虑了新型农村合作医疗筹资水平低、覆盖面广的特点，使农民受益水平得到了提升，促进了医疗机构的发展，取得了一定成效。

这一时期我国医疗保险支付方式改革主要由部分城市和地区分别开展，没有明显的支付方式改革。由于按病种付费方式对于实行条件有较高要求，发展受到病种合理分组等阻碍，而 DRGs 支付方式基本工作投入量大，操作更加困难，在我国难以全面推广，因此我国大部分地区此阶段仍实行以按服务项目付费为主的混合式支付方式。同时，各地基于多种支付方式的探索和改革也为我国医疗支付制度的发展提供了宝贵经验。在探索中人们逐渐认识到支付方式在整个医疗服务体系运行中发挥的重要作用，意识到通过支付方式改革选择适宜的医疗保险支付方式，能够更好发挥对医疗服务提供方的激励作用，规范和引导医疗行为，从而在一定程度上抑制医疗费用的不合理增长。

（二）以总额预算为主的预付制支付方式阶段（2011—2016 年）

2009 年 3 月，以中共中央、国务院《关于深化医药卫生体制改革的意见》出台为标志，我国新一轮医改正式开始，该文件中针对医疗支付方式提出“强化医疗保障对医疗服务的监控作用，完善支付制度，积极探索实行按人头付费、按病种付费、总额预付等方式”。

随着医药卫生体制改革的不断深化，对完善医疗保险支付体系也提出了更高的要求。为进一步推进医疗保险付费方式改革，解决医疗费用不合理增长、“以药补医”等问题，提高医保基金的使用效率，人社部于 2011 年 5 月发布《关于进一步推进医疗保险付费方式改革的意见》（人社部发〔2011〕63 号）。该文件充分肯定了基本医疗保险制度建立以来各地对医疗保险支付方式的积极探索，指出当前推进付费方式改革的任务目标是“结合基金收支预算管理加强总额控制，探索总额预付”，在此基础上，“结合门诊统筹的开展探索按人头付费，结合住院门诊大病的保障探索按病种付费”。这标志着我国基本医疗保险支付方式改革进入以总额预算为主的预付制支付方式阶段。各地开始积极推进统筹地区内定点医疗机构和病种全覆盖支付方式改革试点工作。

2012 年 3 月，国务院印发《关于“十二五”期间深化医药卫生体制改革规划暨实施方案的通知》（国发〔2012〕11 号），提出了充分发挥全民基本医保基础性作用，重点由扩大范围转向提升质量、进一步加大医保支付方式改革力度等要求。为此，人社部、财政部、原卫生部同年 12 月发布《关于开展基本医疗保险付费总额控制的意见》（人社部发〔2012〕70号），指出“按照‘结合基金收支预算管理加强总额控制，并以此为基础，结合门诊统筹的开展探索按人头付费，结合住院、门诊大病的保障探索按病种付费’的改革方向，用两年左右的时间，在所有统筹地区范围内开展总额控制工作”。

为进一步推进新型农村合作医疗的发展，贯彻落实中共中央、国务院关于深化医药卫生体制改革的精神，我国农村地区也积极开展了医疗支付方式改革。2012年4月，原卫生部、国家发展改革委员会、财政部联合发布《关于推进新型农村合作医疗支付方式改革工作的指导意见》（卫农卫发〔2012〕28号），指出“新农合支付方式改革，是通过推行按病种付费、按床日付费、按人头付费、总额预付等支付方式，将新农合的支付方式由单纯的按项目付费向混合支付方式转变，其核心是由后付制转向预付制，充分发挥基本医保的基础性作用，实现医疗机构补偿机制和激励机制的转换”，要求“在乡（镇）、村两级医疗卫生机构要积极推行以门诊费用总额预付为主的支付方式改革，积极推进按病种付费、按床日付费等住院费用支付方式改革”。

此阶段我国大部分城镇、农村地区顺应医疗体制改革，以《关于进一步推进医疗保险付费方式改革的意见》（人社部发〔2011〕63号）等文件为指导，积极推进以总额控制为基础的医疗支付方式改革。我国基本医疗保险的支付方式由单一的事后支付方式向混合式的事前支付方式转换。各地根据本地区发展情况，针对不同医疗服务方式、不同病种，积极探索多种支付方式，推动以保证质量、控制成本、规范诊疗为核心的医疗服务评价与监督体系的建立，逐步完善我国医疗保险基金的支付体系，在控制医疗费用过快增长、提升基本医疗保险保障绩效中取得了一定成效。

（三）以按病种付费为主的多元复合式支付方式阶段（2017年至今）

2016年4月，国务院印发《“十三五”深化医药卫生体制改革规划》（国发〔2016〕78号），提出以医保支付方式改革为抓手推动全民基本医保制度提质增效，深化医保支付方式改革，要求“健全医保支付机制和利益调控机制，实行精细化管理，激发医疗机构规范行为、控制成本、合理收治和转诊患者的内生动力。全面推行按病种付费为主，按人头、按床日、总额预付等多种付费方式相结合的复合型付费方式，鼓励实行按疾病诊断相关分组付费（DRGs）方式”“有条件的地区可将点数法与预算管理、按病种付费等相结合，促进医疗机构之间有序竞争和资源合理配置”“到2017年，国家选择部分地区开展按疾病诊断相关分组付费试点，鼓励各地积极完善按病种、按人头、按床日等多种付费方式。到2020年，医保支付方式改革逐步覆盖所有医疗机构和医疗服务，全国范围内普遍实施适应不同疾病、不同服务特点的多元复合式医保支付方式，按项目付费占比明显下降”。2017年5月，国务院办公厅印发《深化医药卫生体制改革2017年重点工作任务》（国办发〔2017〕37号），将“全面推进建立以按病种付费为主的多元复合型医保支付方式”列入2017年深化医药卫生体制改革重点推进和落实的工作任务。

在此基础上，2017年6月国务院办公厅颁布《关于进一步深化基本医疗保险支付方式改革的指导意见》（以下简称《指导意见》），标志着我国医疗保险支付方式改革进入以按病种付费为主的多元复合式支付方式阶段。《指导意见》肯定了新医改以来各地对医疗支付方式改革积极探索所取得的成效，指出医保对医疗服务供需双方特别是对供方的引导制约作用尚未得到有效发挥，明确医保支付方式改革的主要目标是“2017年起，进一步加强医保基金预算管理，全面推行以按病种付费为主的多元复合式医保支付方式”，要求“各地要选择一定数量的病种实施按病种付费，国家选择部分地区开展按疾病诊断相关分组（DRGs）付费试点，鼓励各地完善按人头、按床日等多种付费方式。到2020年，医保支付方式改革覆盖所有医疗机构及医疗服务，全国范围内普遍实施适应不同疾病、不同服务特点的多元复合式医保支付方式，按项目付费占比明显下降”。作为近期深化基本医疗保险支付方式改革的纲领性文件，《指导意见》明确了医保支付方式改革的四项原则：一是明确基本医保保障基本医疗的原则，二是建立谈判协商和激励约束机制，三是因地制宜选择最适合本统筹区域的支付方式，四是统筹推进医疗、医保、医药各项改革，发挥部门合力。突出了五项主要内容：一是推进医保支付方式分类改革，实行多元复合支付方式；二是重点推行按病种付费；三是开展按疾病诊断相关分组（DRGs）付费试点；四是完善按人头、按床日等付费方式；五是强化医保对医疗行为的监管。这是我国首个国家层面的医保支付制度改革文件，该文件的出台将医保支付方式改革推向了新的高度，意味着医保支付方式改革将成为我国医保改革重要工作之一。

为贯彻落实《指导意见》的要求，重点推行按病种付费，2018年2月人社部发布《关于发布医疗保险按病种付费病种推荐目录的通知》（人社厅函〔2018〕40号），要求各地高度重视推进按病种付费工作，根据《医疗保险按病种付费病种推荐目录》因地制宜确定医保付费病种，合理制定医保付费病种支付标准。为加快推进按疾病诊断相关分组（DRGs）付费国家试点，探索建立DRGs付费体系，同年12月，国家医疗保障局正式发布《关于申报按疾病诊断相关分组付费国家试点的通知》（医保办发〔2018〕23号），将从各省选择1—2个城市作为国家试点候选城市，开展DRGs付费试点工作，提出“通过DRGs付费试点城市深度参与，共同确定试点方案，探索推进路径，制定并完善全国基本统一的DRGs付费政策、流程和技术标准规范，形成可借鉴、可复制、可推广的试点成果”。

面对复杂多变的医疗服务，进一步推行以按病种付费为主的复合式支付方式是深化医药卫生体制改革的需要，也是不断完善我国医保支付制度的必要手段。当前，我国已基本建立了基于医保基金预算管理下适应不同人群和疾病的多元复合式医保支付方式，各地区在各项政策文件的基础上开始对以按病种付费为主的多元复合式支付方式进行探索，有条件的地区已逐步开展了DRGs付费方式的试点工作。随着医疗支付方式改革和探索的不断深入，我国医保支付制度将不断趋于合理、平衡和可持续，通过更高效的医保基金使用为患者提供更优化的医疗服务。

2020年10月14日，国家医疗保障局印发了《区域点数法总额预算和按病种分值付费试点工作方案》，这是为进一步落实中共中央、国务院《关于深化医疗保障制度改革的意见》，深入推进医疗保险偿付方式的改革进程，切实保障医保基金有效使用的重要途径之一。2020年11月9日，国家医疗保障局继续印发了《国家医疗保障按病种分值付费（DIP）技术规范》和《DIP病种目录库（1.0版）》，对区域点数法总额预算管理，以及按病种分值付费（diagnosis-intervention packet，DIP）试点工作提出了明确的技术指导规范。

按病种分值付费是利用大数据优势所建立的完整管理体系，发掘“疾病诊断+治疗方式”的共性特征对病案数据进行客观分类，在一定区域范围的全样本病例数据中形成每一个疾病与治疗方式组合的标化定位，客观反映疾病严重程度、治疗复杂状态、资源消耗水平与临床行为规范，可应用于医保支付、基金监管、医院管理等领域。[①] 在总额预算的机制下，各地区以当年医保支付总额、医保支付比例和各个医疗机构当年病例的总分值为依据，计算医保支付的分值点值。医保部门在病种分值和分值点值的基础上，形成具体的支付标准，对医疗机构每一病例实现标准化支付，并停止以医疗服务项目费用付费的支付模式。

---

① 首都医科大学国家医疗保障研究院．国家医疗保障按病种分值付费（DIP）技术规范［S］．2020.

二、中国基本医疗保险支付方式的改革趋势

任何单一的医疗保险支付方式都有其优点和缺点，大量实践证明，综合多种支付方式、因地制宜选择与本国或本地区发展情况相适应的支付方式才是明智之举。在我国基本医疗保险制度逐渐融合发展和医疗、医保、医药三医联动改革的背景下，基本医疗保险支付方式改革下不断完善的医疗支付制度将不断向复合式、总额预付制与“保基本”目标相结合、精细化的方向发展，继续发挥其确保医保制度稳定运行的“总杠杆”作用，进一步协同推进深化医药卫生体制改革。

（一）由单一向复合式发展

我国人口数量众多，医疗体系十分庞大，区域经济发展不平衡、医疗资源配置不均衡等因素导致各地区医疗保险政策存在明显差异，同时我国医疗保障体系是以城镇职工医疗保险、城镇居民基本医疗保险和新型农村合作医疗为主体，以商业健康保险、其他补充医疗保险为补充，以城乡医疗救助、社会慈善医疗救助为托底的多层次医疗保障体系，单一的医疗支付方式无法满足差异性和多层面的医疗保障需求。我国医疗费用支付方式经历了长期探索和实践，早期由于缺乏经验和认识的局限性而使用单一按服务项目付费的支付方式所暴露出的弊端已经证明，发展多种支付方式并存、预付制与后付制相结合的复合式支付体系是医疗支付方式改革的必然趋势。

目前我国医疗保险支付方式改革进入以按病种付费为主的多元复合式支付方式阶段，针对不同医疗服务特点，推进医保支付方式分类改革：①对诊疗方案和出入院标准比较明确、诊疗技术比较成熟的疾病重点推行按病种付费的方式，同时探索建立按疾病诊断相关分组付费体系；②对于精神病、安宁疗护、医疗康复等需要长期住院治疗、床位利用率高且日均费用较稳定的疾病，可采取按床日付费的方式；③对包括社区卫生服务、预防保健、家庭病床等在内的基层医疗服务，依托基层医疗卫生机构推行门诊统筹按人头付费，同时积极探索将按人头付费与慢性病管理相结合，支持分级诊疗模式和家庭医生签约服务制度建设，独立医疗机构推进预防服务发展；④对不宜打包付费的复杂病例和门诊费用，可按项目付费；⑤探索符合中医药服务特点的支付方式，鼓励提供和使用适宜的中医药服务。

（二）总额预付制与“保基本”目标相结合

医疗支付方式改革要实现改革目标，达到涉及各方的利益最大化，就必须顺应医保改革和医药卫生体制改革的趋势，要与大政方针和改革总路径相统一。

从1998年我国医疗保险制度改革开始，“保基本”作为基本原则和基本方针，始终贯穿我国医疗保险改革的发展历程，《国务院关于建立城镇职工基本医疗保险制度的决定》（国发〔1998〕44号）中指出“城镇职工医疗保险制度的原则是：基本医保的水平要与社会主义初级阶段生产力发展水平相适应”，其后新型农村合作医疗和城镇居民基本医疗保险制度的建立也将“保基本”作为主题思想；2010年10月，我国颁布的《中华人民共和国社会保险法》中第一章第三条指出“社会保险制度坚持广覆盖、保基本、多层次、可持续的方针，社会保险水平应当与经济社会发展水平相适应”，“保基本”成为基本医疗保险的核心理念；党的十九大报告中提出“按照兜底线、织密网、建机制的要求，全面建成覆盖全民、城乡统筹、权责清晰、保障适度、可持续的多层次社会保障体系”。

加强基金的预算管理，确保医疗费用使用的合理可控是新时代医疗保险制度坚持“保基本”目标的工作需要，在我国医疗支付方式改革中占有重要地位。推行总额预付制，可以使政府在宏观上对整个统筹地区年度基金支出有所把握，通过划定拨付基金总额控制医保基金支出，控制卫生费用的增长，保证医保基金收支平衡。此外，总额预付制在我国各地探索中已取得了大量实践经验，各地在改革过程中逐渐形成了总额控制下的多种付费方式相结合的医保支付方式，并在控制医疗费用、提高管理效率等方面取得了一定成效。

总额预付管理是医疗支付制度改革的关键前提，关系着基金的使用安全和使用效率，影响着医疗保险制度发展的可持续性，在“保基本”的目标下，坚持和完善总额预付制，是我国医疗支付方式改革的必要内容。在现阶段医疗支付改革中，《指导意见》首先将保障基本列为基本原则，提出“坚持以收定支、收支平衡、略有结余，不断提高医保基金使用效率，着力保障参保人员基本医疗需求，促进医疗卫生资源合理利用，筑牢保障底线”，要求“各统筹地区要结合医保基金预算管理完善总额控制办法，提高总额控制指标的科学性、合理性”。与其配套的改革措施中也提出要“严格规范基本医保责任边界。基本医保重点保障符合‘临床必需、安全有效、价格合理原则’的药品、医疗服务和基本服务设施相关费用。公共卫生费用、与疾病治疗无直接关系的体育健身或养生保健消费等，不得纳入医保支付范围。各地要充分考虑医保基金、社会总体承受能力和参保人个人负担，坚持基本保障和责任分担的原则，按照规定程序调整待遇政策。对医保目录内的药品和医疗服务项目，科学合理确定医保支付标准”。

（三）由粗放式向精细化发展

基于早期采用按服务项目付费方式呈现的不足，我国积极开展对其他医疗保险支付方式的探索和改革，其中对按疾病诊断相关分组付费即DRGs的探索得到了广泛的关注。从按服务项目付费到单病种付费、按病种分值付费再到DRGs，我国医疗保险支付方式改革的路径由粗放式不断趋于精细化。

我国早在20世纪80年代就开始尝试将单病种作为医疗质量核算的方法。从2001年起，北京、上海、江苏镇江等地就开展了部分病种按病种付费的试点。2003年国家开展新型农村合作医疗后，以河南、山西等地为代表的许多地区的新型农村合作医疗制度也开始探索单病种试点工作。2004年国家原卫生部发布《关于开展按病种收费管理试点工作的通知》，选择在部分省市开展按单病种收费管理试点工作，进一步推动了单病种付费的改革试点工作。在早期探索中，由于病案信息系统不完善、配套制度落后等条件限制，国内较多地区采用的是单病种付费方式，即在缺乏对合并症和并发症的统计和分析下，只选出诊断非常明确、治疗过程清楚、无合并症和并发症的单纯性病种予以支付。由于覆盖病种数量有限，未考虑患者个体差异、并发症和合并症，按单病种付费方式存在一定的局限性。

在单病种付费方式开展试点工作的同时，部分地区开始在总额控制下探索医疗支付方式改革，地方医保部门依据本地情况创造性地探索出具有地方特色的按病种分值付费方法。与单病种付费相比，按病种分值付费的支付方法覆盖病种范围更广，同时兼顾总额预付制的优点，具有更好控制医疗费用增长的效果，相继被多个地区引入并推行，取得了较好的成效。

按疾病诊断相关分组付费起源于美国，研究和实践证明，这是一种相对合理的医疗费用支付方法和相对客观的医疗质量评价方法，不仅考虑了病种的病情轻重与有无并发症的情况，还能有效控制医疗费用、激励医疗机构通过加强管理提高效率。北京市自2003年开始对按疾病诊断相关分组付费方式进行探索，建立了适合北京市实际情况的DRGs-PPs（诊断相关组预定额付费）项目平台，并在2008年推出了基于本地区特点的BJ-DRGs，为我国进一步研究按疾病诊断相关分组付费方式提供了经验。2016年7月，金华市开展以“病组点数结算——DRGs+点数法”为核心的医保支付方式改革试点，成效明显。

我国医疗支付体系经过不断改革和完善，主要支付方式逐步由以按服务项目付费为主向重点推行按病种分值付费、DRGs 试点发展。《指导意见》中明确将重点推行按病种付费和开展按疾病诊断相关分组付费试点列为改革的重要内容，DIP 和 DRGs 付费方式将在未来医疗保险管理体系中发挥更加重要的作用。

（四）医疗保险支付方式改革对公立医院改革的启示

现代医疗保险支付体系是由政府、医疗保险机构、医疗服务提供者和被保险人组成的三角四方结构（见图 2－1），医疗费用的支付问题是联系医疗保险系统的基本因素，医疗支付方式关系各方的经济利益。医疗机构作为医疗服务的提供者，接受政府及医疗保险机构的管理和监督。医疗保险机构根据医疗机构提供的服务内容，通过规定的支付方式向医院支付医疗保险费用，支付环节是医疗保险机构和医疗服务提供者之间的经济关系纽带，支付方式一定程度上影响着医疗服务提供者向被保险人提供医疗服务的内容和质量。

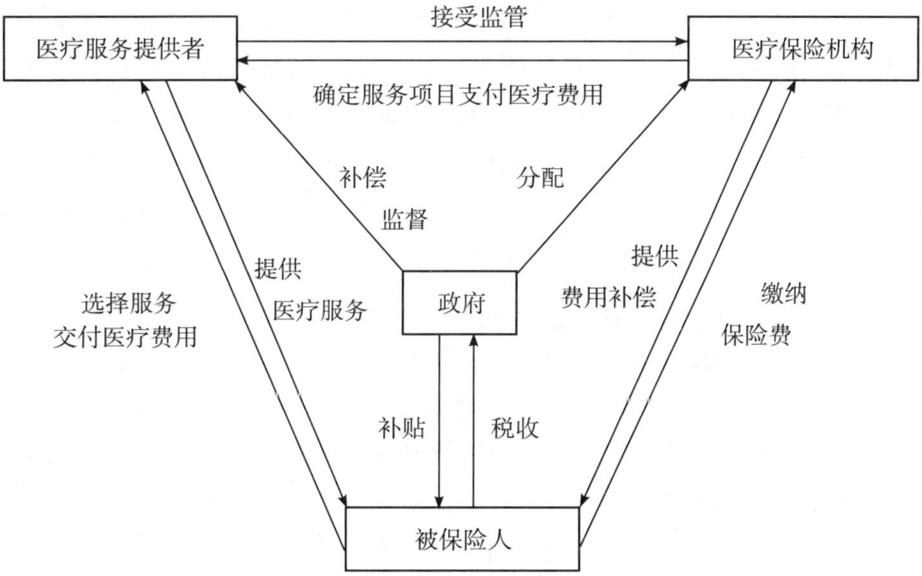

图 2－1　现代医疗保险支付体系

在新时期医疗保险支付方式改革背景下，我国医疗支付方式改革发展为以按病种付费为主的多元复合式方式。医疗支付方式与质量控制和考核评估相结合，由粗放式向精细化管理转变，对医疗机构特别是公立医院的医疗质量和服务水平提出了更高的要求，促使医院管理模式向精细化、科学化发展。按病种付费方式兼顾医疗服务质量和成本，与疾病诊治的具体过程和服务量不发生直接联系，医疗机构的盈利水平取决于其对成本的控制力度。在此支付标准下，公立医院提供医疗服务时想要获得更多收益，就需要调整成本策略，建立健全自身的成本核算体系，主动控制成本，优化资源配置，兼顾费用控制和质量提高。此外，按病种付费方式建立的基础是疾病分类，要求有准确的疾病诊断和编码以及完善的信息系统，按病种付费模式下公立医院必须注重病案质量管理与编码的规范化，同时提高医院管理信息化水平、建立和完善信息系统以实现与医保信息系统的对接，为进一步发展按疾病诊断相关分组付费方式打好信息和数据基础。

医保支付制度改革进程中，相关配套措施不断完善，第三方监管的作用更加突出。医疗保险机构是独立于医患双方的第三方，可以较为客观公正地处理医患双方的利益关系。《指导意见》中提出要“发挥医保第三方优势，健全医保对医疗行为的激励约束机制以及对医疗费用的控制机制。建立健全医保经办机构与医疗机构间公开平等的谈判协商机制、‘结余留用、合理超支分担’的激励和风险分担机制，提高医疗机构自我管理的积极性，促进医疗机构从规模扩张向内涵式发展转变”。随着医疗支付方式改革的推进，针对医疗机构的医疗服务监管能力不断增强，医保协议管理不断完善，医保医师制度建设不断推进等措施要求医疗机构因病施治、提供更加合理的医疗服务。在此背景下，公立医院应化被动为主动，借助医疗保险机构的外在管理力量，加强医院内部管理和内涵建设；发挥医保支付的激励约束作用，转变医院医疗行为模式，提高自我监管意识，规范医疗行为，确保医院的可持续发展；利用与医疗保险机构的谈判协商机制，通过公开协商、协同合作，实现互利共赢，共同保障参保人的利益。

党的十九大报告中指出，“中国特色社会主义进入新时代，我国社会主要矛盾已经转化为人民日益增长的美好生活需要和不平衡不充分的发展之间的矛盾”，我国医疗保障事业的主要矛盾也随之转化为人民对更高水平、更高质量医疗保障需要和不平衡不充分的医疗卫生服务与医疗保障发展之间的矛盾。医疗机构的发展直接关系到人民所获得的医疗服务水平和质量，在全面建成新时代中国特色医疗保障体系的时代背景下，对医疗机构的建设和发展提出了更高的要求。因此，医疗保险支付方式改革所带来的支付方式改变和配套措施的不断完善，对于医疗机构而言是挑战，更是机遇。在不断推进医疗保险支付方式改革的进程中，支付制度及政策的变化反向推动着公立医院的改革，公立医院只有认真贯彻落实国家及地方政府出台的相关政策，不断提高自身医疗水平和服务质量、改进和完善现有机制和管理手段，才能抓住机遇，实现健康、长久、可持续的发展。

2017 年 11 月，广东省人力资源和社会保障厅及卫生和计划生育委员会发布《关于全面开展基本医疗保险按病种分值付费工作的通知》（粤人社函〔2017〕3457 号），要求各市全面开展按病种分值付费工作。广东省人民政府办公厅随后印发《广东省进一步深化基本医疗保险支付方式改革实施方案》（粤府办〔2017〕65 号），提出“进一步加强医保基金预算管理，全面推行以按病种付费为主的多元复合式医保支付方式”。

早在 2010 年，中山市就作为医保支付制度改革城市，率先开展了总额控制下的按病种分值付费制度工作。经过多年不断的改革探索，形成了以“总额控制、病种分值付费”为主，按“人头付费、床日付费、病种限额（定额）付费”为辅的复合式付费机制。截至 2019 年，中山市纳入医保结算病种共计 2 407 个，按诊治方式区别的结算标准共计 4 655 个（其他未纳入的病种按“特别病种”结算），实现按病种分值付费覆盖大部分病种。

此外，《广东省深化公立医院综合改革行动方案》（粤府〔2018〕52 号）提出，“将日间手术和符合条件的门诊术前检查纳入按病种分值付费范围”。中山市于 2016 年发布《关于开展将部分病种日间手术医疗费用纳入医保支付范围试点工作的通知》（中人社发〔2016〕370 号），将 10 个日间手术病种纳入按病种分值付费范围结算。2020 年 4 月，中山市纳入按病种分值付费的日间手术病种已经扩展到 110 个。

2020 年 7 月，中山市按照《国务院办公厅关于全面推进生育保险和职工基本医疗保险合并实施的意见》（国办发〔2019〕10 号）、《广东省人民政府办公厅关于印发广东省全面推进生育保险和职工基本医疗保险合并实施方案的通知》（粤府办〔2019〕24 号）、《中山市人民政府办公室关于印发中山市生育保险和基本医疗保险合并实施办法的通知》（中府办〔2020〕17 号）将生育保险参保人在本市生育保险定点医疗机构住院分娩和住院施行计划生育手术的医疗费用纳入住院病种分值结算付费管理，按病种分值付费医保结算病种共计 2 909 个，按诊治方式区别的结算病种共计 6 114 个，覆盖除精神病以外绝大多数病种。

三、中山市实行按病种分值付费制度的背景

（一）早期对医保偿付制度改革的探索

中山市基本医疗保险早期采用的是按服务项目付费的方式。由于按服务项目付费方式对于医疗费用控制的局限性，导致了医疗费用的快速增长。为改善

按服务项目付费带来的问题，2002 年 6 月，原中山市劳动和社会保障局印发《中山市基本医疗保险医疗费用结算办法》（中劳社〔2002〕47 号），提出在市定点医疗机构门诊医疗费、定点零售药店的医药费使用项目结算的同时，住院医疗费用实行定额结算，即按人头付费的支付方式。定额结算的具体方法是“市社保经办机构向定点医疗机构偿付住院费用时，采取月度结算、年度清算的方法，按次均住院费用定额标准结算，定额标准含参保人员自付、自费部分”。

定额结算相较于按服务项目付费，可以有效控制供方诱导需求，在一定程度上控制了医疗费用增长过快的趋势，减轻了统筹基金的支出压力。但定额结算下由于高费用医保病人拉高次均住院费用而导致部分医院亏损严重，给医疗保险机构结算工作和医疗机构运行带来不利影响。为使医保结算支付方式更加合理，2004 年 6 月，原中山市劳动和社会保障局印发《中山市基本医疗保险医疗费用结算办法》（中劳社〔2004〕128 号），提出将医疗费用结算办法改为“普通门（急）诊基本医疗费用按服务项目结算；住院基本医疗费用主要按年度住院人次或住院床日平均费用定额结算”“市社保经办机构向定点医疗机构拨付住院费用时，采用月度结算、年度清算的方法”，具体结算方法为：①月度结算，采用定额预付方式。以次均住院费用定额标准和当月出院人次为依据，减去参保人已自付费用，按月预付；②年度清算，采用定额结算与项目结算相结合的方式。将各定点医疗机构当年出院医保病人的医保费用进行排序，按《服务协议书》的约定比例，对最高和最低费用段人员的医疗费用按项目结算方法进行清算，中间费用段人员的费用按定额结算方法进行清算。

（二）医保基金管理面临的困境

中山市早期对医疗保险支付制度的选择经历了从按服务项目付费到按定额结算再到定额结算与项目结算相结合的探索，体现了通过支付方式控制医疗费用手段的逐步优化。但采用定额结算与项目结算相结合的支付方式仍存在较大的弊端，不利于医保基金的管理。按定额结算属于预付制付费方式，由于不考虑实际发生的医疗服务数量，医疗保险机构难以对医疗服务内容进行监控，导致医疗机构产生“风险选择”的行为。为降低成本、获取更高收益，医疗机构倾向于选择病情相对较轻的患者，易造成不合理入院违规行为的发生；或通过分解住院次数增加结算人数、转嫁医疗费用等方法弥补超定额标准带来的医保亏损，易引发医患矛盾。虽然 2004 年后年度清算在定额结算的基础上选择与项目结算相结合，但仍难以保证对所有病种产生医疗费用的合理计算，医疗保险机构与医疗机构存在较大矛盾。

随着社会发展水平不断提高，医疗保障程度逐渐增强，医疗需求不断提高，给医保基金的支付带来更大压力，需要更为合理、公平、科学的支付制度来提高医疗保险基金使用效率、加强对医疗机构的管理，以解决医保基金管理面对的问题。

四、中山市按病种分值付费制度的实施

2003 年，江苏省淮安市在借鉴“总额预付”“按病种付费”等付费方式的基础上，参照“工分制”的劳动计量和分配原则进行医保基金的分配，开创了总额控制下的病种分值结算办法。[①] 中山市在借鉴淮安市及其他地区实行总额控制下按病种分值结算办法经验的同时，结合本地实际，展开按病种分值付费试点工作。

2010 年 5 月，中山市人力资源和社会保障局印发《中山市社会医疗保险医疗费用结算办法的通知》（中人社发〔2010〕105 号），中山市开始实行以总额控制下按病种分值付费为主的医保支付方式。

（一）中山市开展病种分值付费具备的条件

中山市社会医疗保险实行多层次保障制度，包括基本医疗保险和补充医疗保险两个层次，参保人在参加基本医疗保险的基础上，可选择参加补充医疗保险。基本医疗保险遵循建立全民医疗保障体系、“以收定支、收支平衡”、用人单位及个人缴费与集体扶持及政府补贴相结合、医疗保障水平与本市经济社会发展水平和各方面承受能力相适应、公平与效率相结合、权利与义务相对等的原则，建立了个人缴费标准与城乡居民人均可支配收入相衔接的合理稳定的筹资机制。根据《中山市基本医疗保险办法》（中府〔2010〕52 号），2008 年，中山市城镇居民基本医疗保险制度与农村合作医疗实现城乡一体化的基础上，城乡居民住院基本医疗保险并入住院基本医疗保险，实行统一管理、统一缴费、统一医疗保险待遇、基金合并统筹使用。

除了基本医疗保险制度和基金的统一化管理、合理稳定的基本医疗保险基金筹资机制，中山市社会保险经办机构还与各定点医疗机构建立了配套的信息化平台，由各定点医疗机构通过系统每月提交病种编码。这些都为中山市开展按病种分值结算提供了有利条件。

---

① 高月霞，徐程. 另辟蹊径的淮安支付方式改革［J］. 中国社会保障，2013（4）：73－74.

（二）中山市按病种分值付费的具体内容

中山市社会医疗保险经办机构按《中山市社会医疗保险医疗费用结算办法》（以下简称《办法》）有关规定向各定点医疗机构拨付相关费用。住院医疗费用按照“总量控制，按病种分值结算，按月预付，年终清算”原则进行结算。中山市总额控制下按病种分值付费操作流程如图2－2所示：

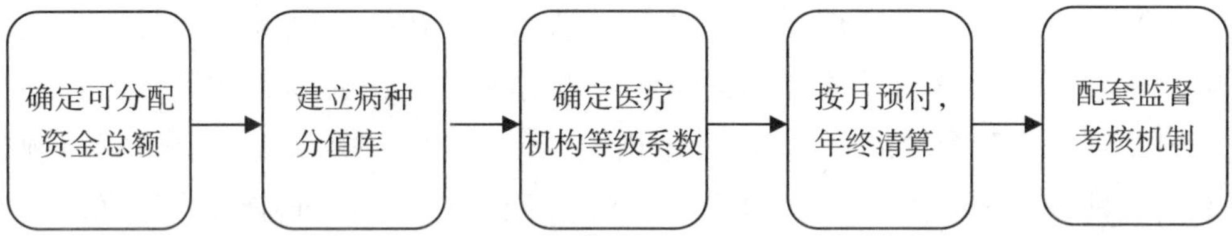

图2－2　中山市总额控制下按病种分值付费操作流程

1. 可分配资金总额的确定

总额控制是实行按病种分值付费方式的重要前提。根据《办法》规定，中山市各定点医疗机构住院医疗费用可分配资金总额为：当年度社会医疗保险费总收入减去划拨的医疗保险资金、门诊和住院统筹费用、生育定额费用和划拨的职工生育津贴以及按规定应由社会医疗保险统筹基金支付的其他费用。

全市各定点医疗机构住院医疗费用根据住院病种分值、住院床日费用分值，以及各定点医疗机构等级系数等进行分配。

2. 病种分值的确定

病种分值的确定是按病种分值付费的关键。根据《办法》规定，依据《疾病和有关健康问题的国际统计分类（ICD－10）》对发生病例进行分类统计筛选病种，以主要诊断疾病的ICD－10编码为准确定病种分值，病例发生在一定例数以上的纳入病种结算范围，每个病种按诊治方式进行分类，截取涵盖中山市98%以上的病种，病例在一定例数以下的作为特别病种处理，具体确定方式如下：

（1）疾病治疗方式的确定。

根据《国际疾病分类　第九版临床修订本　手术与操作（ICD－9－CM－3）》确定病种的普通治疗方式和特殊治疗方法。随着医疗技术的发展和病种分值库的完善，截至2020年，疾病治疗方法由最开始的12种增加到26种：

①普通治疗方法。

考虑到同种疾病采取不同的治疗方法费用有一定差异，每个病种再分保守治疗、传统手术、微创手术和介入治疗 4 种方式，按不同治疗方式统计平均费用。

②特殊治疗方法。

对某些疾病因治疗方式特殊且费用较大的，增加人工肝治疗、人工耳蜗、透析治疗、干细胞移植、器官移植、机械通气、超声乳化、玻璃体切割、适形放疗、适形调强放疗、腹水回输术、修复手术、体外碎石、容积调强、血液净化、冠脉造影、机械持续降温 17 种治疗方式。

③生育保险治疗方式。

分为剖宫产、顺产、引产、助产、无痛分娩 5 种治疗方式。

（2）病种分值的确定。

①纳入病种分值结算病种的分值确定。

根据中山市各定点医疗机构（市第三人民医院除外）前两年出院病历资料，按出院临床第一诊断（主要诊断）病种发生频率、医疗费用情况，按国际疾病分类 ICD－10 编码小数点后 1 位（亚目）筛选出常见病、多发病病种，结合治疗方法分别计算出各病种的平均医保费用，再按以下公式确定各病种分值：

各病种分值＝各病种的平均医保费用/固定参数

②未纳入病种分值结算病种的分值确定。

将中山市各定点医疗机构（精神病专科医院病种除外）未纳入病种分值结算的病种视为 1 个特别病种，根据所有未纳入病种分值结算的病种病历资料，按第一款有关规定计算分值。

表 2－2　中山市社会医疗保险住院病种分值库（部分）（2020 年版）

分类	ICD－10 类目	序号	ICD－10 亚目	疾病名称	代码	诊治方式	分值
某些传染病和寄生虫病（A00－B99）	肠道传染病（A00－A09）	1	A01.0	伤寒	0	保守治疗	82
		2	A01.4	未特指的副伤寒	0	保守治疗	82
		3	A02.0	沙门菌肠炎	0	保守治疗	77
		4	A02.1	沙门菌败血症	0	保守治疗	225
		5	A03.9	未特指的细菌性痢疾	0	保守治疗	38
		6	A04.4	其他肠道大肠杆菌感染	0	保守治疗	51
		7	A04.8	其他特指的细菌性肠道感染	0	保守治疗	45

（续上表）

分类	ICD－10类目	序号	ICD－10亚目	疾病名称	代码	诊治方式	分值
某些传染病和寄生虫病（A00－B99）	肠道传染病（A00－A09）	8	A04.9	未特指的细菌性肠道感染	0	保守治疗	42
		9	A08.0	轮状病毒性肠炎	0	保守治疗	34
		10	A08.1	诺沃克组病毒引起的急性胃肠病	0	保守治疗	38
		11	A08.4	未特指的病毒性肠道感染	0	保守治疗	26
		12	A09.0	其他和未特指传染性病因的胃肠炎和结肠炎	0	保守治疗	46
		13	A09.9	未特指病因的胃肠炎和结肠炎	0	保守治疗	42

（3）特殊情况病种分值的确定。

全市各定点医疗机构发生的住院医保费用为该病种平均医保费用一定倍数以上或为该病种平均医保费用一定百分比以下的病例，按照医疗保险定点医疗机构医疗服务协议约定一定倍数及百分比，按以下分类计算病种分值：

①低费用分值。

由于转院或自动出院等情况导致实际住院费用低于同等级系数医院该病种平均费用40%的，按实际费用计算分值：

低于40%的病种分值＝（该病例的医保费用/分值库中该病种的平均医保费用）×该病种的分值

②超费用分值。

由于出现合并症、并发症等情况导致实际住院费用超出同等级系数医院该病种平均费用的200%（2.0倍）以上的部分，按实际费用计算分值：

高于2.0倍的病种分值＝［（该病例的医保费用/分值库中该病种的平均医保费用）－2.0＋1］×该病种的分值

病种分值代表各病种的医疗费用比例关系，一经确定，一个医保年度内不再改变。如因医疗技术发展、新药发明等原因，导致部分病种医疗费用明显增长时，由市医疗保险经办机构组织市医疗保险专家组有关人员重新确定下一个医保年度病种分值。

3. 定点医疗机构等级系数的确定

针对同一病种病情复杂程度、物价收费标准等因素的影响造成的医疗费用的差异，中山市采用设定定点医疗机构等级系数区分权重，调整同病种不同医院的病种分值。①

按照定点医疗机构的服务能力和水平，根据定点医疗机构病种次均医疗费用的客观差异情况，确定各定点医疗机构的等级系数，作为定点医疗机构病种分值权重分配系数。原则上三级医院、二级医院、一级医院、社区卫生服务站及专科医院分别确定一个或两个等级系数。具体方法为：

（1）系数等级及数值。

将三级医院系数设为1，将其他医院病种费用与三级医院比较，按“约束优化方法”测算并综合考虑将其他医院分为不同档次。如：三级医院所有纳入病种分值库病种的平均医保费为10 000元，二级医院所有纳入病种分值库病种的平均医保费为7 500元，则三级医院等级系数为1，二级医院等级系数为7 500/10 000＝0.75。

（2）特殊医院。

精神病专科医院住院时间长且费用相对恒定，采用按住院床日费用分值方法进行结算，不设等级系数。

4. “按月预付，年终清算”的结算办法

（1）住院医疗费用按月预付方式。

中山市各定点医疗机构应于每月15日前，将上月出院医保病人的月报表等结算资料上报市医疗保险经办机构，经审核后按月预付住院医疗费用。根据上年度平均月实际统筹费用及当月实际统筹费用，初步预算后，将预付费用于上报结算资料截止日起30天内拨付给各定点医疗机构，预付住院医疗费用按以下公式计算：

预付住院医疗费用＝〔（当月用于支付住院医疗费用的可分配资金预算总量＋当月全市参保人住院个人支付的医保费用总额）/全市当月病种实际总分值〕×该定点医疗机构当月病种总分值×该定点医疗机构等级系数－该定点医疗

① 徐伟，郝梅，杜珍珍．总额控制下按病种分值付费的实践与思考［J］．中国药房，2016，27（6）：721－723．

机构当月参保人住院个人支付的医保费用总额

（2）住院医疗费用年终清算方式。

年度清算时，应偿付给各定点医疗机构的住院医疗费用，按以下公式计算：

年度清算的住院医疗费用＝〔（全市年度住院医疗费用可分配资金总额＋全市参保人住院个人支付的医保费用总额）/全市年度病种实际总分值〕×该定点医疗机构年度病种总分值×该定点医疗机构等级系数－预付费用总金额－该定点医疗机构参保人住院个人支付的医保费用总额

医保年度末各定点医疗机构进行年度清算时，如各定点医疗机构住院实际发生的统筹费用未达到按上述公式计算出的年度清算的住院医疗费用90%的，则按实际发生统筹费用的110%拨付给该定点医疗机构；如各定点医疗机构住院实际发生的统筹费用达到按上述公式计算出的年度清算的住院医疗费用90%以上的（含90%），则按上述公式计算出的年度清算的住院医疗费用拨付给该定点医疗机构。

5. 配套管理机制

实行总额控制下按病种分值付费，除了完备的制度内容建设，还需要相应的配套管理机制，才能更好地发挥其作用，保证其稳健运行。

（1）分值的管理。①

①编码操作规定。

a. 疾病ICD－10编码：不论出院患者诊断多少，按ICD－10编码规则编码，传送资料时只上传出院患者主要诊断的完整的疾病ICD－10编码（到小数点后3位，即细目）系统自动截取编码小数点后一位（亚目），结合诊治编码产生分值。

b. 诊治方式编码：主要诊断疾病因治疗方式的不同，按ICD－9－CM－3编码规则，将完整的7位手术操作编码上传。

②复核审查机制：多人复核病种分值。

疾病ICD－10编码和诊治编码准确、规范是确保病种分值计算无误的前提。属于疾病分值库无对应手术类分值或手术操作诊治编码库中未列入的，均按保守治疗产生分值，需要多人进行复核，保证二类编码的准确性。

① 中山市社会保险基金管理局. 医疗保险医疗费用支付方式［S］. 2016.

病种分值结算不影响住院病历疾病临床诊断的相关管理规定及书写习惯，但要求各定点医疗机构编码时必须严格按照 ICD－10 有关编码原则，准确编到细目，并要求各定点医疗机构建立复核制度，在住院费用月结前对主要诊断 ICD－10 编码和对应的诊治编码进行认真核对，保证上传资料的准确。

③分值的调整。

为进一步完善住院病种分值库和诊治编码库，中山市医疗保险经办机构每年定期向全市各定点医疗机构征求对病种与诊治方式的增减、病种分值的调整、诊治编码的增减与修正等意见。各定点医疗机构可根据病种例数、诊治技术发展和医疗费用变化对病种分值、诊治编码提出相关修改意见。医疗保险经办机构组织相关专家进行研究、征求各定点医疗机构意见，结合全市数据分析进行相关调整，最终形成下一医保年度使用的住院病种分值库和诊治编码库。

（2）监督考核机制。

总额控制下按病种分值付费的结算办法，虽然在一定程度上推动了医疗机构的自我管理，但由于医疗的特殊性和医疗服务的复杂多样性，仍会有部分违规行为的发生，需要配套的监督考核机制加以管理。中山市社会医疗保险经办机构通过协议管理以及驻院代表的日常监管和年度综合考核，有效加强了对定点医疗机构医疗行为的管理，保障了医疗保险基金的安全。

①协议管理。

社会医疗保险定点医疗机构医疗服务协议由中山市医疗保障行政部门制定并组织实施，中山市社会医疗保险经办机构每医保年度组织与中山市各定点医疗机构签订协议。

定点医疗机构严格按照协议内容进行医保管理，须认真贯彻执行国家、省及中山市社会医疗保险、生育保险、医疗卫生、药品监督、价格和医改等有关法律法规和政策，严格遵守协议中关于医保服务管理等内容的各项条款，确保参保人按规定享受社会医疗保险相应的待遇，保证参保人享受必要、合理的医疗服务。

社会医疗保险经办机构按照协议内容对各定点医疗机构进行监督考核。

②驻院代表制度。

中山市推行的驻院代表制度始于 2005 年，社会保险经办机构负责对驻院代表业务能力的培训、投诉及监督，通过向定点医疗机构派驻社会医疗保险驻医院代表，实现对定点医疗机构的现场监管。

目前医疗保险经办机构委派驻院代表的工作职责是：协助定点医疗机构核对就医参保人的身份；宣传医疗保险有关政策；对定点医疗机构为参保人提供

的医疗服务情况进行监督；对参保人外伤住院、长期住院、多次住院、挂床住院、分解住院等情况进行调查核实；根据工作需要，可查阅与参保人有关的病历等资料。

③年度综合考核。

医疗保险经办机构对定点医疗机构的日常监管及专项检查纳入年度综合考核，根据《中山市社会保险定点医院/门诊部（社区卫生服务中心）考核表》的内容和标准进行打分。考核内容具体涉及医院的医保管理、政策宣传及执行、医疗服务规范、医疗费用控制等方面，体现了对定点医疗机构的精细化管理，促使医院在日常工作中遵守协议规定，提高自身管理水平。

年度综合考核结果与本年度质量保证金返还、年终清算和服务协议续签等挂钩。质量保证金的相关计算规则如下：

定点医疗机构医疗保险住院医疗费用的质量保证金按实际统筹费用的5%进行计算，按年度综合考核得分情况返还或扣减质量保证金。年度综合考核满分为100分，得分≥90分，如已预留质量保证金的，由医疗保险经办机构全额返还定点医疗机构。低于90分，如已预留质量保证金的，由医疗保险经办机构返还定点医疗机构剩余部分；未预留质量保证金的，由定点医疗机构将应扣减质量保证金存入医疗保险经办机构指定账户，按以下公式计算应扣减的质量保证金：

年度综合考核得分<90分且≥80分者，应扣减的质量保证金=质量保证金总额×(90－考核得分)×1%；

年度综合考核得分<80分且≥70分者，应扣减的质量保证金=质量保证金总额×[(80－考核得分)×4%＋10%]；

年度综合考核得分<70分且>60分者，应扣减的质量保证金=质量保证金总额×[(70－考核得分)×5%＋50%]；

年度综合考核得分≤60分者，扣减全部质量保证金。

6. 总额控制下按病种分值结算流程

根据以上内容的确定及配套措施，中山市总额控制下按病种分值付费具体结算流程如图2－3所示：

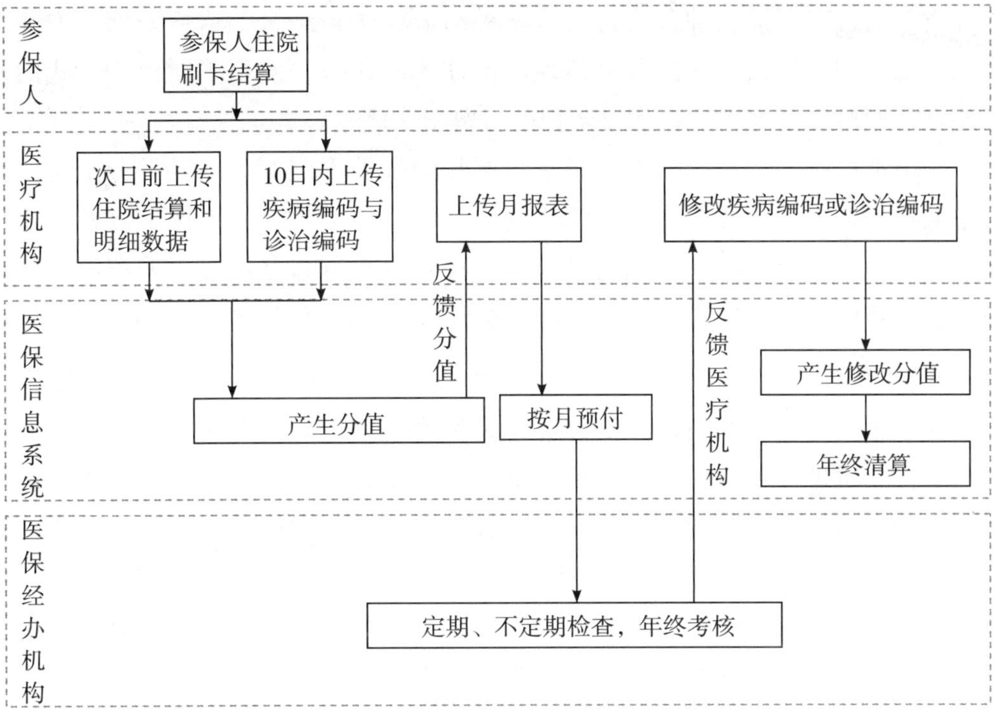

图2-3 中山市总额控制下按病种分值结算流程①

五、改革的效果评价

（一）成效

1. 强化总额预算，保障收支平衡

总额控制下按病种分值付费强化了基金的预算管理。在确定宏观可分配基金总额的基础上进行分配，确保了基金运行的可控性。据统计，2009 年、2010 年、2011 年中山市三年基本医疗保险医保基金的结余率，从 -58.5% 增长到 -9.1% 再增长到 3.68%，有效解决了医保基金的亏损问题，扭转了医保基金收不抵支的情况，保障了基金安全，实现了“以收定支，收支平衡，略有结余”的基金运作原则。

2. 转变管理模式，体现科学合理

中山市医疗保险支付方式从按服务项目付费到按病种分值付费的发展，体现了医疗保险购买服务从一般性购买走向战略性购买，从关注服务数量到强调

① 中山市社会保险基金管理局. 医疗保险医疗费用支付方式［S］. 2016.

服务质量的过程。按病种分值付费将病种与分值进行结合，给不同诊治方式下的疾病确定一个分值，通过分值体现出治疗不同疾病、使用不同诊治方式的费用差别，相对科学地体现疾病复杂程度与费用比例关系。

中山市通过定点医疗机构等级系数调整同病种不同医院的病种分值，同时考虑低费用标准和高费用标准的特殊情况病种分值的确定，确保了病种分值付费的科学性。病种分值的动态调整根据病种发生数量与分值费用偏离值等客观数据和主观的医疗机构协商谈判机制，体现了病种分值制定的合理性。

3. 助推医院管理，实现良性竞争

由于总额控制下按病种分值付费在医保费用总量确定的前提下，关注的是医疗服务的质量和价值，同一病种病例医疗费用越低，获得的收益越大，倒逼医疗机构主动关注内部建设，变被动监管为主动管理，通过降低医疗成本、提高服务水平、提升服务质量等手段，加强医院医保费用管理、避免过度医疗。同时，按病种分值付费的支付方式对医疗机构病案管理特别是诊断编码的规范性有较高的要求，推行按病种分值付费一定程度上也促进了医疗机构病案管理水平和医疗数据质量的提高。此外，中山市医疗保险经办机构年初仅公布病种分值库各病种分值，医疗机构在年终清算时才能得知全市病种每分值费用，即费率，由于费率的不确定性，淡化了定额支付对医疗机构提供医疗服务行为的不利影响，避免了医疗机构为控制医保费用总额而减少治疗或推诿患者等情况。总额控制下按病种分值付费，可分配总额的对象是全市定点医疗机构，自然形成了一种奖惩机制，促使各定点医疗机构之间相互制约、相互监督，逐渐建立起良性竞争机制。

医疗机构成本控制和自我控制费用意识不断增强，医疗机构间形成的良性竞争态势，有效控制了住院费用的不合理增长，提高了医保基金的使用效率。数据显示，中山市 2007 年、2008 年、2009 年住院人均医疗费用增长率分别为 29.8%、28.1%、26.8%，2010 年开展总额控制下按病种分值付费支付方式改革后，当年住院人均医疗费用增长率降至 6%。2010 年至今，中山市住院人均费用增长率和年均医疗总费用增长率都保持在 10% 左右，远低于全省平均水平。

4. 改善三方关系，促进和谐发展

早期医保支付方式的单一和局限性，导致医疗费用的快速增长和医疗机构违规行为的频发，医疗保险经办机构、医疗机构与患者之间的矛盾日益加深。实行按病种分值付费制度后，医疗机构主要关心的是病种分值库和诊治编码库设置的合理性。按病种分值付费作为一种较为合理的费用支付方式，得到了医疗机构较高的认同度。在医疗机构间良性竞争的氛围下，医疗机构积极主动配合医疗保险经办机构改善自身管理水平，减少了监管机构直接管理所带来的矛盾，经办管理相对简化，也实现了医疗机构与医疗保险经办机构之间的互利共赢。总额控制帮助医院明确了控制费用的总目标，有效减少了医疗机构诱导需求和过度治疗的行为，促使医疗机构为患者提供更为合理和高质量的服务，保护了患者的权益。

总额控制下按病种分值付费方式较为妥善地处理了医疗保险经办机构、医疗机构与患者三方的利益关系，实现了三方共赢的局面，有利于推动三者关系的长期和谐发展。

（二）思考

1. 探索完善病种分值结算体系

病种分值是由各病种的平均医保费用和固定参数确定的，但在实际应用中，由于各病种平均医保费用和平均住院总费用的差异，可能会出现病种分值确定不合理的情况。此外，按病种分值付费虽然能够覆盖绝大部分病种，但在病种分组时未考虑年龄、性别、多种高费用疾病并存等因素，存在分组不够精细的缺陷，是一种分组相对粗糙、没有达到相应统计学检验标准的 DRGs 系统，易引发一系列管理问题，例如：相对粗糙的分组使得同病种内费用分布情况较 DRGs 下同病组内离散程度更大，医疗机构和医务人员在病种内挑选轻病入院的可能性较 DRGs 更高。[①] 因此，在实行总额控制下按病种分值付费的基础上，需要进一步探索病种分值确定方法和更加精细化的分组方式，使病种分值结算体系更加完善、合理。

2. 强化监督管理

按病种分值结算下不合理住院、分解住院和升级诊断等违规现象仍然存在。为此，须强化对医疗机构费用的控制和质量的监管，通过完善医保智能监控系统，细化考核指标等手段，进一步规范医疗行为，遏制违规行为的发生。

2017 年 12 月，中山市人民政府办公室印发《中山市进一步深化基本医疗保险支付方式改革实施方案的通知》（中府办〔2017〕56 号），提出“在基本医疗保险药品目录、诊疗项目范围、医疗服务设施标准基础上，针对不同付费方式特点分类确定监控指标。从 2018 年起，逐步将住院率、转诊转院率、次均费用、

---

① 赵斌，陈曼莉，丁文雅. 我国病种分值结算方式的再检验：基于典型 DRGs 的概念框架［J］. 中国医疗保险，2018（12）：28 – 32.

参保人自费率、病种变异率、重复住院率、外购药品、患者满意度等指标纳入定点服务协议考核指标体系”。

中山市医疗保险经过多年的探索和支付方式改革，实现了由粗放向精细化管理的发展。经过十年的发展，中山市总额控制下按病种分值付费的付费模式在合理配置医疗资源、调节医疗服务行为、保障医保基金收支平衡中发挥了重要作用，得到了多方肯定。在为全省提供发展经验的同时，中山市将继续完善医疗保险支付机制，积极改革创新，探索更加公平、科学、可持续的医疗保险支付体系。

第五节　三级公立医院绩效管理的尺度——国家绩效管理考核指标

2019 年 1 月国务院办公厅发布《关于加强三级公立医院绩效考核工作的意见》，标志着公立医院现代化改革进入新阶段，更科学化、标准化、规范化的公立医院管理体制逐步建成。过往公立医院重效益轻质量、重治疗轻体验的医疗管理模式将被取代，公立医院的绩效考核标准将倚靠“健康中国”战略，全方位提升医疗技术水平和保障医疗质量安全，实施健康服务供给侧改革，坚持“以患者为中心”的核心价值观，逐步建立健全完善的现代化医疗管理体系。

一、实施“健康中国”战略，引导三级公立医院进一步落实功能定位

（一）“以人为中心”的核心价值观

“健康中国 2030”规划纲要提出，在现今工业化、城镇化、人口老龄化以及疾病谱、生态环境、生活方式不断变化等带来的新挑战面前，统筹解决人民健康成了重点而深远的问题。人民群众对健康的需求不会只停留在“病有所医”，而是从单纯的治疗导向转变为高质量的医疗服务，成为现代医院办医就诊的指导方向。[①] 为此，公立医院改革的重要难题是“人”的问题，在保障公益性的前提下，有效地提高医务人员的工作积极性，提升患者满意度，促进两者正向

① 刘颖等. 健康中国战略背景下公立医院管理系统创新［J］. 中国人民大学学报，2019，33（3）：122－131.

发展。[①]

（二）全周期健康服务，提升人民群众健康水平

“构建全方位全周期的健康服务体系”是“健康中国”战略的重要组成部分，疾病治疗将成为“最后的选择”，而疾病防控将代替治疗成为常态化工作。公立医院现代化管理改革将医疗质量安全、患者满意度、诊间流程改善等相关指标纳入绩效考核体系中，摒弃公立医院传统单一的考核模式，提升公立医院综合救治能力，加强疾病防控、慢病护理、大病康复的体系化管理，实现从胎儿到生命终点的全程健康服务和健康保障，全面维护人民健康。[②]

（三）发展高精尖医疗技术，提升疑难重症的治理能力

“十三五”期间，我国推动以治病为中心向以健康为中心转变，卫生健康事业改革发展取得显著进展，城乡居民健康水平持续提高，“健康中国”建设取得良好开局。一方面，医疗卫生服务体系不断改善，服务可及性不断提高[③]，丰富的医疗资源有效下沉至基层，各地推进医疗医联体帮扶机制，建立“小病在基层，大病上医院”的新兴就医理念，保障大型公立医院腾出手来救治更多疑难杂症，不断提升高精尖医疗技术水平。另一方面，国家公立医院绩效考核通过设置细致考核指标，例如微创占比、四级手术占比、手术患者并发症发生率，引导三级公立医院收治疑难重症，避免轻症入院。同时，设置转诊考核，通过公立医院自身资源调配，加强基层医疗卫生系统建设，壮大全科医学队伍，主动“走下基层”，吸引患者首诊在基层医院，减少患者对大型公立医院的盲目追求。

二、三级公立医院绩效考核指标体系

国务院办公厅《关于加强三级公立医院绩效考核工作的意见》指出，通过绩效考核，推动三级公立医院在发展方式上由规模扩张型转向质量效益型，在管理模式上由粗放的行政化管理转向全方位的绩效管理，促进收入分配更科学、

---

① 孙志霞. 新医改形势下城市公立医院绩效考核体系研究［J］. 现代医院管理，2018，16（5）：57－59.

② 新华社. 中共中央国务院印发《“健康中国 2030”规划纲要》［EB/OL］.（2016－10－25）［2019－06－04］. http://www.gov.cn/xinwen/2016－10/25/content_5124174.htm.

③ 白剑峰. “十三五”期间医疗卫生服务体系不断完善　健康中国建设开局良好［N］. 人民日报，2020－10－29.

更公平，实现效率提高和质量提升，促进公立医院综合改革政策落地见效。2019 年，在全国启动三级公立医院绩效考核工作，初步建立绩效考核指标体系、标准化支撑体系、国家级和省级绩效考核信息系统，探索建立绩效考核结果运用机制。到 2020 年，基本建立较为完善的三级公立医院绩效考核体系，三级公立医院功能定位进一步落实，内部管理更加规范，医疗服务整体效率有效提升，分级诊疗制度更加完善。

三级公立医院绩效考核指标体系由医疗质量、运营效率、持续发展、满意度评价 4 个方面的指标构成。国家制定《三级公立医院绩效考核指标》供各地使用，同时确定部分指标作为国家监测指标。各地可以结合实际，适当补充承担政府指令性任务等部分绩效考核指标。

1. 医疗质量

提供高质量的医疗服务是三级公立医院的核心任务，考核部分分为功能定位、质量安全、合理用药、服务流程四个模块的指标。通过医疗质量控制、合理用药、检查检验同质化等指标，考核医院医疗质量和医疗安全。通过代表性的单病种质量控制指标，考核医院重点病种、关键技术的医疗质量和医疗安全情况。通过预约诊疗、门（急）诊服务、患者等待时间等指标，考核医院改善医疗服务效果。

2. 运营效率

运营效率体现医院的精细化管理水平，是实现医院科学管理的关键。通过人力资源配比和人员负荷指标考核医疗资源利用效率。通过经济管理指标考核医院经济运行管理情况。通过考核收支结构指标间接反映政府落实办医责任情况和医院医疗收入结构合理性，推动实现收支平衡、略有结余，有效体现医务人员技术劳务价值的目标。通过考核门诊和住院患者次均费用变化，衡量医院主动控制费用不合理增长情况。

3. 持续发展

人才队伍建设与教学科研能力体现医院的持续发展能力，是反映三级公立医院创新发展和持续健康运行的重要指标。主要通过人才结构指标考核医务人员稳定性，通过科研成果临床转化指标考核医院创新支撑能力，通过技术应用指标考核医院引领发展和持续运行情况，通过公共信用综合评价等级指标考核医院信用建设情况。

4. 满意度评价

医院满意度由患者满意度和医务人员满意度两部分组成。患者满意度是三级公立医院社会效益的重要体现，提高医务人员满意度是医院提供高质量医疗服务的重要保障。通过门诊患者、住院患者和医务人员满意度评价，衡量患者获得感及医务人员积极性。

构建四个方面的绩效考核指标，要通过保障公立医院公益性，提升医务人员的工作积极性，促进患者就医体验，全方位多维度地考评三级公立医院的工作。国务院办公厅《关于加强三级公立医院绩效考核工作的意见》的颁布，保障了三级公立医院绩效考核工作的规范化、标准化、同质化，有利于三级公立医院落实现代化管理改革，找准公立医院的功能定位。

首先，提升医疗质量和技术水平。推行公立医院专业化、现代化管理是医院绩效考核的重点工作，强化综合治理结构，凸显医务人员技术劳动价值，合理调整医疗费用结构，规范医疗收入分配秩序，有利于公立医院增强公益性，调动医务人员积极性，不断提高医疗服务质量和水平。[①]

其次，提升工作效率，节约时间成本。看病就诊通常存在时间的不确定性，很难通过主观意识去主导工作效率，只有利用科学的效率指标引导才能有效规范诊疗行为，实现时间利用的最大化。同时，通过绩效考核指标的管理进一步规范诊疗流程，减少不必要的治疗，做到精准高效的医疗服务和医疗管理，提高医疗资源的使用效率，促进医疗费用管控，提升患者的就医体验。

再次，加快推进人才梯队建设。医疗事业的发展离不开人才梯队的建设，从基层医疗机构着力发展全科医学人才建设，到三级公立医院引导科室发展学科建设，引进高层次人才，充实学科队伍。无论哪个层级的医疗机构，都需要人才来推动发展。国家三级公立医院绩效考核引导三级公立医院加强人才培养，鼓励科室学教研相结合，引进人才的同时也能输出高水平人才，同时推进优质资源下到基层，保障自身发展的同时大力支援基层医疗事业。

最后，转变价值导向，以“医疗服务”取代“单纯治疗”。传统绩效考核方式以经济效益为考核目的，考核方式过于单一，缺乏对医疗技术水平、医疗服务态度、个人素质培训等方面的考量，导致临床科室以经济效益为发展方向，缺乏对患者的服务意识。患者不仅需要治疗疾病，还需要持续的健康服务，要利用多维度考核指标来转变价值导向，促进临床科室多方位考虑对患者的治疗。

---

① 商瑞平. 公立医院薪酬制度改革下绩效考核评价指标体系研究：基于平衡计分卡与医院公益性关联分析［J］. 中国总会计师，2018（9）：84－85.

三、三级公立医院考核指标与中山市人民医院的实践发展

随着医药体制改革进入“深水区”，改革的道路将会面临更多挑战和机遇。建立公立医院现代化管理制度是新医改的重要组成部分，如何在现有国家政策的指导下，建立健全完善的公立医院现代化管理制度，成为当前三级公立医院的工作重心。中山市人民医院坚持以人民健康为中心，积极探索现代医院管理制度下的医院绩效管理机制，建立与国家公立医院绩效考核标准相适应的绩效考核指标体系。相较于国家绩效考核指标中的医疗质量、运营效率、持续发展、满意度四个考核维度，中山市人民医院建立了质量安全、工作效率、经济运营、学科建设、患者满意度五个绩效考核维度，既符合国家政策导向，又结合医院发展战略，围绕办医方向，凸显社会效益。

DIP

医院绩效管理实践

基于按病种分值付费（DIP）制度的医院绩效管理探索

第三章

绩效评价体系建设

第一节 三级公立医院管理中的绩效管理

一、三级公立医院的管理特征

进入“十三五”的决胜期，在党中央、国务院的坚强领导下，各地区、各相关部门积极推动医药体制改革各项改革事宜，并取得了显著的成效。全民医保体系加快健全，基本医保参保率稳定在95%以上，城乡居民医保制度逐步完善，医疗资源管理和保障水平得到提升，城乡居民基本医疗保障、大病保险、疾病医疗救助等全面推行，同时带动商业健康保险迅速发展。

三级公立医院在持续深化改革下，药品价格稳步下调，医疗服务价格有序上调，既有效控制药品费用持续上升，又保障医务人员实际工作的效益。持续深化城市公立医院改革试点，有序推进改革步伐，促进公立医院管理体制和运行机制不断更新完善，一方面表现在药品供应制度的不断完善，使得药品流通供应链逐步趋近透明化；国家基本药物制度不断完善，医药卫生管理体系持续科学化，同时促进中医药发展，进一步扩大惠民效果。另一方面，日趋完善分级诊疗制度，积极推进优质医疗资源下沉，医教协同深化临床重点人才培养，扩大住院医师规范化培训，不断加强全科医学人才队伍建设，调动医务人员工作积极性。实践证明，医药改革总体思路方针行之有效，推行措施掷地有声，实施成效显著。同时，看病贵、看病难等问题得到明显缓解，群众满意度得到提升，深化医改在国民经济和社会发展中的重要作用日益凸显。

现代医院管理制度是三级公立医院现代化管理改革的重要组成部分，建立现代医院管理制度将全面贯彻党的十九大、十八大和十八届三中、四中、五中、六中全会以及全国卫生与健康大会精神，不忘初心，牢记使命，深入贯彻习近平总书记系列重要讲话精神和治国理政新理念新思想新战略，认真落实党中央、国务院决策部署，统筹推进“五位一体”总体布局，协调推进“四个全面”战略布局，将健康融入所有的国家政策，秉持正确的医疗卫生工作方针指导，坚持走中国特色卫生与健康发展道路。同时，构建强大的公共卫生体系，健全预警响应机制，全面提升防控和救治能力。努力实现社会效益与医疗机构运行效率的有机统一，引领带动公立医院实施民主管理和科学决策，调整办医格局，促进医疗服务供给侧改革，调动医务人员工作积极性的同时提升医疗服务质量，实现医院治理体系和管理能力现代化，为推进“健康中国”建设奠定坚实基础。

现代医院管理制度建设的主要目标为：2020 年，基本形成维护公益性、调动积极性、保障可持续的公立医院运行新机制和决策、执行、监督相互协调、相互制衡、相互促进的治理机制，促进社会办医健康发展，推动各级各类医院管理规范化、精细化、科学化，基本建立权责清晰、管理科学、治理完善、运行高效、监督有力的现代医院管理制度。[①]

按照公立医院改革的概念框架，现代医院管理制度涉及四个方面：一是管理体制，这个管理体制是狭义上的管理体制，指不同政府部门在举办和管理公立医院方面职权的相互关系和组合关系；二是治理机制，具体阐述了政府与医院之间的关系；三是运行机制，具体包括医院内部的组织领导、财务会计、人事薪酬等运营管理机制；四是管理服务，现代医院概念建构基本上是由政府作为公立医院的举办者，其不同于基于社会管理权而建立的制度安排，比如医疗机构执业许可，不属于现代医院管理制度范畴。因此，现代医院管理制度可以认为是公立医院的一种组织形式，或者是制度模式。“十三五”医改规划提出了现代公立医院的五个特征，即权责清晰、管理科学、治理完善、运行高效、监督有力。其管理制度涉及两个层面：一是政府如何治理公立医院；二是公立医院院长如何管理公立医院。两大层级具有两大基本特征：前者为治理有效，在既定的制度环境中，按照医院的功能任务、政府与公众的目标要求，忠诚而高效地管理公立医院，体现五个特征中的权责清晰、治理完善、监督有力；后者是管理科学，公立医院的管理团队运用现代科学管理团队的理念、方法和技术，有效配置与利用公立医院资源，提高公立医院运行绩效，特征中的管理科学、运行高效属于此。

二、公立医院管理中的绩效管理

绩效管理作为现代医院管理的重要内容，也是实现医院战略目标的重要工具。张雅芬认为有效的绩效管理可以客观反映公立医院的经营管理状况及其存在的问题；可以提升医院绩效、挖掘员工工作潜力，提升医院员工工作的积极性和创造性。[②] 郭爱群等认为绩效管理可以改革和创新公立医院的管理水平，进一步提升医院的综合实力和核心竞争力，创造更高的社会效益和经济效益。[③] 总

---

① 魏永．基于大数据视角下公立医院财务管理创新的思考［J］．首席财务官．2020（1）：89－92.

② 张雅芬．公立医院绩效管理的意义及其措施探讨［J］．中国集体经济，2012（9）：196.

③ 郭爱群，李志明．绩效管理与医院核心竞争力［J］．中国卫生经济，2005，24（2）：78－79.

结来看，医院绩效管理意义在于：一方面，通过科学有效的绩效管理办法与应用工具对医院运营管理活动进行信息化建设，提高公立医院运营效率；另一方面，绩效管理作为有力的激励机制，可以调动医护人员的工作积极性，促进学科间良性发展，共同推进医疗事业的发展。但是医院绩效管理涉及诸多层次和因素，是一个相互联系、相互制约的复杂系统，其体系建设需要兼顾多方需求。

绩效管理是指在特定的组织环境中，与特定的组织战略目标相联系，并对员工的绩效进行管理，以期实现组织目标的过程。根据对文献资料和国内外医疗机构绩效管理研究的总结，大致可将绩效管理的建设分为四个方面：第一，设计绩效管理方案。根据组织的整体规划和部门人员的工作动态，建立相应的考核指标，规范员工的行为和准则。第二，实施考核。根据设计好的绩效管理方案对员工的个人工作目标及能力进行考核，客观评价员工的绩效。第三，监督和反馈。在实施考核方案过程中，收集员工对正在实施的绩效方案的反馈建议和意见，根据实际情况以及综合绩效变动情况，客观地调整考核内容，同时，监督实施的具体情况。第四，结果运用。主要包括进行人事决策和培训发展。组织根据绩效评估的结果做出相应的人事决定。组织可根据评估结果确定员工的岗位、薪酬、晋升等。绩效评估结果可以用于确定发展计划，也可以为员工的发展培训提供依据。①

三、公立医院绩效管理的意义

医院绩效管理是指医院管理者利用绩效管理手段提高员工的工作能力与工作业绩以实现医院战略目标的包括绩效规划、绩效评估、绩效反馈与绩效改进等过程的一系列管理活动。② 绩效管理来源于企业，企业本身的发展决定了绩效管理由经济效益来把控，但由于公立医院的所属性质与企业不尽相同，这也就决定了公立医院只能借鉴企业的绩效管理经验，而不能照搬套用。公立医院绩效管理融合了公立医院的公益性特性，同时也需要借鉴企业运营经验。

1. 彰显公益性，体现社会价值

公立医院作为保障人民群众健康、救死扶伤的公益性机构，区别于企业以取得利润最大化为经营目标的性质，在绩效管理考核评价体系建设中，应坚持合规治疗、合理用药、合理收费的办医理念，最大限度地保障患者的就医体验，

① 王淑红，龙立荣. 绩效管理综述［J］. 中外管理导报，2002（9）：40－44.

② 陈万春，曹书杰. 公立医院绩效管理办法与测评指标体系研究［J］. 中国卫生经济，2007（1）：72.

满足各个层次人群的就医需求，保障人民群众基本医疗，充分体现社会效益。

2. 促进学科建设可持续发展

医院的发展离不开学科的建设，不同于企业的发展模式，医院的发展需要时间的积累。因此，公立医院的绩效管理建设不能只着眼于近期的发展，更需要统筹长远的人才储备、梯队建设、科研发展等，只有这样才能推动医院可持续的稳步发展。

3. 充分发挥医务人员主观积极性

医学是知识密集型学科，是一项创造性工作，同时又是须“慎独”的工作，不同人群有不同疾病和不同表现，即使同一疾病，受患者自身的因素以及客观条件的影响，发病表现也不尽相同。因此，患者的治疗就取决于医务人员的医疗技术水平以及道德品质，这就要求绩效管理不能单纯以经济效益激励医务人员，更需要考虑患者的就医满意度，从多角度去激励医务工作人员用心地完成医疗服务。

四、公立医院绩效管理的困境

随着现代医院的经营管理意识不断加强，许多医院都进行了绩效管理的实践，然而在实施过程中却存在大量的问题。有些医院在实施绩效管理时，把绩效管理等同于绩效考核，只是一味进行绩效评价，而忽视了绩效管理循环的其他环节。[①] 医院往往盲目随大流，既没有明确自己的绩效管理目标，也没有建立科学的绩效管理体系。有的医院考核办法比较零散，缺少系统性和科学性。[②] 具体体现如下：

1. 考核指标设置不规范、不科学，忽略国家政策导向

运用科学有效的考核指标来规范医疗行为是一个复杂又困难的工作。医院绩效考核指标设计不符合国家制定的标准，或不符合医院本身的战略规划发展，抑或只作为利益分配和绩效工作的分配方案，都不能有效地运用到实践中。

2. 绩效管理落实存在沟通反馈机制的缺失

绩效考核体系涉及经济效益的分配，关系着每一个工作人员的个人利益。应用在医院的绩效管理建设同样关系着每一个医务人员的切身利益，然而反馈

---

① 尹艳兰，谢玲莉. 关于医院绩效管理的几点新思考［J］. 井冈山医专学报，2007（5）：33－35.

② 陈万春，曹书杰. 公立医院绩效管理办法与测评体系研究［J］. 中国卫生经济，2007（1）：72－74.

机制的缺失将会造成绩效管理方案在落实环节上因沟通不当或反映不及时带来困境，阻碍工作的推进，消耗不必要的人力物力。

3. 现代化信息系统建设不完备

信息系统的建设是评价一个医院现代化进程的重要体现，绩效管理体系实施的有效性、完整性、准确性在很大程度上依赖医疗机构完善的信息系统。医疗活动中的各个环节所形成的数据都需要完善的信息系统来进行系统量采、加工处理、应用分析，最终汇总为医院决策的依据。同时医院运营也需要借助信息化的支持，但现阶段具备完善信息系统的公立医院如凤毛麟角，数据从开采开始就困难重重，而后期处理应用于绩效管理更是难以操作。各部门只能采用上报的汇总数据来评价组织机构的绩效。①

4. 无法形成系统的绩效管理机制

目前国内医院管理所涉及的绩效管理只是初级的，不是系统的、有意识的绩效管理，真正的医院绩效管理需要由医院管理者与医院员工共同完成，然而，目前医院管理人员在制定医院目标与计划的时候很少让具体操作的医务人员参与进来。② 其中存在较明显的问题为医院内部绩效分配范围较小，很多医院内部绩效分配范围实质上只限于临床科室，而对后勤部门、行政部门缺乏内部绩效分配的有效管理方法，使得后勤部门、行政部门对一些内部管理政策执行不力。

五、公立医院绩效管理的建议及对策

国内外许多成功的经验都表明，科学有效的绩效管理能够提高员工的积极性，提升医院的管理水平和竞争力，创造更高的社会效益和经济效益。在新医改不断推进和深入的背景下，我国公立医院越来越迫切地需要由简单的绩效考核向真正的绩效管理进行转变。尽管目前我国公立医院在实施绩效管理的过程中存在诸多的问题，但不可否认的是许多公立医院也取得了优秀成果，积累了许多值得借鉴的经验。

1. 建立完善的指标考核体系

公立医院要建立完善的绩效考核体系，并根据发展规划、组织架构等，在体现公立医院公益性的前提下，一方面要尊重和激发医务人员技术、知识、劳

① 刘旭冉. 浅谈医院绩效管理存在的问题及对策［J］. 管理学家，2014，（9）：143.
② 蔡志明，王涛，王光明，等. 医院绩效评估与绩效管理［J］. 中国医院，2005，9（2）：42－46.

动等要素价值，另一方面要切断医务人员薪酬与服务收费之间的直接联系，使医务人员薪酬与医疗服务的“产出”呈正相关。医疗服务“产出”不仅包括出院病例、手术台次和诊疗项目的数量，还要与医疗质量、工作效率、资源消耗、服务满意度等关键指标挂钩，要体现不同技术难度、风险程度和劳动强度等劳务收入的差异性。绩效考核指标要做到细化、量化，还要体现公平性、公正性、公开性。

2. 建立有效的反馈与沟通机制

公立医院应该建立完善的考核反馈机制，保证绩效考核的结果及时反馈给员工，使员工能够发现工作中存在的问题并及时地加以改正。同时要鼓励员工积极回应反馈的结果，完善自身的发展，提高员工的工作素质和解决问题的能力。

3. 建立科学的考评方法

建立科学的绩效考评方法对提高公立医院绩效管理水平具有重要意义。科学计量劳动者工作量，是任何一个行业分配制度改革的核心和重点，医务人员的劳动对象是患者和生命，劳动产出是一个复杂的体系。如何科学计量医务人员的工作量，不仅是中国医改的难题，也是国际社会医改的难点所在。借鉴国际及国内公立医院绩效改革方面的理论与实践，如能够完整反映医疗服务“产出”的有疾病诊断相关分组（DRGs），设立不同的考评方法。现代医院绩效考核比较常用的方法有平衡计分卡法、作业成本法、360°反馈法、关键绩效指标法等。各医院要针对自身的实际情况选择适合自己的考评方法。

4 采用现代化的信息技术

加强公立医院财务会计管理，强化成本核算与控制，严格执行预算制度，做好设备、器械、物资等使用过程的监管，做好“本量利分析”，定期对医院的资源利用效率和效果进行评估，是绩效分配改革的基本保证。绩效考核指标体系的建立以及绩效目标的制定，离不开完整准确的数据信息。在信息高速发展的时代，医院要想不断提高经营管理水平，创造更好的经济效益，就要全面实施医院信息化建设，利用现代信息技术提高医院的经济效率、服务效率和医疗质量，促进医院经营管理与信息化建设相互衔接、相辅相成。

5. 建设完善的薪酬体系

绩效考核与管理是一项需要不断总结和持续完善的系统工作。对于考核体系、考核机制、考核办法等，要进行动态分析和评价，根据相关政策和管理变化，要不断进行完善。持续改进时，一方面考核办法要体现同工同酬、优劳优酬，同类技术人员之间要公平，不同技术岗位之间分配级差要合理；另一方面考核办法要有实用性和可操作性，能全面、客观、准确地反映科室和医务人员的业绩。管理者通过对绩效考核的结果信息进行整理和分析，对公立医院管理效果进行评估，及时发现不足，制定改进措施，促进医院的可持续发展。

第二节　绩效评价体系的政策导向

一、按病种分值付费制度对医院管理的导向

中山市作为广东省首批医保支付制度改革试点城市，通过多年的探索实践，逐渐形成了以“总额控制、病种分值付费”为主，“人头付费、床日付费、病种限额（定额）付费”为辅的复合式付费机制，并取得一定成果。目前，中山市按病种分值付费的改革经验已在全省推广，着力实现为群众看病“减负提质”的目标。

按病种分值付费制度的核心在于病种分值的确定。通过在地区范围内定期收集医疗数据，确定大部分常见、多发病病种的平均医保费用，并综合考虑各病种的医疗费用比例关系、结合不同诊治方式，最终确定各病种分值。从中山市的改革经验来看，按病种分值付费制度实现了诊疗行为与基金费用的分离，极大地降低了医保基金风险。

按病种分值付费的特征是把各个疾病诊断结果当作各个疾病病种分值单元，病种和费用之间不产生直接关联，而是把分值当作一项疾病病种支付成本单元，实现相关成本的支付。同时这一特征也便于实现总额控制，基金管理方可以根据每一年度的医保基金可分配资金总额进行具体分配。此外，通过建立病种分值动态调整机制，能够进一步确保分值制定的合理与公平。

按病种分值付费制度的实施，离不开各定点医疗机构按照政策导向，积极转变运营理念，不断加强自主管理，同时需要切实提高内部成本控制意识，减少过度医疗、重复检查、重复治疗等情况。

（一）“向质量、技术、成本要效益”

公立医院想要转变运营理念，实现在按病种分值付费制度下运营水平的提升，首要任务就是优化医疗服务模式，从价值管理的角度出发，实现从循证医

学到价值医学的跨越，关注医疗服务提供全过程中的价值产出，将医疗质量与医疗成本的管理结合起来。在按病种分值付费制度下，强化对于医疗价值的理解（价值＝效果/成本），即要认识到在医疗行业中，价值与效益都建立在医疗质量的基础上。保障高水平的医疗质量是医疗服务的核心，通过提高诊疗能力、优化诊疗方案、减少院内感染等手段，一步到位地解决患者需求，成为另一种形式上的成本节约；通过提升医疗技术水平，促进医疗服务优质高效地完成，也间接节省了医疗成本；强化医院内部成本意识，减少不必要的支出，成为直接增加医疗价值与运营效益的必然路径。

在公立医院转变运营理念，强化自主管理的过程中，要进一步正确认识医疗行业中质量、技术与成本之间的辩证关系。从医院可持续发展的角度出发，在促进医院运营效益提升的同时，也要着力平衡经济效益与社会效益的关系，平衡经济效益与学科发展的关系。

一方面要凸显社会效益在医院发展中的重要性，坚持落实公立医院功能定位，维护其公益性，也要利用强化成本控制、促进医疗费用结构合理化等手段，直接促进按病种分值付费制度下医保费用部分带来的经济效益的增长。但是成本控制不代表一味地节省成本，而在于选择性价比最优的药品及材料，以保障医疗服务的质量。同时通过采用高水平的医疗技术，能够有效地促进医院品牌效应的提升，扩大医保病人的覆盖范围，最终实现经济效益的增长。

另一方面，学科发展关系到医院成长过程中核心竞争力的形成。在按病种分值付费制度下，病种分值是根据地区的往年医疗数据而制定，新技术水平的运用或者增加新的诊疗方式，都可能使病种分值不适应某一阶段的实际诊疗费用情况，而针对病种分值的调整存在一个时间差。公立医院在加强自主管理的过程中，就需要根据自身的战略发展目标与功能定位，权衡学科发展与经济效益的发展。归根结底，公立医院需要通过提供更先进的技术和更优质的服务，来实现自身的综合竞争力的提升，打造出一流品牌，从而在医保基金实行总额控制与“相对分值”核算机制下的区域内部，实现更大的医疗服务覆盖半径，争取更多医保份额。

（二）按病种分值付费制度下三级公立医院加强自主管理的具体办法

在三级公立医院具体运营管理过程中，通过完善各项体制机制建设，有利于制度化运营理念，规范诊疗行为，提升医院运营水平，促进医保基金的良性运行。

1. 建立临床路径

临床路径是现代化的医疗管理形式，能够促进医疗服务质量与效益的共同发展。在按病种分值付费方式下，通过开展临床路径工作，可以有效规范就诊行为，减少医疗成本的投放，提升医院整体工作效率。医院根据自身情况，合理选择实施的疾病病种，规范设定病种的临床路径，同时加大对单病种的管理力度，尤其是加强对各项医疗耗材与器械准入与使用的检查，在保证医疗质量的同时，合理控制医疗成本。此外，还可以实现就医流程优化，构建完善的临床系统体系。在总成本管控的环境下，使得临床路径设计更具现代化、合理性和规范性。

2. 加强信息化监管

当前，利用信息化手段提高医院内部监管水平是医院信息化建设的重点目标。加大信息化构建力度，提高医院管理水平，通过构建完善的信息化体系，可以为医院加强内部医保管理提供依据，对病案信息、费用信息、成本管控各方面进行监督。在构建信息化体系的过程中，要重点关注涉及病案的出入院诊断规范、就诊项目名称的完善、付费项目处理、病种付费统计报表的建立等方面。同时要加强对各类不规范甚至违规的行为的自查，如信息缺损、同一疾病重复住院率等问题。

3. 建立成本控制的机制

中山市按病种分值付费制度实行“总额预付”，集中体现了对医疗成本的合理把控与高效利用的要求，其机制在各地对医保支付方式的探索实践中也得到了广泛应用。总额预付原则下，各个定点医疗部门得到的医保基金份额是在当年度社保基金的可分配资金总额内进行分配的，病种分值每分值代表的医保基金数额并非固定。针对同一疾病病种，定点医疗机构消耗参保人员费用相比病种平均费用越多，即病种的成本越高，相对所获得的病种分值、医疗机构实际获得的收益就越低。因为在按病种分值付费制度下，各项病种分值具有相对固定性，意味着医保机构给付到各定点医疗机构的病种费用也相对固定。所以，定点医疗机构要想获取理想的医保基金份额，就要合理控制病种的医疗成本，实现对现有医疗资源的配置效益最大化，形成对医疗成本的宏观把控。

公立医院可以通过建立临床路径，加强精细化管理，建立病种分析路径，尤其是强化对高值耗材以及药品支出的管理，合理控制药占比，并将相关的指标纳入绩效管理体系中，逐步形成完善的成本控制机制。与此同时，提升诊疗技术水平，实现核心技术的领先，既能够增强成本管控的能力，也能够进一步提升医务人员技术劳务服务的附加值，共同降低医保超支风险。

4. 加强病案管理

在按病种分值付费制度下，疾病分类和手术操作编码成为分值确定和费用支付的核心依据，合理的诊断名称是保证编码质量和效率的前提，只有保证诊断名称书写正确合理，才能保障按病种分值付费工作的开展。因此，提升病案首页信息质量，尤其是规范病案诊断的书写显得尤为重要。

通过建立完善的病案管理体系来促进医保工作的管理，公立医院需要借助精准有效的病案管理体系，严格要求相关人员规范书写病案信息，根据国际疾病分类规范书写疾病名称，并由专业的编码员来结合诊断正确选择 ICD 编码。尤其是针对出院诊断的选择，临床相关人员应该综合病患就诊以及住院过程中疾病类型、住院时间等各种因素进行病案书写。在出现多发疾病时，应该选择书写危害性较大、消耗成本较多的疾病，将其作为主要诊断。首先，秉持主要诊断的选择原则，进一步完善病案首页信息；其次，通过构建完善的奖罚机制，提升病案首页信息质量，同时要求出院病历必须根据实际情况进行填写，将其及时归档与上传，保证医疗信息的真实性和精准性。

按病种分值付费制度全面实施以后，医保工作不再只是医院医保管理部门的工作职责，对医保工作的管理需求已经融入医院管理工作的各方各面，进而要求医院职能部门进一步转变管理方式，医院的医保、医务、临床、运营、管理等诸多部门相互合作，形成工作合理、协调规范的医保管理体系，促进医保管理工作的顺利开展。

二、医疗服务价格改革对医院管理的导向

（一）对“收入”“成本”概念的再理解

中山市在实行同步取消药品与医用耗材加成后，公立医院需直接按药品及医用耗材的实际进价收费，此举加快了医疗服务收费的规范化，确保医疗服务费用的公开透明，并以此为突破口，进一步促使公立医院打造忠于职业操守的医务队伍，最大限度地体现医疗服务的公益性。与此同时，取消药品与医用耗材加成的医疗服务价格改革对公立医院的运营管理也提出了新的要求。

改革前公立医院的补偿渠道主要是医疗服务收入、药品加成收入以及财政补助。取消药品及医用耗材加成，进行医疗服务价格的调整，降低了大型医用设备检查项目价格和大部分的检验项目价格，提高了体现医务人员劳动价值的

诊查费、护理费、手术费等。为保障医疗机构的平稳运行，要求落实政府对公立医院基本建设、大型医用设备购置、重点学科发展、住院医师培训、离退休人员费用和政策性补贴等方面的投入责任，对公立医院承担的公共卫生服务任务给予补助，以及加快建立医疗服务价格动态调整机制，进一步提高体现医务人员劳动价值的医疗服务收入，调动广大医务工作者的积极性。更为重要的是，从公立医院加强自身管理角度出发，应积极应对改革带来的在经济运行方面的压力：首先，要建立科学的核算体系，使运营盈亏一目了然，为制定补偿政策提供参考依据，促进对公立医院补偿的及时到位；其次，在稳步推进公立医院破除“以药养医”等逐利机制的背后，不仅药品与医用耗材转变为财务收支核算中的纯成本，根据补偿政策，公立医院还需自我消化因取消加成减少合理收入的10%，面对严峻的形势，亟须通过加强医院精细化管理，提升运营管理水平来保证改革的平稳过渡与医院的长期发展。

根据医疗服务价格调整“四降五升”及突出体现医务人员技术劳务价值的思路，公立医院在加强精细化管理的过程中，要侧重对患者费用结构的分析与成本控制意识的强化。如前所述，加快建立临床路径是规范诊疗行为与合理控制成本的有效途径，其配合精细化的病种分析框架模型，有利于进一步提高成本核算的精准度。同时，取消药品及医用耗材加成直接要求公立医院要建立健全合理用药管理制度，完善耗材管理。在采购流程方面，按照市委及上级部署要求，完善药品集中采购第三方交易模式，实施药品带量采购与医用耗材联合采购，并且探索提升医院在药品、耗材采购方面的议价能力，进一步挤压药品和耗材的价格水分。在药品及耗材的使用方面，建立制度化的监督管理制度，加强对合理用药的点评，实施奖惩制度；强化对耗材准入环节的管理，控制耗材品种与数量，尤其是建立对高值耗材引入到使用的全流程监管与评价机制。

（二）绩效分配体现医务人员技术劳务价值

绩效管理是公立医院实施精细化管理的一种有效方式，通过建立并完善医院的绩效管理制度，可推动医院的发展向自身所确定的战略目标与政策方向稳步前进。绩效方案的制定需结合各自医院的业务发展具体实际，认真执行考核环节，并根据考核的结果进行合理的绩效分配，对调动医务人员的工作积极性有直接激励作用。

取消药品及医用耗材加成，降低大型医用设备检查项目及检验项目价格，提高体现医务人员劳动价值的医疗服务项目价格的改革思路，反映到绩效管理中，不仅需要重新划分收支体系，明确真正体现医务人员劳动价值“医疗服务收入”的范围，并强化药品、耗材等成本的监督与合理控制，还应该细化绩效引导作用，体现重技术与重效率的核心导向，同时把医疗质量、运营效率、持续发展、患者满意度等方面考核目标结合起来，从而避免“大处方”及“大检查”等失范的医疗行为，维护公立医院公益性，也进一步落实按绩按劳分配原则，保障医务人员能够通过提供优质医疗服务来获取应得的报酬。

在中山市医疗服务价格改革的具体过程中，医疗服务价格调整提高了体现医疗技术、医疗风险的手术项目价格，其中一般手术按现行收费标准上调 30%，四级手术按现行收费标准上调 80%。因此，将政策导向与三级公立医院的绩效管理结合起来，在落实多劳多得的工作效率考核、提高工作效率外，可对技术难度大、手术过程复杂、风险度大的各种手术进行专项奖励，引导外科科室提高手术技术水平，从而提升科室整体效益。又比如在诊查费价格调整方面，中山市实行诊查费分级定价，根据医疗机构等级、医师级别和市场需求等因素，对医疗服务制定不同价格，适当拉开三级医院和二级医院价格差距，促进分级诊疗，引导患者合理就医。在绩效管理中，为推进就诊分流，三级公立医院可根据自身业务发展情况，对不同等级职称的医生门诊出诊进行奖励，以及鼓励适当开展特需诊疗服务，制订相关激励方案。

目前，深化医改已经到了突破利益藩篱、涉“险滩”、啃“硬骨头”的攻坚期和深水区，公立医院需提高自身适应性，医院管理的方向要与政策导向密切结合起来，善于利用绩效管理手段，通过不断引导细化管理，优化医院医疗流程，改善医疗服务，强化成本控制，提升医院整体运营水平。

第三节　绩效评价体系的设计思路

在公立医疗机构中，医院与医护人员之间存在着一种利益交换与共享的关系，因而绩效管理是连接医院战略管理与医护人员的纽带，更是激励和管理医护人员的重要方式。绩效管理将按照一定的标准考核与评价医护人员对职务所规定的职责、任务的履行程度，得到一套全面的绩效考核结果。根据考核结果，医院管理者将最终确定医护人员的薪酬及奖金支付的标准、核算方法、发放水平等内容。

我们认为，一套科学的公立医院绩效评价体系应同时满足以下两个条件：一是紧随国家医疗改革的方向，符合国家政策导向要求；二是适应医院自身发展的实际情况，满足医院可持续发展的需求。即既要顺应时代潮流，亦要因地制宜，全面、综合地考虑医疗机构在质量安全、学科建设、工作效率、经济运营、患者就医体验等方面的完成情况，同时使员工个人绩效提升与组织发展战略相一致。这无疑可以充分调动医护人员的工作积极性，亦可有效促进医院绩效水平的提升。

一、国家医疗改革的政策导向

2017 年政府工作报告强调深化医疗、医保、医药联动改革，全面推开公立医院综合改革，全部取消药品加成，破除以药补医机制；进行公立医院医疗价格改革，逐步理顺医疗服务价格；协调推进医疗价格、人事薪酬、药品流通、医保方式改革等。此外，国家对公立医院的管理也提出了新的要求，包括现代医院管理制度、三级公立医院绩效考核等。

（一）医疗保险支付方式改革——按病种分值结算支付方式

2020 年 10 月 14 日，国家医疗保障局办公室印发了《区域点数法总额预算和按病种分值付费试点工作方案的通知》（医保办发〔2020〕45 号），文件中明确“坚持以人民为中心，把点数法和区域总额预算结合，促进医疗资源有效利用，着力保障参保人员基本医疗需求”，计划用 1～2 年的时间在试点区域内实行区域总额预算管理、实现住院病例全覆盖、制定配套的结算方式、打造数据中心、加强配套监管措施、完善协议管理、加强专业技术能力建设等试点内容。

医保支付方式的改革创新是医疗保障管理体系建设和完善的重心和关键，医保支付方式在控制费用、引导医疗行为、发展医疗技术和促进学科建设等方面发挥着重要作用。纵观医保支付的发展历程，最开始实行按项目付费，随着医疗水平的发展和人民需求的增加，医疗行业市场化改革，出现医疗费用增长过快、医保基金支出无法承受的问题。为加强医疗费用结算管理，保证医疗保险基金收支平衡，提高医疗保险基金使用效率，保障参保人的基本医疗，中山市人力资源和社会保障局于 2010 年发布《中山市社会医疗保险医疗费用结算办法》，并于 2010 年 7 月 1 日起施行总量控制下的按病种分值结算方式。

按病种分值付费方式，即将总额控制、点数法和按病种付费三种结算方式相结合，在激励医疗机构间竞争的同时，既起到保持医保基金管理机构持续调整病种分值合理性的作用，又起到控制医疗费用快速增长的作用，引导医疗机构不断提高诊疗水平，提升竞争力，优化工作效率，保障医疗服务有序提供，提高患者就医体验，合理调整病种医疗费用结构。

医保支付体系不断发展和完善，从最初的按项目付费，到以预算为重心的总额预算管理，再到发展为以疾病病种、资源消耗为核心，管理更加精细化的按病种付费，且未来将实现按绩效、价值支付。[①] 为顺应这一趋势，中山市人民医院调整管理理念，重视病种管理，强调价值医疗，引导医务人员在资源有限的情况下，提供最佳的医疗服务，改善服务质量和个人体验，提高健康资源利用率，减少浪费，节约费用，促进医院健康、可持续发展。

（二）医疗服务价格改革——取消药品、医用耗材加成

医疗服务价格改革是公立医院改革的重点内容之一，它体现了医务人员劳动价值和医疗机构服务质量，医疗服务的合理定价有助于规范医疗行为，提高服务质量，保障患者利益，推动公立医院持续发展。2016 年中山市人民政府办公室发布《中山市城市公立医院医疗服务价格改革实施方案》，要求 2016 年 12 月 1 日零时开始取消药品加成（中药饮片除外）、医用耗材加成，降低检验检查项目价格，提高技术劳务性项目价格，引导医疗机构降低药品材料以及检验检查收入占比，提高技术性收入占比，体现医务人员劳动价值。

财政补贴、药品加成补贴和服务收费补贴是公立医院传统的三大收入渠道，[②] 但中山市实施医疗服务价格调整政策之后，公立医院补偿转变为政府补助和服务收费两个渠道，这无疑增加了公立医院财务方面的压力，因此，中山市人民医院对科室收支核算体系进行改革，取消双重核算，直接体现医疗收入的分配情况，明确药品以及医用耗材作为科室支出，体现医务人员劳动价值。

（三）建立现代医院管理制度

现代医院管理制度作为基本医疗卫生制度的关键制度安排，是中国特色基本医疗卫生制度的重要组成部分，2017 年国务院办公厅印发的《关于建立现代医院管理制度的指导意见》明确指出“将政府、举办主体对医院的绩效考核落实到科室和医务人员，对不同岗位、不同职级医务人员实行分类考核。建立健全绩效考核指标体系，围绕办院方向、社会效益、医疗服务、经济管理、人才培养培训、可持续发展等方面，突出岗位职责履行、工作量、服务质量、行为规范、医疗质量安全、医疗费用控制、医德医风和患者满意度等指标。将考核结果与医务人员岗位聘用、职称晋升、个人薪酬挂钩”。

---

① 占伊扬. 改革和完善病种付费方式利于实现三方共赢［J］. 中国医疗保险，2018（12）：44.

② 訾春艳，冯庆敏，方鹏骞，等. “三医联动”下公立医院医疗服务价格改革分析与对策［J］. 中国医院管理，2018（11）：4－6.

对此，中山市人民医院开展分类考核，将临床科室分为内科系统、外科系统、急诊系统、重症麻醉系统、门诊系统、医技系统，并针对科室性质特点不同，确定各医疗系统的考核重点。除此之外，中山市人民医院还进行全面多角度考核，重点突出关键医疗指标考核，通过学科建设、质量安全、工作效率、经济运营、患者满意度这五个维度对科室综合考核，并针对医院长期发展战略目标和不同时期的管理方向设立专项考核内容，重点对药品、卫生材料、危重病人救治、疑难病症诊治等方面进行专项考核。将考核成绩与薪酬挂钩，考核结果决定医务人员的变动薪酬，兼顾公平，既能体现个人价值、岗位价值和科室目标，也能提高医务人员工作积极性、主动性，提升职业使命感。

（四）实施国家三级公立医院绩效考核

实施公立医院绩效考核是公立医院改革和现代医院管理制度的重要内容，公立医院绩效的考核是检验公立医院改革发展成效的重要标尺。[①] 2019 年国务院办公厅印发《关于加强三级公立医院绩效考核工作的意见》，文件中提出："坚持公益性，调动积极性，引导三级公立医院进一步落实功能定位，提高医疗服务质量和效率，推进分级诊疗制度建设，为人民群众提供高质量的医疗服务。"

中山市人民医院依据新政策梳理内部绩效考核体系，健全完善绩效考核制度。绩效评价体系更加重视公益导向，对质量与安全、合理用药、医院服务流程、医院学科建设、医院病种难度、医疗服务整体技术等进行科学考核，使绩效评价体系更为全面、精细、科学，引导医务人员用最短的时间、最少的费用治好病，提高质量，保障质量，节约成本。

二、医院实现全面可持续发展的战略导向

在医药卫生体制改革的背景下，医院可以通过优化医疗质量、发展医疗技术、提升医疗效率、保障经济运营这四个方面实现可持续发展。

1. 医疗质量优化

医疗质量是医院现代化管理的核心内容，是医院生存与发展的生命线。随着时代的发展，医疗质量的内涵越来越丰富，它不再局限于诊疗质量，而是扩展为医院的服务质量，医疗质量不仅强调及时、有效、安全的医疗服务，而且

---

① 中华人民共和国国务院新闻办公室. 国新解读国务院政策例行吹风会 [EB/OL].（2019－01－30）[2019－05－29]. http://www.scio.gov.cn/ztk/38650/39805/index.htm.

还强调患者的满意度、医疗工作效率、医疗技术经济效果以及医疗系统性等多个方面。① 医疗质量综合体现了医疗技术、管理方法、服务质量及经济效益等方面。②

医疗质量管理是医院的日常工作，加强医疗质量管理，能够规范医疗服务行为，保障医疗安全，提升竞争力，促进医院的发展。中山市人民医院通过医院质量管理系统，对医疗质量数据进行科学、全面、准确、及时的掌握，对医疗质量进行持续的监测与分析，及时发现医疗服务风险，快速应对医疗质量问题，减少不良事件和医疗纠纷的发生，使医院管理转变为主动预防、精细化管理，促进医院健康发展。

2. 医疗技术发展

医院的发展过程中，良好的口碑除了体现在较好的服务质量，还体现在较高的医疗技术水平。医疗技术是医院生存与发展的基础，在医院医疗技术的发展过程中，急危重症救治水平的提高和新技术的应用对医院的可持续发展有着十分重要的意义。

发展急危重症技术和开发新技术是医院提高医疗水平的重要方向，中山市人民医院在重点学科、学术地位、人才梯队等三方面设置绩效评价指标；此外，更加注重体现诊疗风险难度，向疑难急危重症诊治倾斜，探索细化病种难度和手术难度的评价方法；引导学科建设，避免科室拒收重症医保亏损病人，如引入 DRGs 评价，根据医疗费用越高消耗的资源越多，病情相对越严重的总体思路，综合反映各 DRG 组的疾病严重程度和资源消耗情况。

3. 医疗效率提升

当前三级公立医院诊疗服务功能定位是主要提供急危重症和疑难复杂疾病的诊疗服务，并不断改善运行管理质量和提升运行管理效率。③ 虽然基层首诊、分级诊疗和双向转诊等就医制度在逐步建立和完善，但是对于破除当前倒三角服务体系的医疗资源配置效率的机制还在探索中。④ 目前，三级公立医院仍是各类医疗服务提供的主体，承担着较大比重的服务供给。

---

① 沈吉，卢海源，王烈. 医院质量指标管理系统的研究与实践 [J]. 江苏卫生事业管理，2019，30 (1)：46 -49.

② 翟志斌，曹晓均. 基于商业智能的医疗质量管理系统建设与应用 [J]. 中国数字医学，2016，11 (7)：71 -73.

③ 胡红岩，曹红梅，张燕如，等. 基于 DEA - Tobit 模型的江苏省三级医院运行效率研究 [J]. 江苏卫生事业管理，2019，30 (1)：1 -4.

④ 杨坚，谢添，金晶，等. 我国各省分级诊疗政策分析 [J]. 中国卫生经济，2016，35 (1)：14 -17.

为在医疗资源有限和患者就医需求扩大的环境下持续发展，更高效率地实现医疗和诊断行为显得十分重要。中山市人民医院以管理和技术为突破口，更加注重诊疗模式创新，通过绩效考核和分配的倾斜，积极鼓励开展日间手术、专科门诊、特需门诊和多学科综合诊疗（multi-discipinary team，MDT），同时也更加注重医院信息化发展，促进电子病历和临床路径管理的开发与利用，不断提升医院的综合运行效率与资源利用率，优化产出效果。

4. 经济运营保障

医疗服务价格改革之后，公立医院补偿由服务收费、药品加成收入和政府补助三个渠道改为服务收费和政府补助两个渠道，收入模式和收入策略发生了变化，[①] 对公立医院的发展产生较大的压力，如果公立医院无法获得更多的政府补贴和价格补贴，就易导致收支失衡和运营困难的情况，难以实现稳健的运作和长远的发展。

为实现医院自身的良性运作和持续发展，中山市人民医院从多方面考虑，

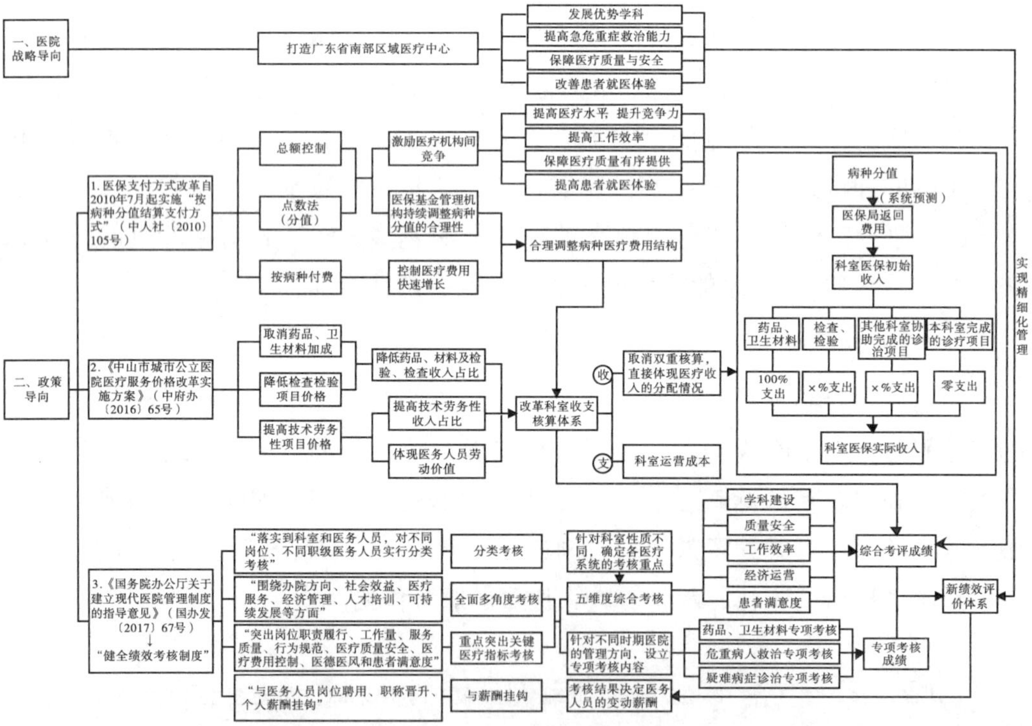

图 3－1 中山市人民医院基于按病种分值付费制度的医院绩效管理方案设计框架

① 巫志剑. 新医改背景下公立医院经济运营分析探讨［J］. 现代经济信息，2018（22）：62.

加强医院经济运营管理，合理优化医院经济运营模式，调整内部机构设置，合理控制医疗费用，提高资金使用率，将药占比、医用耗材占比等作为绩效评价体系中的核心考核指标，努力调动医务人员工作积极性，增强医院竞争力，提升医院社会效益和经济效益，保障医院良好运营。

三、全面多维度绩效评价指标体系的建立

（一）绩效评价体系设计的中心思想

（1）坚持“以病人为中心”的核心理念，最大程度地满足患者就医需求。

（2）确保医疗安全、提升医疗服务质量、提高医疗技术水平。

（3）努力激发全体职工工作的主观能动性，挖掘科室潜力，提高运行效率。

（4）围绕医药卫生体制改革重点，切合医药卫生体制改革的方向。

（5）提升医院社会效益和经济效益，切实促进医院全面、快速、可持续发展。

（二）绩效评价体系设计的基本原则

（1）坚持按绩按劳分配，以重技术、重实效、重贡献为导向，向业绩优、贡献大、效率高、风险高和工作量大的临床一线科室倾斜。

（2）规范医院的各项收入与支出的划分，严格控制成本费用。

（3）建立以经济效益和社会效益为主要内容的绩效评价体系，评价结果直接与每月效益工资挂钩。

（三）绩效评价体系的对象设计

根据临床科室和医技科室的工作特性、工作难点、工作流程，中山市人民医院将临床科室分为六大医疗系统——内科系统、外科系统、急诊系统、重症麻醉系统、门诊系统、医技系统，并以此作为医院绩效评价体系的评价对象。

（四）绩效评价体系的指标设计

结合政策导向和医院的可持续发展，中山市人民医院借鉴平衡计分卡和关键绩效指标等先进绩效管理方法和核心理念，设立综合考评分，标准分为1 000分，且每月对其进行评价、考核和反馈。同时，中山市人民医院的绩效评价体系符合《国务院办公厅关于加强三级公立医院绩效考核工作的意见》对医院的

绩效考核要求。考核维度与考核指标与国家政策文件要求相符，如考核维度的设置见表 3－1。

表 3－1 国家绩效考核维度与中山市人民医院内部绩效考核维度对应表

国家绩效考核维度	中山市人民医院绩效考核维度
医疗质量	质量安全
运营效率	工作效率、经济运营
持续发展	学科建设
满意度评价	患者满意度

中山市人民医院绩效评价体系涵盖五大考评维度，分别是学科建设、质量安全、工作效率、经济运营与患者满意度。在这五大考评维度中，将医院的愿景与发展战略转化为临床以及科室在各维度中的一系列具体目标，设置相应考核指标，突出考核重点，并根据六个不同医疗系统的性质特点、人员类别等，选取具有代表性的指标进行考核，并且每个指标都确定考核办法和得分标准。

另外，平衡定量和定性、财务指标和非财务指标、长期目标和短期目标，用医院服务流程、患者满意度等相关的非财务指标来衡量医院、科室绩效，使医院绩效评价体系更加具有全面性、科学性、导向性。[①]

第四节　临床系统绩效评价体系建设

一、全面发展——设立综合考评分体系

绩效评价体系建设不仅需要对医院和科室当下的运营进行评价，更应该以医院的战略目标为导向，从更为完整的体系和更为实际的层面出发，设计出全面的绩效评价指标体系；从战略的视角构建医院绩效评价体系，是医院改善绩效管理的重要参考，也有助于医院战略目标的实现，为医院的可持续、健康的发展奠定坚实的基础。基于此，中山市人民医院管理者运用关键绩效指标法，采取平衡计分卡形式构建了医院绩效评价体系。

① 万超瑾. 运用平衡计分卡实现医院绩效管理［J］. 中国医疗设备. 2011，26（12）：69－70，68.

（一）构建原则

1. 公益导向原则

《国务院办公厅关于加强三级公立医院绩效考核工作的意见》要求公立医院必须在坚持公益性的前提下进行内部运行机制改革，完善绩效考核与分配制度，激发医院内部活力，形成良性运行机制，促进医院科学发展。因此，中山市人民医院在构建绩效评价体系过程中始终围绕公益性这一主要属性，改变医院的收入分配模式，提升医疗技术水平和服务质量，从而提高社会效益。

2. 激励导向原则

绩效评价体系指标作为医院战略发展的指挥棒，可以有效规范和引导医务人员完成医院现阶段的主要目标，而且绩效评价体系具有一定的前瞻性，使科室在完成岗位职责、工作业绩的同时更加注重业务内涵、鼓励人才创新创造、发展学科优势。

3. 科学导向原则

中山市人民医院借助国内外先进的管理理念和经验，并且结合医院的实际情况，建立能体现该院学科特色和战略要求的绩效指标体系，既考虑体系的系统性和全面性，也兼顾指标设置的结构性和层次感，使指标不再单纯体现在经济效益方面，而是同时与教学科研、医德医风、医疗质量、成本控制、患者体验等多因素挂钩。

4. SMART 原则

绩效评价体系的构建遵循 SMART 原则，即具体化（specific）、可测量（measurable）、可实现（attainable）、相关性（relevant）、时效性（time-based），这既可让管理者制定清晰、准确的考核目标和考核标准，还可以促进员工更加高效地工作，使绩效考核更加科学、规范，保证考核的公开、公正与公平。

（二）指标确立

将临床科室的考核维度分为学科建设、工作效率、质量安全、经济运营和患者满意度五大维度，在五大维度细分相关的二级指标（见图 3 - 2），并按照统一的评价标准及规定的工作程序，对临床科室某一时段的工作业绩通过定量、定性的对比考核，做出客观、准确、公正的科学评价，进而引导科室全面、健康发展。

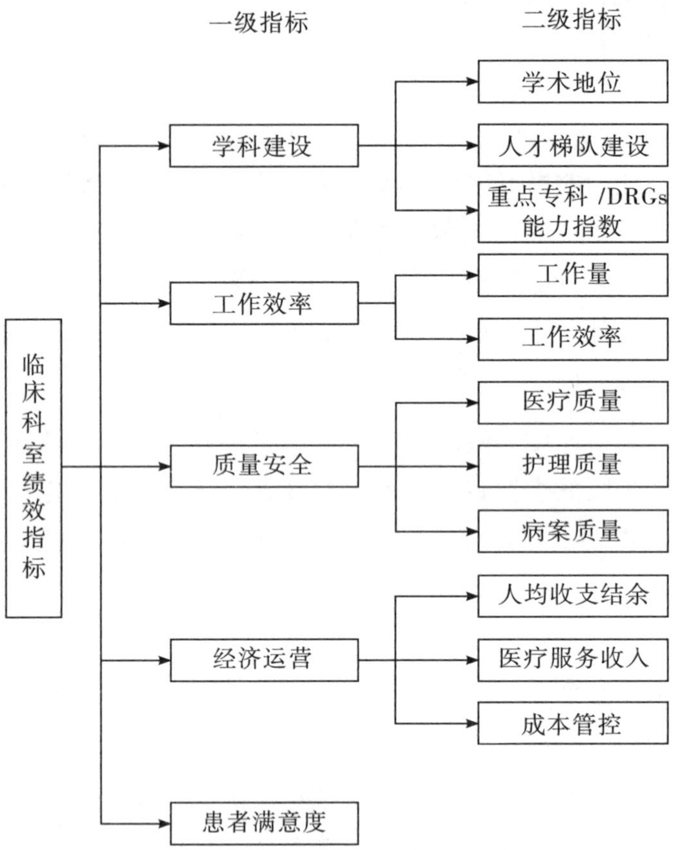

图 3－2　中山市人民医院临床科室绩效指标分解图

1. *考核组织机构*

（1）医院成立绩效考核领导小组和工作小组。

由医院领导班子成员组成绩效考核领导小组，同时设立运营管理部为主要负责部门，医务科、质控办、人力资源部、护理部、院感科、病案室等职能科室组成的绩效考核工作小组。

（2）考核小组职责。

考核工作小组负责本职能部门所管辖业务方面的临床、医技科室考核标准的建立和每月一次对临床、医技科室绩效指标的评价和记录，运营管理部负责统筹后核算效益工资。

①学术地位、重点专科/DRGs 能力指数：主要由业务主管院领导会同医教部考核，由科教科负责组织；

②人力梯队建设：主要由业务主管院领导会同人力资源部考核；

③工作效率指标：主要由业务主管院领导会同运营管理部、信息中心考核，由统计室负责组织；

④医疗质量：主要由业务主管院领导会同医教部、院感科考核，由医务科、院感科、质控办负责组织；

⑤护理质量：主要由业务主管院领导会同护理部考核；

⑥经济指标：主要由业务主管院领导会同运营管理部考核，由经济核算部负责组织；

⑦患者满意度调查：主要由业务主管院领导会同质控办考核，由第三方满意度调查公司负责组织。

2. 学科建设

学科建设是医院发展战略中的重要部署方向，尤其对地级市三甲医院的生存和发展而言更担任着举足轻重的角色，在既有高水平的省属医院、高等院校附属医院亟待追赶，又有突飞猛进的县级医院不断赶超的竞争环境下，如何利用绩效评价体系深入推动医院专科建设，发展优势学科，加强学科群联动是医院快速、健康、可持续发展的关键所在。

因此，学科建设作为中山市人民医院绩效评价体系的维度之一，旨在促进科室提升专科能力，完善人才梯队培养，提高专科知名度和品牌影响力。实际操作中，采用了可量化的指标如 DRGs 组数、CMI 值、RW 值、时间/费用消耗指数和 DRGs 风险组等衡量专科能力水平；考核科室医护人员的硕博比例、职称架构来衡量科室的人才梯队建设；考核科室医护人员在国家、省、市等专业技术委员会的学术任职和各大杂志的编委任职情况来衡量科室对外交流能力和学术影响力。

3. 工作效率

中山市人民医院作为中山市最大的三甲医院，服务人口约326万，随着经济的迅速发展、科技的进步和人民医疗观念的改变，三级医院就诊患者数、服务量等均逐年大幅增长。这种日益攀升的服务需求与相对有限的医疗资源之间的矛盾，促使医院管理者不断思考如何提高工作效率，最大化地利用卫生资源，为患者提供高效率、高质量的医疗服务。因此，中山市人民医院研究各临床科室的发展重点和瓶颈，设立特色效率指标纳入绩效评价体系，引导每个临床专科在效率管理上提升积极性。

一方面，医院引入 DRGs 评价体系，考核临床科室时间消耗指数、费用消耗指数，引导科室与省内同级医院比较，提升效率、减少患者经济负担。另一方面，采用统一考核与分类考核相结合，对大内科、大外科、重症监护室等系统制订相对统一的效率考评项目：

①不同的大类系统采用不同的特色指标，如大外科系统加入手术量的考核，重症监护室加入监护设备仪器使用情况的考核。

②服务量指标均采取总量与科室历史数据进行纵向比较，如出院人次；采用“总量”指标充分考虑到体现科室整体的工作量，排除因人员变动所带来的干扰；同时，指标与历史数据纵向比较，避免了横向比较时不同专科、不同病种的影响。纵向比较是评价科室在各项服务上是否取得进步的重要标准，对科室持续改进服务效率起到正向激励的作用。

③病床使用情况指标采取科室统一核算的方式，如床位使用率、病床周转次数和平均住院天数等，反映病床的负荷情况和运转效率，并能运用指标考核结果合理调配医院床位资源。

4. 质量安全

为了完善医院质量保障和持续改进体系，促使医院质量管理科学化、规范化、标准化，中山市人民医院研究和建立了一套既顺应国家政策又符合医院发展战略要求的质量安全评价体系，并纳入绩效考评当中，旨在从评优奖惩到主动改进质量工作进行全程的跟踪，敦促科室落实质量控制，提高医疗效益。

在质量安全指标的设计上，遵循了中国医疗质量指标体系（Chinese medical quality indicator system，CHQIS）的三个筛选标准：

①重要性：临床意义上，指标反映了医疗质量的重要问题；政策导向上，指标反映了政府、社会所关注的问题；干预敏感性，指标与医疗服务直接相关，改善医疗服务能正面激励该指标的改善。

②科学性：指标涵盖住院死亡相关、非计划重返相关、不良事件相关等多个维度，客观、准确地反映医院的质量安全情况。

③可行性：指标具有普遍的统计意义，使各科之间的横向比较和时间上的纵向比较都能实现，且通过电子系统抓取信息，数据容易采集，计算过程简单合理，利于医院掌握和操作。

在质量安全指标的内容上，参考了国际医疗质量指标体系（international quality indicators project，IQIP），并根据不同临床专科的属性，设计出与各专科发展契合的通用指标和特色指标。通用指标如病案管理和院内感染，是所有临床科室都适合运用的指标；特色指标则根据科室属性不同，分为与重症监护室相关的指标（如APACHEⅡ评分完成率、APACHEⅡ≥15分收治率），与外科科室相关的指标（如手术等待时长、预防性使用抗菌药物），与儿科相关的指标

（如新生儿死亡率），与门诊系列相关的指标（如门诊预约率）等。综合所有指标，大致可分为三类：第一类直接反映医疗结果和患者安全，如住院死亡率、手术部位感染率、压疮发生率；第二类是经研究证实与医疗结果高度相关的治疗或护理等服务，如抗菌药物使用强度和使用率、非计划重返重症监护室发生率；第三类侧重反映患者利益，如重症监护室中镇静和止痛药物使用率。

中山市人民医院通过对医疗质量进行评价和考核，引导临床科室重视各项质量核心制度的落实，为不断提高医疗质量管理而努力，确保患者安全及医疗质量的持续改进。

5. 经济运营

在社会经济快速发展的当前阶段，医疗保障和管理体系得到了进一步改革，现代医院的运营模式也从以往的粗放型转换为精细化。新医改政策背景下，财政补助弱化，药品耗材零加成等政策的实施，使得医疗市场竞争日益激烈。在医院经营期间，新医改政策带来的诸多改变，均对医院经济运营提出了严格的要求，因此，构建一套完整、全面的科室经济运营指标体系，加大对经济运营管理的力度，调整收入结构，提高科室收入的“含金量”，对进一步提高科室的经济运营效率和医疗服务水平，促进科室健康、可持续发展，具有十分重要的现实意义，只有这样，才可以整体增强医院竞争实力，促使医院稳定运行。

在经济运营维度的关键指标筛选上，中山市人民医院根据临床科室经济运营的实质内容，结合资产配置、工作效能、成本控制等因素，将指标分成三类评价考核内容：收益能力指标、运营能力指标和成本控制指标。收益能力指标以人均收支结余考核，运营能力指标以医疗服务收入增长率考核，成本控制指标以每百元医疗收入不计价卫生材料和日用品考核。

如何在经济指标的统计口径上体现“药品和卫生耗材取消加成”这一政策导向，是绩效体系中经济运营维度的重点工作，中山市人民医院通过调整收入、支出核算体系，引导医护人员了解医保支付方式调整的根本内容，转变运营的思维方式。

（1）收入核算。

在过往的绩效考核体系中，为体现各科室对诊疗项目的贡献，收入核算实行的是按项目核算与双重核算相结合的办法，将一笔医疗费用同时计入申请科室和执行科室，这种核算方式既可以同时体现不同科室的劳动付出，也在操作上较为便捷，但该核算方法会使科室账面数据虚高，且无法追踪收入在各科室中的真正划分比例是否合理，不利于还原各科室运营的真实情况。此外，基于RBRVS（resource-based relatived value scale，即以资源消耗为基础的相对价值）

的按项目付费制度及相应的核算办法，会引导科室趋利而开展过度的诊疗，进一步导致过度医疗。

在现有的按病种分值付费制度下，中山市人民医院决定取消按项目核算及双重计费的经济核算模式，明确各项诊疗项目费用在申请科室与执行科室之间的分配比例，同时融入总额预付的核算思维，以病种分值估算该病种的医保收入，结合诊疗项目执行情况（申请科室、执行科室、划分比例）、药品及卫生材料使用情况等，综合核算科室实际收入。这一模式既体现了参与科室的劳动价值，也保证了全院总额的准确。而且，目前的收入核算方式与医保政策的思想是统一的，每个病种的医保费用是相对固定的，而收入按比例在科室分摊，他科执行的项目会按比例支付给执行科室，即占用本科室的医保费用额度，以此可促使科室节约成本，避免过度诊疗。

（2）支出核算。

在医保基金按单病种偿付的模式下，随着新医改药品和卫生耗材零差价的实施，科室的支出除了水电能耗、固定资产折旧、人力成本等传统的支出项目以外，药品和耗材也被定义为成本。同时，为了体现医护人员的劳动价值，科室需要按既定的比例向他科支付由对方执行的诊疗项目付费，因此本科执行的项目可视作收入，邀请他科帮忙执行的项目可视作支出，此举可引导科室调整费用结构，节省药耗支出，增加医疗收入的“含金量”，同时可促使科室合理诊疗，避免“大处方、大检查”等过度医疗的现象。该收支核算体系在医保按病种分值付费制度的模式下，能够切实引导科室理解医保支付制度，调整诊疗方式。

表 3-2　中山市人民医院某科室收支核算体系

科室	收入	支出	收支结余
某临床科室	①按病种分值测算的医保局返回费用 ②医保病人自费部分 ③自费病人项目费用 ④本科室执行他科项目应得费用	①药品及卫生材料（含计价及不计价） ②日用品 ③设备及房屋折旧 ④固定人力成本 ⑤其他科室执行本科项目应付费用 ⑥科室其他运营成本	收入－支出

6. 患者满意度

公立医院要回归公益性，必须贯彻落实“以患者为中心”的服务理念，而患者满意是医疗服务的现实目标和最终要求，是检验医疗服务质量的试金石。通过考核临床科室的患者满意度，提升医护人员的服务意识和服务水平，改进服务质量，以优质的医疗技术和服务技能赢得患者的信任和满意，也成为医院提升竞争力的重要抓手之一。

患者满意度是一个复杂的多维度的概念，满意度中的体验元素包括生理维度的根治、心理维度的安全感、社会维度的被关爱感、自我存在维度的合作感。医院管理者只有充分理解患者满意度中的各个维度，才有助于全面有效地测量和评估医疗服务质量。中山市人民医院在调查患者满意度时充分考虑了患者体验的各个维度，并且参考国内外满意度调研模式，设计出符合该院特色的患者满意度调查问卷：针对生理维度上的根治，调研患者对治疗过程中的体验和治疗效果的看法；针对心理维度的安全感，调研患者对医生和护理人员的信心；针对社会维度的被关注感，调研医患沟通的情况和医护人员的服务态度；针对自我存在维度的合作感，调研患者对疾病相关和治疗相关的认识以及医护人员在相关知识的告知和宣教。除此之外，问卷还调研患者对病区环境、就诊流程等多方面客观因素，力求全面且细致地关注患者的真实感受。调查样本的选取也尽可能地丰富，从患者身份分别覆盖门诊、住院患者，时效维度上覆盖住院患者调研和出院后患者回访，并且以电话、短信和现场调研等多种形式结合。

为了保证满意度调查工作的有效展开，中山市人民医院选取第三方满意度调查公司来执行问卷的调研，第三方公司一方面可以避免院内部门执行时做“老好人”的现象，保证调查数据的真实性和客观性，另一方面可以专业地分析满意度调查的形势，并且可根据实际情况及时与中山市人民医院沟通，调整调查形式和内容。

二、平衡之道——设立专项考核指标体系

通过五个维度的综合考评分评价科室绩效运营，存在部分兼顾不到的问题，例如医护技的风险程度、不同属性的专科的工作强度等。因此，中山市人民医院为了更好地体现医护技的劳务价值和工作风险，在综合考评分体系之外另设置专项奖励与扣罚。

在科室实际诊疗活动中，部分危急重症或疑难手术的患者会超出科室运营要求，此类患者往往住院时间长、医疗资源消耗大，从而导致医保亏损严重，在综合考评分评价体系里会给各项效率和效益指标“拖后腿”。然而，此类病例也是医院顶尖诊疗技术的体现，是医院展示核心竞争力的重要途径。因此，为

了体现这部分工作的难度和风险，同时激励医务人员提升诊疗能力，促进技术和学科发展，医院专门设置了专项奖励，使绩效考评作为一项有力的工具，灵活推进医院向既定目标发展。

根据医院不同时期的发展重点，对四级手术、药占比、百元医疗收入消耗卫生材料、病案质量、DRGs 评价［包括病例权重（RW 值）、CMI 值、DRG 组数］等专项进行考核，专项考核中引入重症相关指标弥补了按病种分值付费不能客观体现疑难重症救治的医务人员劳动付出的弊端。通过专项考核引导临床科室积极收治疑难重症病例，并与薪酬直接挂钩，有利于强化并实现三级公立医院的功能定位。

专项奖励如“急危重症和疑难复杂疾病诊疗专项绩效”，是医院旨在引导临床科室收治疑难重症患者而设立的一项专项奖励，根据每一位患者的病例权重，结合每 RW 值的奖励标准核算科室奖励金额。其中，RW 值越高，每 RW 奖励的标准金额越高，可引导科室收治急危重症和疑难复杂疾病患者，提高诊疗技术。为避免科室顾忌重症患者医保亏损带来的影响，针对转科患者，只要在科室住院天数达到 3 天或以上的，科室均可获得该患者的此项奖励。

纳入专项奖励的也有符合医院发展导向的、为医院效益作出突出贡献的项目，如特诊效益奖励、日间手术奖励等。设置专项奖扣项目的宗旨主要是引导医务人员高度重视医院当前发展的核心要求，协助医院完成药占比、材料占比、病案质量等任务指标。总体来说，专项奖励和扣罚是为了平衡综合考评分评价体系的不足部分，并且通过直接对效益工资的奖扣，无须多方转化，更能简单、直接地达到医院的引导效果，是医院充分发挥绩效指挥棒导向作用的重要手段。

三、薪酬分配

医院薪酬分配主要包括基本工资和绩效工资两个部分。基本工资由岗位工资、薪级工资以及津贴补贴等组成，主要与员工的岗级、工龄、学历、工作岗位有关，属于薪酬中相对固定的部分。绩效工资分为基础性绩效工资和奖励性绩效工资两个部分，其中，基础性绩效工资每月由医院按个人岗级情况核算至个人；奖励性绩效工资按医疗系统、护理系统、医技系统、职能系统四大系统独立考评和核算，医疗系统每月按综合考评及专项考评结果，由医院实行院、科两级核算，再由科主任主持科室内部进行二次分配到个人。

（一）基础性绩效工资

薪酬的确定要与员工的岗位相匹配，需要将员工的岗位职责和所要承担的责任用薪酬的方式体现出来，以确保分配的公平性。中山市人民医院对不同类别的岗位进行分类管理，引入岗位级别系数激励员工实现自我需求，① 根据在医疗服务过程中不同的劳动技术特征、价值贡献等要素，将医院岗位分为高级管理岗位、医师岗位、护士岗位、药师岗位、技师岗位、职能岗位、科研岗位、教学岗位和工勤辅助岗位 9 大类别，每一类别具体分为 12 层级（高级管理岗位分为 3 级），根据员工个人职称、工作年限、专业技术要求等，设定级别评定标准，并以此为依据确定员工岗位等级。基础性绩效工资是以全院各类别人员的岗位等级（系数）为依据核算到个人的，该部分绩效工资由医院负责核算及发放至个人。

（二）奖励性绩效工资

前文提及医院的奖励性绩效工资由综合考评结果及专项考核结果共同决定。奖励性绩效工资与专科核算当月的运营情况密切相关，以考核指标的考评情况为基础进行薪酬分配，能促使医务人员关注科室业务发展，努力提升工作业绩和专业能力，如学科建设要关注、质量安全须时刻做好、尽量提高工作效率及优化科室经济运营，同时改善患者就医的体验等。绩效工资按月结合考评结果核算，缩短评价结果在绩效工资上的体现时间间隔，一方面，有助于加快医务人员对工作情况及绩效工资之间联系的感知，可以迅速调整工作状态及工作方法，帮助医院更好地运营；另一方面，一套员工认可的评价机制可更科学合理地体现工作量、工作风险及专业程度，有助于提升员工对薪酬的满意度，增强员工的获得感，更有利于吸引优秀人才，防止优秀医务人员流失，保障医院的可持续发展。

1．*综合考评分奖励性绩效工资*

绩效薪酬须充分体现医务人员的劳动、知识、技术等方面的价值，根据医务人员劳动技术价值，增强医务人员工作积极性，引导医务人员从一味追求提升服务量转向兼顾医疗服务相关的多个维度，② 不断提高医疗服务水平。

---

① 陈卫琴，顾琴华，王之洁．公立医院绩效薪酬分配体系改革探讨［J］．智慧健康，2018，4（1）：3－4．

② 李建军，雷志勤，苗豫东．新形势下公立医院绩效薪酬制度改革探讨［J］．中州学刊，2018（3）：78－81．

根据中山市人民医院五维度的绩效评价体系，每月由各个职能部门对临床科室进行考核，综合得出各临床科室的综合考评分（标准分为1 000分），医院根据考评分系统核算原则，在医疗系统的奖励性绩效工资总额内，按各科室的综合考评分的实际得分、核算人员数量、人员类别分数等指标，核算出该科室当月可用于二次分配的综合考评分部分的绩效工资。

2. 专项考核奖励性绩效工资

在医疗系统绩效工资总额内，中山市人民医院根据不同发展时期的管理重心对内置的综合考评分奖励性绩效工资、专项考核奖励性绩效工资的额度进行动态调整，协助医院实现绩效工资管理效能最大化。各项专项考核项目的奖励与扣罚标准虽为动态调整，但该部分奖励性绩效工资核算方法相对直接，对科室乃至医务人员的绩效工资影响更为明显、直接，有助于医院在对某些需迫切优化的地方重点管理，在相对较短的时间内达到管理目标。

如药占比及百元医疗收入卫生材料消耗的专项考核，在综合考评分中其实已有所体现，主要方法是将药品、卫生材料作为科室的支出，继而核算科室收支结余及人均收支结余，再根据收益能力指标核算办法转化成经济运营维度得分后，按五维度综合考评分结果获得奖励性效益工资。虽然该方法避免了业务收入与绩效工资直接挂钩，但医院为了在药品及卫生材料的管控上更为直接，决定设立药占比、百元医疗收入卫生材料消耗两个专项考核指标，考核结果直接与科室绩效工资挂钩，有效凸显了这两项指标在医院目前的管理工作中的重点地位，有效引起了医务人员的重视，根据管理效果动态调整考核及奖扣标准，实现了较好的管控效果。除此以外，中山市人民医院专项考核的内容还包括重症病例奖励、住院部专家门诊奖励、儿科夜间特需门诊奖励、四级手术奖励等，这些专项考核指标的设立让科室、医务人员更直接地体会到医院的发展方向与发展战略，以及该院作为三级公立医院的定位，同时可以作为综合考评分在专项管理上的有效补充。

通过专项奖励与扣罚，能够更加强调收治病种的技术难度、风险程度，引导科室收治疑难急危重症病人，减少常见病、慢性病、多发病的收治，提升救治急危重症能力，开展高难度手术，引导医务人员有效控制药品和医用耗材成本，用最短的时间、最少的费用治好病，促进医院不断提高诊疗水平，回归公益性。

3. 绩效工资二次分配

中山市人民医院出台《关于科室制定奖励性绩效工资二次分配方案的指导

意见》文件，要求临床科室工资总额的50%或以上按医疗组进行二次分配；要求临床科室在制定二次分配方案时，须结合医院绩效激励方向，使医务人员努力方向与医院同步，如激励医师收治重症患者、开展四级手术等。二次分配的方法须统筹考虑多方面因素，根据科室具体情况进行调整，如向科室高精尖技术人员、管理骨干和业绩突出者倾斜；扶持技术人员开展效益较差但又属于科室发展必须的项目；体现以人为本、多劳多得、优劳优酬的原则等，使得分配兼顾公平与公正，更能体现员工劳务价值，提高员工满意度，提升员工创新精神，促进科室良性运转。

绩效考核是按照预期确定的标准和程序，运用科学有效的方法，收集、分析、评价和反馈科室医务人员在其工作岗位上的行为表现和工作结果方面信息情况的过程，是进行薪酬分配的重要依据，只有基于绩效考核的薪酬分配才能真正实现公平。中山市人民医院把绩效考核结果和绩效奖金挂钩，将按临床科室综合考评分等核算出来的奖励性部分绩效奖金以及专项奖励与扣罚核算至临床科室，再由科主任在科内进行二次分配。

中山市人民医院还出台了《劳务效益工资二次分配监察制度》文件，按文件要求，科室的奖励性绩效工资的二次分配方案由核心组成员共同制定，提交全科室讨论投票通过，报备纪检监察办公室报备方可执行。同时，中山市人民医院成立了劳务效益工资二次分配审查小组，由院长任组长，纪委书记任副组长，运营管理部、纪检监察室、医务部、护理部、人力资源部、财务科、工会负责人为成员，对科室的绩效工资二次分配方案进行审查，保证各科室二次分配方案符合医院要求。

四、小结

（一）强化公益性，扭转趋利性，破除以收支结余乘系数的收入分配模式

改革后的绩效评价体系破除了中山市人民医院过去沿用多年的“收支结余×系数”的分配模式，建立了一套多维度、体现医院特色、符合医院发展战略方针的指标体系，强化了公益性，扭转了趋利性，使医务人员的收入与技术、质量、效率、效益和患者满意度的综合考评结果挂钩，能充分体现医务人员的技术劳务价值，保障医务人员的收入合理增长，激发医务人员的创造性和积极性。一套全面、有效的绩效评价体系，需要在要求医务人员保质保量完成岗位

工作的同时，鼓励提高危急重症和疑难杂症的收治比例，增加三四级手术的操作次数，实现医院业务结构的持续调整。

（二）完善绩效评价体系可有效提升收入分配公平性，调动医务人员积极性

中山市人民医院在保证医疗效率和医疗质量的前提下，推动临床科室学科建设，同时为科室注入成本效益管理理念，以多个维度的考核体现医院注重绩效分配的公平性和合理性。并且，现有绩效评价体系要求各临床科室达到“坚持公益性、保持高效率、调动积极性、发展可持续”的预期目标，在确保医务人员收入合理、稳步增长的同时，也明确了医院的功能定位和发展方向。

（三）明确医院发展方向及管理重点，引导医护人员全面重视

科室运行过程中，医护人员的工作不可简单根据处方开具或病案首页的记录判断，需多维度、全方面地考量，同时每一个医护人员于科室而言并非独立存在的个体，而是整体中的一员。因此在诊疗过程中取得效益既是个人能力的体现，也是科室共同协作的结果，同时工作上的失误、疏漏也不应全部归咎于个人，应综合考虑整体因素。由此，中山市人民医院将专项奖扣交由科室进行再分配，一方面有利于科室主任、护士长统筹规划管理，另一方面保障了科室的整体运营，促进了医护人员团结协作，共同推进医疗事业发展。

第五节　医技系统绩效评价体系建设

医技科室主要是运用专业技术和仪器设备协同临床科室开展诊疗工作的技术科室，包括影像、检验、输血等科室，担任着在患者就诊过程中提供诊断和检查服务的角色，是医院不可或缺的重要组成部分。医疗技术进步，高精尖技术应用以及医疗仪器设备日新月异的发展，使医技科室的业务范围和功能不断扩大，技术更新快，资金投入大，医技科室的效率和效益在医院整体绩效中的地位也越来越重要。同时，医技科室的学科发展也是医院核心竞争力的体现，决定着医院的技术水平和市场定位。这就要求医技科室需要加强绩效管理，将绩效作为调节科室积极性的工具，使员工能深入发挥自身的能力以期不断改进工作。

一、绩效评价体系设计思路

（一）以工作量完成情况为主要考核指标

作为辅助临床进行检查和诊断的部门，医技科室一般为工作需求量的接受者，而非发起者，主要以“执行科室”的身份被动接受临床科室开具的检查、化验等项目，但是由于检查种类繁多、量大，为进一步提高诊疗工作效能，中山市人民医院认为，在医技系统绩效管理的核心指标选取上，“工作效率”最能体现医技科室的劳动付出和价值。因此医院以工作量作为绩效考核的主体，采用工作量核算模型激励科室超额完成工作任务，即科室核算月工作量较标准工作量每增加或减少一定比例，奖励性效益工资就存在一种与基础效益工资的标准按“阶梯式”累计递增或递减的核算方式。同时，上述的工作量考核法采用“人均”指标核算，以体现员工的实际工作强度。在工作量考核之外，依然有成本控制、质量安全、患者满意度等考核维度与之相结合，达到医院多维度考核的目的。

（二）以收支比率引导科室管控成本

医技科室主要成本来自医用耗材、试剂、大型设备折旧、人力成本、水电能耗、不计价卫生材料等，通过设立“收支比率”指标，将绩效考核与科室的支出情况占工作量（收入）的比率挂钩，引导科室管理及控制各项成本，实现业务量与设备、人力等支出的最优配置。同时，当科室在成本控制工作上完成出色，收支比率的考核结果将大于1，按照核算体系，与之挂钩的该部分绩效工资也会按比例增加。

（三）质量安全与患者满意度考核

高效与高质同步前进是医院对医技系统的整体要求，因此，对医技科室的考核不能仅停留在工作效率与经济运营维度上，质量安全与患者满意度同为临床诊疗活动的重要目标，因此，中山市人民医院同时将质量安全评分、患者满意度评分纳入医技科室的绩效考核中：①通过制定报告准确率、检查阳性率、护理质量等质量安全指标，监督科室在完成业务量的同时也要保证工作的高质量。②本着以病人为中心，以临床为第一的服务意识为医技科室绩效管理的重要原则，要求各科室在工作流程、质量安全、观念意识上都须以病人满意、临床满意为原则，并将其作为考核的重要标准。为此，中山市人民医院专门针对医技科室设计了一套“患者满意度调查问卷”和“临床科室对医技科室服务质量满意度评价”的科间评议问卷，引导科室不断加强质量安全管理、提高服务意识，关注患者的体验和要求，为临床提供准确、及时的诊疗支持，以实现管理工作的多维度的提高，[①] 获得患者及临床科室的认可。

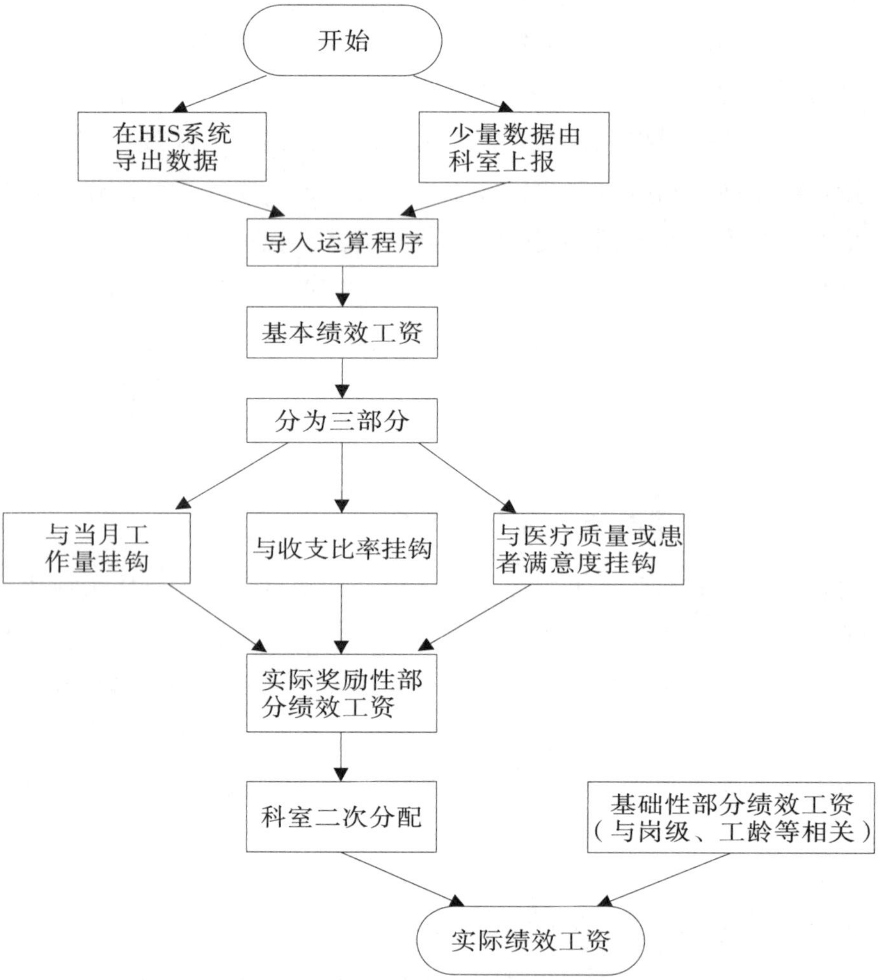

图 3－3　医技系统绩效工资核算流程

① 张向阳，王慧，岳敏，等. 浅议我院医技科室质量考核体系的建立与实践［J］. 航空航天医学杂志，2018（8）：1013－1014.

二、绩效工资核算与分配

医技科室的绩效工资按上述考核指标，分别与工作量、成本控制、质量安全和患者满意的考核结果关联，按照各部分的关联比例核算科室的奖励性绩效工资总额，由科室进行二次分配。医技系统员工的基础性绩效工资核算办法与医疗系统相同。考核指标与绩效工资的关联比例由中山市人民医院当前阶段的管理目标决定，如针对大型设备检查，考核指标“工作量”“成本控制”“质量安全”“患者满意度”占比分别为0.8、0.1、0.05、0.05。

此外，上文所述的工作量关联部分的绩效工资核算采用“阶梯式”核算办法。以0～15%、15%～30%、30%～40%、40%以上作为工作量增长的考核区间，在不同的区间内按对应的增长或下降比例进行绩效工资核算，如表3－3所示：

表3－3　工作量增长（下降）比例对应绩效工资增减比例

工作量增长（下降）比例	绩效工资增长（下降）比例
－40%以下	－30%
－40%～－30%	－20%
－30%～－15%	－10%
－15%～0%	0%
0%～15%	0%
15%～30%	10%
30%～40%	20%
40%以上	30%

该工作量核算模型最大的优势在于对增加工作量的阶梯式累计激励，如果科室的工作量超额增加，效益工资不仅可以同比例增加，还可以在相应增额区间内增加奖励的比例，此举可激励科室尽可能提高自身的工作效率，增加科室收入。

三、绩效评价体系与医技科室学科发展

在现有的绩效评价体系的激励下，医技科室无论是在提高工作效率、扩大

业务范围、增加医疗收入上，还是在突破技术难度、保障质量安全、提高服务意识上都有着明显动力，如生殖中心成立了常规体外受精—胚胎移植及卵胞浆内单精子显微注射技术（IVF－ET&ICSI）、供精人工授精技术（AID）项目中心（简称IVF中心）以拓宽业务范围和加强能力建设；放疗室积极配合临床科室开展4D－CT扫描、立体定向放疗技术（SBRT）、乳腺癌术后三维适形调强放疗技术（IMRT）等胸部肿瘤高端放疗项目，以提高肿瘤放疗学科的学术地位，增加学科知名度；儿童康复科除了开展0～16岁儿童的智力测试和残疾鉴定以及儿童多动症、孤独症、抽动症等的测评外，还增加了儿童构音障碍的训练以及智力低下、孤独症儿童的语言训练和认知治疗等疗效显著的新项目，另外还将开展作业治疗、感觉统合训练、音乐疗法等康复治疗项目，进而提高康复治疗效果，吸引更多患儿，增加科室的社会效益和经济效益。医技学科发展不仅有利于科室本身的发展和提升，而且有利于临床科室以及医院的持续发展，对科室和医院均产生重要影响。

（一）对科室的影响

1．对医技科室的影响

医技科室结合学科发展实际，突出专业特色，有目的、有计划地开创新领域，创造新技术，充分发挥医技科室的优势，能够为科室带来巨大的发展潜力，增强科室活力，带动科室建设，提升综合实力，推动科室快速、健康、持续地发展。

2．对临床科室的影响

医技科室与临床科室紧密联系、相辅相成，医技科室根据自身发展以及临床科室的需要，积极掌握新技术，扩大业务范围，提高工作质量，为临床科室诊疗提供有效且高质量的依据，有助于临床科室提高诊断准确率，为临床治疗提供方向和路径。

（二）对医院的影响

1．品牌塑造

医院创品牌，学科发展是核心，学科不光展示了学科建设的水平，还反映了医院的整体办院水平和学术地位。医技科室作为医院的重要组成部分，其学科的发展影响着对疾病预防、诊断和治疗的效果，对医院医疗、教学、科研的整体建设也有着重要作用。不断加强医技学科发展，充实和提高医技人员的技术水平，提供优质的医疗服务，推广新技术、新项目，提高学科的知名度，有助于塑造和宣传医院良好的品牌形象，增强医院竞争优势，提升医院的声誉和形象。

2. 经济运营

无论是检查、化验还是治疗，在中山市人民医院收支体系的指引下，医务人员明确知道医保患者需要的是价值医疗，自费或门诊患者可以按需治疗，在优化医疗费用结构的同时，扩大业务范围，采用高端技术拓展新业务，拓展医疗市场份额，促进病床、设备等资源的有效利用，增加医院的合理收入，促进医院规模和内涵建设与发展，确保医院稳步发展。

第六节　护理系统绩效评价体系建设

中山市人民医院绩效管理的主管部门经过认真细致的探索，结合中山市医疗机构的等级和专科等特性，深入研究公立医院的绩效考核指标的复杂性和多样性，于2017年启动第一阶段的绩效改革，将目标管理法和关键指标法应用于公立医院的绩效评价工作中，建立起一套适合该院的科学的、操作性强的绩效考核机制和评价体系。在此方案运行三年后，中山市人民医院于2020年启动第二阶段的绩效改革，将医护绩效分开考核、核算及二次分配，彻底打破原有的医护一体式分配方式，以提升医护在分配上的公平、公正性，有效地解决了医护之间绩效二次分配双方矛盾的问题，并最大限度地调动了全体医护人员的工作积极性和能动性，促进了科室团队的紧密协作。

一、医疗、护理系统共同考核，分开核算

护理绩效管理是护理人力资源管理的核心，是护理组织实现持续发展和提升竞争力的关键，是提高管理水平的抓手。落实绩效工资，实际上也是解决科学、民主管理的问题，使得在基层能够解决的矛盾就地解决。绩效管理将医院有限的分配资金，发挥最大限度的杠杆作用，激励各类工作人员立足本职岗位，取得优秀的工作业绩。在传统的医护合并考核模式下，即以病区为考核单元，医生和护士的绩效纳入一个考核单元核算，医院根据各考核单元产生的经济效益，核算出应发绩效工资总额，由考核单元的负责人先进行医护之间的分配，然后再分别进行医生组和护理组的二次分配。此种分配模式虽简便易行，但也带来了医护之间在绩效分配上的一定矛盾，并且分配单元太过模糊，工作任务

不明确，不能很好地调动工作人员的积极性，不能适应医院精细化管理的要求。

医疗系统、护理系统分开核算模式在以人为本、科学管理的原则下，根据实施护理垂直管理，开展优质护理的要求，对医护工作关系和工作流程进行流程再造，形成将医疗、护理分开核算的模式。医疗以科室为单位进行核算，护理以护理单元进行核算。医护分开的核算模式打破了医护平均分配或按比例分配的旧模式，有利于在护理系统内体现人员岗位差别，向关键岗位和贡献大的岗位倾斜，增强了护理人员的绩效、成本、质量意识，解决了医护之间绩效分配矛盾，调动了医护人员的积极性、主动性、创造性，挖掘人力资源潜能。

二、护理系统核算模式

（一）共享“绩效评价体系”

虽然医护系统是分开核算的绩效工资分配模式，但使用同一套绩效评价体系及评价结果。医疗系统绩效工资核算由两部分组成：综合考评分绩效工资；专项考核绩效工资。护理系统绩效工资核算亦由两部分组成：综合考评分绩效工资；护理单元级别绩效工资。综合考评分绩效工资在医疗及护理系统的核算方式大致相同，即使用共同的考核结果（综合考评分分数），结合核算人员数量或编制人数核算出该部分的奖励性绩效工资。

由此可见，医护的绩效都与综合考评分关联，综合考评分的高低直接影响医护绩效工资的多少。每月重点考核患者满意度/综合考评分，注重体现工作强度的同时，更注重以引导护理树立“患者为中心”的服务意识和协同医疗发展为导向。综合考评分的高低需要医护双方共同努力，通力协作，以此建立医疗与护理相互依赖、相互依存、密切合作的伙伴型合作关系，才能为患者提供高质量的医疗服务。

（二）护理单元分级

护理单元是指在医院特定场所内实现不同护理职能的护理群体。随着综合医院护理单元专科化、精细化发展，出现了多种临床病区护理单元与多种平台科室护理单元，以充分体现不同护理单元的风险和其在医院整体业务中的价值和地位。由于不同护理单元面对的服务对象、病人、病种、风险和护理需求等不同，护士在工作中面对的风险程度、工作强度等因素综合导致的工作压力强度亦不尽相同，而传统分配方式中，护理人员跟随医疗单元共同分配绩效工资，得到的绩效工资与医疗单元考核成绩密切相关，反而难以在不同护理单元之间获得与合理的劳动付出对应的报酬，以致护士对付出与收获的不平衡感明显，一定程度上降低了护理人员的工作热情、归属感，并使得护理人员的离职率提高。

如何全面、客观、准确地反映各病区的护理工作难度，并在人力资源配置、绩效考核、薪酬分配中得以体现，是目前各大医院管理者的关注重点。为了响应原国家卫生部在2010年《医院实施优质护理服务工作标准（试行）》中明确规定的“各三级医院要建立健全绩效考核制度，护士的薪酬分配向临床一线护理工作量大、风险度高、技术性强的岗位倾斜，以体现多劳多得、优劳优酬”的指导思想，中山市人民医院根据护理单元的风险系数、工作强度等指标，使不同护理单元的劳动强度和风险得以体现，构建护理单元绩效考核指标体系，将全院所有护理单元进行分级。

1. *确定护理单元绩效考核指标*

绩效考核组立足于中山市人民医院实际护理工作，通过资料查阅、德尔菲法等方法，坚持指标选取的科学性、可比性、导向性、操作性的原则，筛选出合理的护理绩效评价指标，召集绩效考核组及临床护理专家，对初步选取的指标进行比对，对指标合理性进行评价与修正，并征求护理部及各科护士长的意见，最终依据护理单元病种特征、病床周转、医嘱工作量三个维度确定了以下绩效考核的关键指标：

（1）服务对象特征：患者年龄（每床年龄≥65岁或≤6岁病人数）、消费者用药信息（CMI）、自理能力（每床防褥疮气垫数、每床一级护理）；

（2）病床周转：床日数（每床实际占用床日数）、每床出院（含转出）人次、出院人次等；

（3）关键医嘱工作量：输液（每床输液、输血数量）、管道护理（每床停留管道数量）、气道护理（每床吸痰数）。

2. *确定护理单元分层级*

确定指标后，依据护理单元绩效考核指标及权重，采用客观数据测算每床工作量，对每个关键指标进行护理单元间的比较和赋值。通过统计学方法（等宽分区间法）将分级指标数据从定量转化为定性，进而对数据进行分级。最终，将本院所有的护理单位分为八个层级。

（1）将劳动强度大、技术难度高、护理风险高、工作量大的护理单元确定为第八级，包括院前急救部、急诊ICU、内科ICU、外科ICU、儿科ICU/新生儿科5个护理单元。

（2）将劳动强度中等、技术难度一般、护理风险一般、工作量中等的护理单元确定为第三级到第五级护理单元。其中，第五级包括心胸外科、泌尿外科一区、普外一科、心血管内科等9个护理单元；第四级包括器官移植病区、普通儿科、普外二科、综合二科、普外四科等10个护理单元；第三级包括妇科一区、爱婴区、骨一科、耳鼻咽喉头颈外科、眼科、内分泌科、肾内科一区、放疗三区等15个护理单元。

（3）将劳动强度、技术难度、护理风险、工作量均偏低的护理单元确定为第一级、第二级，包括手术麻醉二科、消毒供应室、康体保健中心、普通门诊、医技科室等6个护理单元。

首次分级后，医院组织召开护士长大会征求各护士长意见，针对不合理的护理单元定级讨论后进行调整。护理单元分级并不是一成不变的，中山市人民医院始终秉承公平、公正、公开的原则，每年对分级进行评估，实现动态调整，保证护理单元分级的合理性，确保护理绩效改革平稳过渡，形成一套科学合理、因地制宜、护理人员满意的护理系统绩效考核办法。护理单元分级相对稳定了高风险、高压力强度护理单元的人员队伍，保证了重点环节、重点部门的护理质量与安全。绩效工资与护理单元分级关联，有效避免了护理人员向工作强度低、压力小而经济收入不低的护理单元流动的不良循环，有助于护理人力资源的管理，绩效评价的合理性，亦进一步提高了护士满意度，为护理工作的可持续发展提供有力保障。

（三）引入编制人数

人员数量配置合理性的保证是护理人力资源配置的核心。在护理单元分级的基础上，以保障护理质量和安全为核心，中山市人民医院按照不同护理单元的专业特点、床护配置情况及实际工作量需求进行定编定岗、按需设岗、规范管理，弹性人力资源调配。中山市人民医院根据不同层级护理单元所需的编制人数分配绩效份额，再由护理单元内部进行二次分配到护理人员，形成良好的院内调配机制，保证护理人员的合理配置，节约人力成本，提高工作效率。所需护理单元编制人数的测算公式如下：

所需编制护士数 = 所需床位比（按层级设置）× 床位数

（四）奖励性绩效工资核算

护理系统基础性绩效工资按员工的岗级系数确定，由医院统一核算至个人。奖励性绩效工资由综合考评分部分（30%）和护理单元级别部分（70%）组成，主要核算指标包括三个：护理单元级别系数、综合考评分（患者满意度或工作量)、护理单元编制数。其中，护理单元编制数结合考核月的病床使用率进行动态调整，目的是合理地评价各护理单元工作强度，激发护士的工作积极性。各个护理单元的奖励性绩效工资总额由医院层面核算，再由护士长组织护理单元内部制定二次分配制度，二次分配到个人。

第七节　职能系统绩效评价体系建设

公立医院的可持续发展既依赖于诊疗学科核心竞争力的提升，也离不开职能科室有序、高效、合理的运营管理。前文所述，中山市人民医院实行的绩效改革始终坚持“多劳多得、优绩优酬”的分配理念，医院管理机制的核心体现在绩效管理体系的建设中，一方面推动医务工作人员通过自身价值实现效益增长，提高医疗技术水平，促进患者满意度提升；另一方面促进行政职能管理人员做好后勤保障工作，为医疗前线提供稳固的后方支援。也就是说，一套健全完善的医院绩效评价体系，需要有调动医务人员工作积极性的机制，同时也有给予行政职能岗位培养和发展的机会。为此，中山市人民医院根据实际情况制定了非医疗系列绩效评价体系，以激励优秀员工，鞭策落后员工，促进良性的竞争环境。

一、职能部门在绩效考核中出现的问题

职能部门工作考核指标难以客观量化是绩效评价体系建立的难点之一，该难点是由职能部门的工作内容性质决定的，如职能部门的工作内容纷繁复杂、工作岗位职责不清、工作岗位之间的工作负荷及难度系数难以比较、工作完成情况受人为的主观因素影响较大等。因此，在过去相当长的一段时间内，医院在绩效考核及分配上，主要采用与个人职业发展情况相关的指标，如工作年限、职称聘用情况等，但这无法体现工作人员的实际工作强度；抑或为了均等化，在部门绩效分配时采取“吃大锅饭”的模式，员工也因绩效分配过于平均，逐渐趋于选择工作负担更轻的岗位或工作完成方式，这对于激励员工工作积极性，提升工作完成质量容易起到反作用，容易助长怠工的不良风气，不利于职能部门的良性发展，对医院管理工作的开展也带来了难度。

二、职能部门的绩效考核体系建立

为此，医院坚持“多劳多得，公平公正；奖励优秀，激励上进；科学标准，整体统筹”的原则，根据职能系统科室的职能性质，设置了相应的绩效评价与绩效分配体系，将绩效工资整体分为基础性部分和奖励性部分。基础性部分与个人评定的岗位等级系数挂钩，各岗位等级系数不同；奖励性部分再根据员工工作负荷情况核算奖金薪酬。奖励性绩效工资分配办法主要根据每位工作人员的岗位职责及工作描述，由人力资源部门审核确定岗位编制数，并与奖励性绩效工资核算挂钩，同时配套二次分配模式改革，明确要求科室将 30% 或以上的奖励性绩效工资用于二次分配，逐步引导科室突破固有吃“大锅饭”的分配模式，协助科主任调动员工的工作积极性；同时，在基础性绩效工资分配上也根据人员分类、分级定岗，体现岗位类别、风险及难度系数；此外，个人级别系数也体现了工作年限、职称聘任等情况，综合考虑个人职业发展程度在绩效工资上的体现。

三、小结

绩效评价体系的建设作为激励员工积极进取的重要手段，是医院运营管理机制中必不可少的环节，科学、高效、标准的绩效评价体系有利于客观地体现医务人员的劳动价值，同时量化工作指标，从而优化内部运营与服务流程，提高运营效率。

DIP

医院绩效管理实践

基于按病种分值付费（DIP）制度的
医院绩效管理探索

第四章

绩效评价体系运行机制

第一节 组织管理

组织是由一些功能相关的群体组成的有共同明确目标的人群集合体。在一个组织中，其相对静态的组织结构与动态的组织活动过程将有机地结合在一起，为实现该组织的战略目标而有效运转。[①] 组织的最终目的是最大限度地使机构提高运营效率及取得相应效益。对于一个三级综合性医疗服务机构而言，如何通过有效的组织管理，引导下属业务及职能部门齐头并进，充分发挥规模效应，提高运营效能，是探讨组织管理有效性的重要课题。[②] 本章将主要讲述中山市人民医院如何通过组织结构的调整、工作职责的划分及运行机制的设计来达到组织的管理目的，进而实现医院的战略目标。

一、组织架构调整

医院组织架构是指一个组织整体的结构，是医院严格按照国家有关法律法规、医院相关规章制度，结合实际情况，明确内部各层级机构设置、职责权限、人员编制、工作程序和相关要求的制度安排。[③] 在医院管理过程中，调整优化组织架构是其他管理的基础，能够保障医院人力资源得到充分利用和发挥作用。由于组织架构在医院中起着基础和关键的作用，医院所有战略意义上的变革，都必须首先从组织架构开始。

在传统体制的限制下，医院原有职能部门已适应垂直管理模式，运行过程中，各部门之间缺乏有效的配合与沟通。职能部门逐步细化，医院设立了大量的部门科室，工作内容穿插，分工存在一定冲突和空白，新增工作无人认领、对现有工作推诿。同时，由于部门杂而多，人员职责不明确，人员管理不到位，容易出现人员配备不足的情况，进而导致管理上出现空缺。

针对上述情况，为确保职能科室高效运行，人员得到充分调动，充分挖掘人力资源潜力，医院可对职能科室进行大部制管理改革。大部制改革能够改善

---

① 胡君辰，杨永康．组织行为学［M］．上海：复旦大学出版社，2002.

② 李荣融，朱丽兰，顾秉林，等．济世有道：解析台湾长庚医院“合理化”管理［M］．北京：清华大学出版社，2015.

③ 财政部会计司．《企业内部控制应用指引第1号：组织架构》解读［J］．财务与会计，2010（8）：32－35.

传统医院行政管理中管理不够广泛、深入的不足，打破科室之间的工作隔阂，将运行成熟的、属性与职能相关的部门统一，实现扁平化管理模式。多科室职能集中于新组建部门，简化管理环节的同时，可以降低管理运行成本，提高行政职能科室的人员利用率及工作效率。

借鉴国内外医院的先进管理经验，结合医院发展需要，在梳理医院各部门的职责和权限的基础上，2016 年起，中山市人民医院实行了大部制改革，对组织架构进行调整，将部分部门整合到一起，重新调整分管领导的职责并明确科室归属问题，进行中层管理干部竞聘，到 2020 年，共设四个大的职能部门，即医保部、健康服务部、运营管理部、总务部。各部下设有如下职能科室：医保部（医保监管科、病案管理科、价格管理科），健康服务部［社会化管理办公室、慢病管理科、分级诊疗科、宣教科、对外合作办公室（下设车队）、健康管理体检中心］，运营管理部（运营管理科、经营管理科、统计室、审计科），总务部［基建工程科、后勤管理科（下设锅炉班、电工班、被服班、配餐班、木工铁工班）、保卫科］。整合医院相关部门后，工作事宜的协调减少了很多的环节，工作效率大大提高，人员在部门内科室间的流动性增强，用人效率显著提高，形成了“大部制”式医院组织架构调整模式（见图 4－1）。

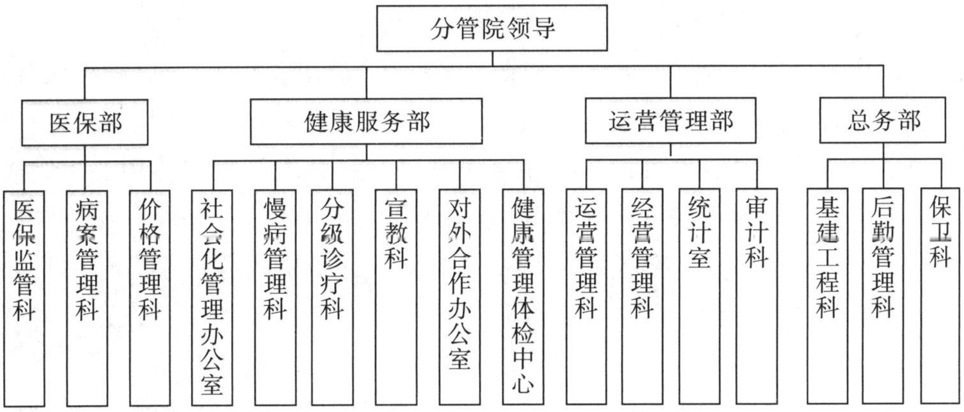

图 4－1　“大部制”式医院组织架构调整模式

（一）医保部

提高医保管理水平、保障医疗安全是医院发展的永恒主题，是医院工作的重点，医院须建立多部门联动机制以维护医患双方的合法权益，促进医学事业的发展和构建和谐社会。[①] 中山市人民医院设立医保部，其下设医保监管科、病案管理科和价格管理科，主要负责医疗保险管理、病案质量管理和医疗项目价格管理等工作。医保部通过以综合部制管理形式，将医保、病案、价格统一管理，实现全程、全面管控。从医保监管、病历质控、价格管理等医保工作全方位、横纵向地提高科室整体服务能力与管理层次，有效地规范医疗行为、提高医疗质量，从而避免医疗错误，降低医疗纠纷发生的风险。

（二）健康服务部

任何一个单位的发展都离不开其所在行业外部环境的影响，这些影响决定着行业内部机构的发展方向、战略及采取的应对措施。因此，医院不能仅仅局限于对内部运行机制的改革，应该站在更高的角度，厘清行业发展外部环境中的机遇及挑战，顺应医疗体制改革的大趋势，使医院的发展与大环境协调一致，形成良性循环，达到社会效益和经济效益的统一。[②]

医疗属于服务行业，医疗服务是医院以病人和一定社会人群为主要服务对象，以医学技术为基本服务手段，向社会提供满足人们医疗保健需要，为人们带来实际利益的医疗产出和非物资形态的服务。[③] 我国公立医院是政府福利政策的载体，公立医院不能完全按照市场经济的规律发展。公立医院需要最大化地实现社会效益，为人民群众提供优质的医疗服务。

中山市人民医院根据发展战略和新型管理运营机制的需要设立健康服务部，主要涵盖综合管理、对外宣传、医院发展工作，下设社会化管理办公室、慢病管理科、分级诊疗科、宣教科、对外合作办公室、健康管理体检中心。健康服务部主要负责医院对外公共关系的建立和维护；负责建立和拓展区域协同医疗服务；负责摸索并开展专项技术区域中心的建设；负责远程医学合作项目的管理、拓展、服务与工作创新，包括远程会诊和双向转诊中心的建设；负责健康教育和宣传工作。

（1）社会化管理办公室主要负责对外业务合同签订后的管理，包括执行、验收、售后各环节的监管工作。

（2）慢病管理科主要负责慢病的全程管理。

（3）分级诊疗科主要负责双向转诊和协助医联体的建设。

---

① 吴再新，雷勇，周军，等. 提高医疗质量与安全的实践［J］. 解放军医院管理杂志，2013，20（1）：40－41.

② 杜书伟. 对医院经营外部环境的分析［J］. 卫生经济研究，1995（10）：16－17.

③ 沈蕾，曹建文. 医疗服务品牌营销［M］. 上海：复旦大学出版社，2007.

（4）宣教科负责活动策划、文案编辑、平面设计及健康教育，并充分利用医院官网、微信公众号、微博、电视台等宣传平台，实施对内、对外的宣传报道，发布信息以及制作各类宣传资料等。

（5）对外合作办公室主要负责市场业务拓展和对外合作。市场业务的拓展通过体检业务开拓、医联体建设、客户开发、公共关系建立等方式开展。除了拓展市场，医院各医疗中心对外与其他医院合作亦有利于促进医院发展，包括建立和拓展区域协同医疗服务，摸索并开展专项技术区域中心的建设；远程医学合作项目的管理、拓展、服务与工作创新；远程会诊和双向转诊中心的建设；健康教育和宣传工作。

（6）健康管理体检中心整合多项服务功能于一体，提供全方位的医疗、体检、预防、保健、咨询等服务，可根据每位客户的需求，给出专业的意见，定制个性化体检套餐，包括年审体检、单位体检、招工体检、入学体检等各项团体体检服务。

（三）运营管理部

如果说医院的对外联络工作是其进行市场运作的手段，医院的内在管理服务水平和高超的医疗技术才是赢得市场、占领市场的根本。

中山市人民医院为加强内外协同管理，对外成立健康服务部，对内成立运营管理部，其下增设经营管理科、运营管理科、统计室和审计科四个二级科室，实现经营、核算、统计、审计统一管理。运营管理部的主要职责有：在医院总体发展战略及目标指导下拟订医院经济管理方案；评估论证医院资源配置及跟踪使用情况，定期分析科室经济报表，并反馈及改进；在医院确定的绩效分配原则下，完成院、科及个人的绩效评估与考核，建立和完善公平、公正、高效的激励机制；定期对人力、设备、材料、药品、空间、床位、能源、工作量、工作效率等专项进行横纵向分析，发现、反馈和解决问题。

经营管理科为医院经营管理提供数据资料、核算绩效考核数据，以横向沟通、纵向反馈为服务宗旨，是医院精细化管理的重要纽带。在日常运营管理中，该科及时发现临床科室运营问题，提出建议并予以改进，持续优化流程；在院、部、科各层面建立良好的信息交流、沟通与反馈机制。通过改进绩效管理，促进学科、技术、质量、服务的综合发展。

运营管理科的主要工作有运营数据分析、资源配置分析及流程优化等，专科经营助理负责按月对各临床科室的运营情况进行分析，分别从经济运营、工作效率、医疗质量、医保管理、患者满意度反馈等方面进行全面分析，通过数据变化情况找出科室运营管理的漏洞，同时反馈给科室负责人，并提出解决方案；接收和整理临床科室提出的意见和建议，组织讨论分析，协助解决及向上汇报，实现上传下达的纽带作用。

统计室主要负责全院数据的统一管理，按要求执行上级卫生行政部门及医院综合报表的统计工作，收集、整理、提供各项统计资料，并及时、准确提交国家各类法定报表，管理各类、各级统计报表和各项基本统计资料，建立健全医院统计工作制度。

审计科主要负责对医院内部经济活动进行事前预防、事中控制及事后监督，根据发现的问题提出相应的建议和措施。

（四）总务部

医院作为一个特殊的社会服务机构，后勤服务统筹管理已成为医院管理体制和运行机制改革的一项重要内容。医院后勤的服务对象包括患者及家属、所有医院职工，后勤服务的质量直接关系医院的社会声誉和医疗秩序的稳定，对医院日常工作有序进行至关重要。[①]

后勤管理涉及部门多，管理协调难度大，为了提高部门效率，满足医疗服务需要，保证医疗、科研、预防等工作的顺利进行，中山市人民医院成立总务部，统筹管理后勤管理科、基建工程科、保卫科。总务部的主要任务是行政后勤管理，提供后勤服务、维修保障等服务工作，发挥管理、督查、协调、服务的职能作用，做好全院后勤保障工作。

二、各职能部门在绩效管理中的职责

绩效管理是保证医院战略目标实现的有效管理工具，职能部门也应承担相应的绩效管理工作，具体见表4－1所示：

① 吴振宇，刘盛虎，吴文华．医院后勤精细化管理的实践与思考［J］．江苏卫生事业管理，2017（6）：161－162．

表 4-1 职能部门的绩效管理职责

职能部门	绩效管理职责
运营管理部	（1）医院绩效管理方案及技术劳务效益工资核算方案拟订 （2）经济运营及工作效率考核指标选取、具体考核办法的确定 （3）绩效相关数据的提取及处理 （4）绩效奖金核算与发放 （5）运营数据分析 （6）成本效益分析 （7）资源配置的评估与论证
医院工作质量控制办公室	（1）制定质量安全评价体系 （2）质量数据监测与分析
医保部	（1）医保管理 （2）病案管理 （3）价格管理
医务部	（1）医疗质量与管理 （2）学术水平评价与管理
科教部	（1）学科能力评价与管理 （2）科研能力评价与管理
护理部	（1）护理质量管理 （2）护理业务培训及技术考核
人力资源部	（1）人才梯队建设管理 （2）护理单元等级、员工类别及岗位级别评定

（一）运营管理部

运营管理部在中山市人民医院总体发展战略及目标指导下拟订医院绩效管理方案；在医院确定的绩效分配原则下，完成院、科及个人的绩效评估与考核；组织编制、定期修订医院技术劳务效益工资核算方案；根据医院和科室实际情况，持续改进完善与经济运营和工作效率有关的考核指标、各指标权重、指标说明等；协调绩效评价实施过程中出现的矛盾，进行沟通协调，不断改进绩效评价体系；建立并完善院、科资源配置及业务运营数据分析系统。在绩效管理方面，经营管理科主要负责经济核算工作，依据绩效方案核算绩效奖金。运营管理科负责分析经济运营、工作效率、质量安全、患者满意度等数据，及时与临床科室主任进行反馈、沟通，使各科室对其实际发生的运营情况和医疗工作完成情况有更充分的掌握。部门内部紧密联系，相互协作，提高了医院和科室的工作效率。

（二）医院工作质量控制办公室

医院工作质量控制办公室主要负责中山市人民医院工作质量控制管理的组织工作。根据医院发展规划，组织制定工作质量管理制度、质量管理目标和科室质量安全的考核评价方案，并负责组织实施；每月对医疗、护理、医技等各项工作的质量进行督查，及时汇总、分析、反馈考核情况，落实整改，考核结果纳入每月绩效考核；完善满意度调查机制，与第三方公司合作，每月组织开展业务科室对管理部门、临床科室对医技部门、门诊和住院病人满意度调查，将调查结果纳入绩效考核，同时把调查情况向相关责任部门、科室反馈，督促改进以提高患者满意度。

（三）医保部

医保部下设医保监管科、病案管理科、价格管理科，负责医保管理、病案管理、价格管理；督促、检查各临床、医技科室的医疗工作制度、医疗技术操作规程和各级人员工作职责的执行情况，不断提高服务质量和医疗技术水平，提高青年医师素质，培养高质量人才。医保监管科负责向业务科室宣传、落实医保政策；病案管理科负责对病历进行整理、质检审核，向相关科室反馈病历质量并纳入绩效考核；价格管理科负责全院价格收费的组织协调和管理工作，做好价格收费政策的宣传和指导工作，督促全院各科室依法收费；及时做好医疗服务价格、药品和一次性医用耗材价格的定价、调价工作。

（四）医务部

医务部根据医疗工作需要制定医院规章制度，制定医疗质量管理方案和评价检查办法，深入各科室督促、检查医疗工作制度、医疗技术操作规程和医疗、医技人员工作职责的贯彻执行情况，做好医疗质量检查情况的汇总、反馈，检查结果纳入绩效考核。

（五）科教部

科教部负责的工作主要有：医院重点专科项目的申报、过程的管理和验收；科研制度的建立与完善；科研项目的申报、中期管理、经费使用审批、验收评审和成果推报；科研成果、论文、专利、专著等学术成果的分析与奖励；临床科室学科建设制度的建立与完善（设立学科建设考核指标，对科室完成情况进行评价并纳入绩效考核）。

（六）护理部

护理部负责全院护理工作的组织和管理，定期深入临床，组织护理质量检查、质量分析，督促检查各项护理规章制度、技术操作规程、护理管理、危重病人护理质量、基础护理和分级护理工作的执行情况；加强对临床护理工作和护理管理人员的业务指导，组织护理行政查房和护理质量督导，分析护理工作质量，发现问题及时解决；定期协助人力资源部做好护理人员业务训练、技术考核以及新调入的人员岗前培训工作，不断提高业务技术水平与护理质量，提高护理工作效率，改善患者就医体验、保障医疗质量安全。

（七）人力资源部

人力资源部负责全院岗位与资格管理、人事管理、聘用与考核管理、薪酬福利管理、培训发展管理、考核及数据管理。该部根据医院发展规划和组织结构框架拟定医院人力资源规划和构建医院各种职系人员发展体系；收集并分析各部门的人员需求信息，分析科室内部人员结构，合理制定人员招聘计划；做好岗位资格和聘用、考核的管理；培训发展医院各级各类人员，管理人才梯队建设。员工薪酬部分与员工的岗级、工龄、学历有关，人力资源部会根据标准评定护理单元岗级、人员类别和岗位级别等用于核算薪酬的基础性部分。

第二节 绩效评价实施过程

一、数据提取及处理

数据是对事实、概念或指令的一种表达形式，可由人工或自动化装置进行处理，数据经过处理和解释并被赋予一定意义之后便成为信息。数据是信息的表现形式和载体，而信息是数据的内涵，信息加载于数据之上，对数据作具有含义的解释。数据和信息是不可分离的，信息依赖数据来表达，数据则生动具体地表达信息。数据是符号，是物理性的，信息是对数据进行加工处理之后所得到的并对决策产生影响的数据，是逻辑性和观念性的。[①]

数据提取的正确性和数据处理的合理性，直接关系到各项统计数据的准确性和绩效评价实施的效果。数据处理是从大量的原始数据提取有价值的信息，即数据转换成信息的过程，主要对各种形式的数据进行加工整理，其过程包含对数据的收集、存储、加工、分类、归并、计算、排序、转换、检索和传播的演变与推导。数据处理的基本目的是从庞大的、无序的数据中提取出相对有价值的、有意义的数据，原始数据的准备是绩效评价体系顺利运行的基础和前提。因此，数据的提取和处理对于绩效评价体系有效运行起着至关重要的作用。

在绩效评价实施过程中，相关部门应用计算机软件和信息化系统从多部门收集所需的原始数据，按要求汇总、计算、编辑、存储数据，整理出与各指标、各科室相关的数据，进行分类造册和核对，每月根据科室发生的变化进行讨论、分类、增加或删减，力求做到数据既准确又实用，以保证绩效考核评价和绩效奖金核算的科学性、合理性，实现精细化管理。

二、绩效考核与评价

绩效管理是医院实施目标管理的重要载体，建立公平合理、适合医院的绩效考核评价体系是绩效管理的关键。通过考核评价体系的不断实践和完善，能够充分调动员工的积极性，提升医院综合服务能力，顺利完成医院各项任务目标。[②] 只有公平客观地衡量医务人员的业绩和成果，让医务人员认可绩效考核与评价，才能进一步调动全体职工工作的积极性、主动性、服务性与创造性。因此，坚持按绩按劳分配，以重技术、重实效、重贡献为导向，向业绩优、贡献大、效率高、风险高和工作量大的科室倾斜，建立以经济效益和社会效益为主要内容的绩效评价体系极其重要。为适应医药卫生体制改革的进一步深化，推进医院奖金分配制度改革，调动全院职工工作的积极性、主动性、服务性与创造性，中山市人民医院根据国家政策并结合医院业务发展实际情况，制定公平、客观、全面的绩效考核指标和评价体系。临床科室绩效评价体系主要运用平衡计分卡的方法，评价各科室在学科建设、质量安全、工作效率、经济运营、患者满意度五个方面的综合能力；医技科室绩效评价主要指标包括工作效率、成本控制、质量管理和患者满意度。中山市人民医院采用综合考评分的形式每月

---

① 周屹，李艳娟. 数据库原理及开发应用［M］. 2版. 北京：清华大学出版社，2013：8－12.

② 吉建伟. 绩效考核与评价体系的构建与思考［J］. 江苏卫生事业管理，2011，22（6）：16－17.

对各科室进行评价，将各项绩效评价指标根据相应标准进行量化处理，计算各项绩效评价指标的得分，核算各科室综合考评总分，根据综合考评分、科内核算人员系数及数量核算科室奖励性部分绩效奖金。运用考评分定期、科学、动态地衡量科室人员的工作状况和工作成效，使上级管理者充分了解科室人员的工作业绩、工作态度和工作能力，并根据具体情况调整相应的运营管理策略，从而进一步激发科室人员的积极性，提高科室人员的服务质量和工作效率。

科学规范的综合绩效考核不仅可以规范服务行为，加强现代化、专业化和精细化管理，还能通过考核这个“指挥棒”引导医院落实好医改政策，促进医院健康可持续发展。①

三、绩效奖金核算

随着医改工作的不断深入，建立科学合理的奖金分配制度是医院激发医护人员积极性的有效手段。② 医院绩效奖金是医务人员工资的重要组成部分，与医务人员的利益紧密相关，是医院激发医务人员积极性的有效方式，③ 对医院的长远发展有促进作用。绩效奖金的目的是通过奖金的分配方式来正确评价医务人员的工作表现，体现医务人员的价值，因此，绩效奖金的核算与分配应坚持客观公正、科学合理、立体全面的原则，使绩效奖金真正发挥其激励作用。④

中山市人民医院经济核算部每月根据相关部门统计的学科建设、质量安全、工作效率、经济运营、患者满意度数据按绩效评价方案核算科室综合考评分与专项奖励，并用以核算绩效奖金，制作科室收入二次分配通知书下发至科室，科室再根据科室内部的绩效奖金分配方案对奖励性部分奖金进行二次分配。

医院绩效奖金以绩效考核与评价为基础，考核结果（综合考评分、专项奖励）直接与每月效益工资挂钩，将激励机制融入医院目标和科室业绩的联系中，绩效奖金向业绩优、贡献大、效率高、风险高和工作量大的科室倾斜，能有效调动员工工作积极性、主动性，提高工作效率，努力实现医院、科室的发展目标。

---

① 李欣宏，唐成海，徐洪斌．辽宁省属 19 所公立医院绩效评价结果分析［J］．中国医院，2019，23（3）：1－3．

② 腾建锋．医院奖金分配制度利弊析［J］．卫生经济研究，2002（10）：26－27．

③ 吴剑，环晓锋，吴春燕．护理绩效奖金核算改革初探［J］．护理学杂志，2013，28（15）：68－70．

④ 柯嘻熹．探析医院绩效奖金分配模式［J］．商，2013（11）：50．

第三节　绩效评价结果分析与反馈

一、绩效评价结果分析机制

为进一步强化科室医疗质量安全和经营意识，提高工作效率，实现资源最大化利用，中山市人民医院在每月绩效评价结果出来后，由专科经营助理在一定期限内对各绩效评价指标结果进行全面分析和根因分析，对科室异常的绩效评价指标进行深挖，归纳总结科室存在的问题，及时向科室反馈并为科室运营提供有针对性的、合理的建议。通过绩效评价指标的正向引导，调整科室内部结构、改进运行机制，可以促使医院和科室可持续发展。

（一）全面分析

全面分析（comprehensive approach）也称综合分析，是从科室整体全局出发，对科室经济运营、工作效率等各方面作总体的系统的综合性分析，它可以比较全面地反映科室运行过程中具有普遍性、关键性的问题，从而起到总结上一阶段工作和指导下一阶段工作的作用。

专科经营助理时刻关注科室运营情况，每月常规对分管科室的质量安全、患者满意度、经济运营、工作效率等情况进行多维度分析。分析过程中若发现运营数据异常，及时查找原因并向科主任与护士长反馈，必要时提出相应改善对策。

为更全面地分析科室运营情况，专科经营助理将各指标数据进行横纵向比较，查看科室运营指标发展趋势，找出异常指标并分析原因。

（1）横向比较。将各指标的本月值、上月值和基准值进行对比，必要时与性质特点相似的科室的数据作比较，查看指标变化趋势是否异常。

（2）纵向比较。通过将本月值与去年同期值进行对比，根据具体情况与近几年同期值或月均值进行对比，监测科室运营指标的发展趋势。

（二）根因分析

根因分析即根本原因分析（root cause analysis，RCA），是一项结构化的问题处理方法，它不是仅关注问题的表征，而是逐步确定和分析问题的根本原因，从而找出根本性的解决方案并快速妥善解决问题，以免治标不治本，避免问题重复出现。根因分析包括确定和分析问题的近端原因、根本原因，找出问题解决办法，设计、执行改善行动并衡量改善成效。使用 PDCA、头脑风暴等方法贯穿整个分析过程；鱼骨图、因果分析等用来查找近端原因；原因树（why tree）即刨根问底式的询问找出根因。[①]

如果只解决科室问题产生的表面原因，不深入了解根本原因，科室的问题将会一直持续产生，影响科室长远发展。所以，专科经营助理针对异常指标，根据各指标之间的联系，深入分析，找出考核结果变化的根本原因。以经济指标分析为例，可从收入、支出、医疗服务收入等方面分析影响经济运营指标发展趋势变化的原因。若发现由于收入异常导致科室经济运营变化，可进一步分析影响收入变化的因素（如住院收入、门诊收入等指标）；若各项收入均较为平稳，无较大变化，但住院收入波动较大，可通过分析住院病人数、住院医保收入、住院自费收入等指标找出影响住院收入波动的因素，进而针对这些存在的问题提出相应解决措施，引导科室向正确的方向发展。

二、反馈机制

绩效考核的目的不只是临床科室进行考核并把考核结果确定为医务人员的薪酬、奖惩等重要依据，不断提高医务人员的能力、持续改进科室绩效才是绩效考核的根本目的，因此绩效考核结果应做到及时反馈。[②] 反馈是绩效评价体系运行中一个非常重要的环节，它极大地影响到绩效评价体系实施的效果和临床科室的发展方向。医院将绩效评价作用于科室时，医院和科室之间需要有良好的沟通和完善的反馈机制。相关部门将绩效考核结果反馈给科室，在肯定成绩的同时，找出科室存在的问题和不足之处，提出相关解决措施并加以改进。良好的绩效反馈机制能够让科室人员充分了解在一定周期内科室、个人绩效是否达到预期目的，意识到科室现阶段的优势和劣势，在继续发扬长处的同时集中精力采取最优的措施及时弥补短处，有助于科室人员发挥主观能动性，不断改进自身的不足，完善自己、升华自己，促进医院、科室、个人的持续发展。

单向化的绩效反馈方式使被考核者在这一环节中缺失，考核者缺少检查考核指标与结果的科学性、公平性的机会。缺乏双向沟通的绩效结果无法获得被

---

① 王威. 根因分析在医院设施管理中的应用［J］. 设备管理与维修，2018（14）：16－17.

② 谢承华. 企业绩效考核后期跟踪研究［J］. 管理观察，2015（12）：82－83，86.

考核者的认同，不能成为被考核者提高绩效的动力源。在医院的反馈机制中，专科经营助理恰恰为医院和科室间搭起一座双向沟通的桥梁，在考核者和被考核者之间起到双向沟通和互动的作用。绩效考核结果一出，专科经营助理第一时间从学科建设、质量安全、工作效率、经济运营、患者满意度五个维度对绩效评价结果进行详细分析，并及时将分析结果向临床科室反馈，了解指标变化趋势偏离正常范围的原因，必要时向职能部门和主管院领导反馈，协助科室解决问题，发挥医院绩效评价体系的积极作用。

（一）向临床科室反馈

医务人员不应是绩效考核结果和绩效改进计划的被动接受者，而应是绩效改进计划设计的参与者，所以不能采取传统指令式的绩效反馈方式，不能只单纯地批评和惩罚科室及医务人员，而应该采取指导式的绩效反馈方式，让医务人员参与到绩效改进中。采用指导式的绩效反馈方式，能克服指令式反馈的缺陷，医务人员作为绩效改进计划设计的参与者，与管理者共同商讨绩效不达标的原因，共同提出解决对策，提高对考核的知晓度。[①]

中山市人民医院针对科室绩效考核结果，与临床科室共同讨论分析科室出现问题的原因，探讨问题的解决方法。与此同时，除了要看到科室绩效中的不足和需要整改的地方，也要看到科室绩效改进的部分，多表扬、少批评的反馈方式能提高医务人员的积极性。在反馈过程中，应根据科室的具体情况和改进过程中存在的困难，与科室一起进行多角度分析，查找绩效低下的影响因素，提供有效的帮助和针对性的指导，积极协助科室改进不足之处。这样既体现了科室及医务人员的价值，又让科室及医务人员感受到管理者对自己的肯定和尊重，使医务人员更加积极主动地参与绩效改进，从而实现绩效考核的目标。

专科经营助理每月通过运营数据分析表、医保病种分析表、患者满意度反馈表等书面形式向临床科室主任及护士长反馈考核月运营情况，对过去工作进行回顾和总结，注重指出科室当月有退步的指标和工作中的不足，提出具有针对性、可行的整改建议，让科室负责人能够参考过去的经验、结合科室实际，作出下一步决策和制定科室未来发展规划，让科室长远发展。除此之外，专科经营助理不只是单纯地告知科室主任、护士长以及其他医务人员在医疗工作中存在的问题以及解决问题的措施，还积极与科室人员进行沟通，让科室人员参与到绩效状况分析中，根据科室的实际情况提出可行的整改方案，使医务人员

---

① 金永春，冯运．医院绩效反馈机制的评价研究［J］．中国医院，2009（4）：36－39.

更加主动积极地改进科室绩效，保障绩效改进方案的科学性和可操作性。另外，专科经营助理还通过分享一些科室的成功经历，将成功经验推广到情况相似的其他临床科室，帮助各科室共同发展，实现医院战略目标。

（二）向职能部门反馈

绩效结果的反馈应是双向的，缺乏双向沟通的绩效结果不能起到绩效考核的作用。双向沟通使管理者可以进一步了解医务人员的实际工作情况，协助医务人员提升工作质量；医务人员也可了解到管理者的管理思路和计划，有利于促进管理者与医务人员之间相互了解和信任，提高管理的渗透率和工作效率，调动医务人员的积极性。[①] 除了将科室绩效结果和职能部门考核临床科室绩效不达标的原因反馈给临床科室，调动临床科室提高绩效的积极性，持续改进医疗工作，还应设置就绩效考核公平客观性进行申诉的有效途径。临床科室在对于绩效考核结果有异议时，能够有渠道进行反馈申诉，让相关部门了解到绩效评价体系实施过程中出现的问题，持续优化考核方案，确保绩效考核的科学性与合理性，并且及时回应临床科室提出的需求，缓解科室与医院之间的矛盾，保持两者目标的一致性，促进双方共同发展。

中山市人民医院每个科室均设有一名联络员，专科经营助理可根据在分析过程中发现的问题以及科室对于绩效评价提出的异议与相关部门的联络员进行沟通及反馈。通过与职能部门沟通，充分了解绩效未达标的具体原因，提出具有针对性、合理性、可行性的对策，努力实现目标。对于临床科室对绩效评价结果提出的异议，专科经营助理作为院方与科室之间的桥梁，经过分析讨论，若证实需要进行申诉，则协助科室向相关职能部门反馈与申诉，与相关部门协商讨论，积极处理解决，改善绩效评价体系，持续跟进整改后的效果，避免科室人员对绩效考核产生消极情绪，影响医务人员医疗服务质量和工作态度，影响科室的向心力和医院的凝聚力。

通过专科经营助理联系职能部门和临床科室，反馈绩效评价过程中的各种问题，帮助临床科室提出对绩效评价体系的意见，积极答复临床科室，及时解决相关问题，完善考核方法，提升考核意义，强化考核作用，能有效提高全院各个科室的绩效水平，增强医院综合实力，实现医院的战略目标。

（三）向分管院领导反馈

绩效反馈机制中，需要重视沟通并保证双向沟通，不仅需要临床科室与职

---

① 金永春，冯运．医院绩效反馈机制的评价研究［J］．中国医院，2009（4）：36－39．

能部门之间进行有效的双向沟通，还需要职能部门与分管院领导、临床科室与分管院领导相互之间建立畅通的沟通反馈渠道。即使绩效评价体系尽量做到客观公正，也难以保证被考核者对此无负面情绪。为避免被考核者产生负面情绪、带着抵触情绪进行医疗工作，使绩效评价体系设置的作用能够真正发挥，及时有效的沟通反馈发挥着重要作用。良好的沟通与反馈能够让被考核者认识到绩效评价体系的设置不是为了限制其发展，而是为了达到医院和科室及医务人员实现共赢的目的。

在解决问题的过程中，职能部门和临床科室之间难免会出现无法达成共识的情况，经过多次与职能部门和临床部门沟通协调仍然无法解决的问题，专科经营助理将以书面报告的形式有针对性地把实际情况、问题关键、具体分析、预期目的、建议方案等向分管院领导反馈，请求协助处理，以免矛盾加深，最终达到弥合分歧、达成共识、解决问题的目的。

通过这样的反馈机制，医院管理者可以进一步了解临床科室、医务人员的实际工作情况以及工作中遇到的困难，协助医务人员提升工作质量和工作效率。同时，医务人员也可以了解到医院管理者的管理思路和方向，增加医院管理者与医务人员之间的了解，化解相互之间的歧见，既能提高绩效管理水平，又能调动医务人员工作积极性，实现医院绩效提高和持续发展。

第四节　专科经营助理制度

随着医疗服务价格及医疗保险支付方式的调整，各大医院的运营都面临着挑战。为积极应对深化医改对医院运营管理的持续性挑战，提升医院精细化管理水平，提高医疗品质，增强医院核心竞争力，医院成立运营管理部，调整运营理念，摸索适合医院的绩效考核方案，在人力成本增加的基础上协助改进临床科室运营，为患者带来更贴心的医疗服务。中山市人民医院培养了一批专职经营管理人员，即专科经营助理，他们不仅理解政策导向，同时具备经济、市场、财务、人事等综合素质和管理知识，经过实践，掌握了丰富的医院管理理论和知识、先进的管理工具和方法，是具有较强管理实践能力的实务型、创新型、职业化医院管理人才，并取得了一定成效。

专科经营助理的职责主要是在运营管理部的统一领导下，深入临床科室掌握运营情况，对科室相关数据进行分析，持续改进科室运营质效，协助科室主任开展科室运营管理工作，让科室主任在全力投入医疗专业的同时，可以对科室实际发生的运营情况和医疗工作完成的情况有充分的掌握，确保科室运营始终围绕医院的战略目标，不断提升和改进科室的医疗水平及经营绩效；做好科室的资源配置工作，对临床科室的人力、设备、耗材、物资、空间、床位等资源配置进行评估与论证，将结果反馈给相关部门并监督执行；加强临床科室与各职能部门、后勤辅助部门以及医技科室之间的纵横联系，起沟通与协调的桥梁作用。总体来说，专科经营助理立足医院、服务临床，连接医院与临床科室，专注于运营管理、资源配置以及流程优化再造，有助于提升医院社会效益与经济效益，促进医院长足发展。

一、设置目的、理念及历程

（一）设置目的

设置专科经营助理的目的在于不断提升和改进科室的经营绩效，保证临床科室始终围绕医院的战略目标发展，提高劳动生产率，实现资源的最大化利用。

1．坚持公益性导向

公益性是政府举办公立医院的重要目标和内在要求，是公立医院的本质特征，是医药卫生体制改革的趋势和基本方向。中山市人民医院作为三级公立医院，必须坚持公立医院的公益性，把社会效益放在首位，注重健康公平，增强普惠性，将满足人民群众的健康需求作为出发点和立足点，着力提高医疗服务能力和运行效率，让病人花最少的钱和最短的时间享有安全、有效、高水平的医疗服务。在坚持和强化公立医院公益性，谋求医院自身科学发展方面，专科经营助理发挥着重要的作用。

2．顺应新医改政策

在医药卫生体制改革中，取消药品及医用耗材加成、调整医疗服务项目价格、实行总额控制下的按病种分值付费制度、现代化医院管理向精细化管理发展是重要内容，公立医院作为深化医改的“主力军”，增强医院综合能力，提升医疗技术水平，提高整体运营效率和管理水平显得至关重要。积极引入专科经营助理是医院面对新医改政策，应对运营管理外部环境变化、适应现代化医院发展要求的重要举措。

3．落实医院精细化管理

医院管理涉及的内容多，管理流程复杂，再加上现代医院管理理念的转变和专业管理人才队伍的发展，传统的经验式管理观念和管理模式已不能满足当代现代化医院建设的需要。要全力为患者提供低价、可及、保质、保量的医疗服务，让患者在就医过程中更加安全、便捷、安心，就需要医院对资源、流程的管理更加科学化、精细化，对医疗服务活动过程中所形成的医疗服务产品成本控制有更高的要求。为切实提升医院运营管理效能，在医疗活动管理中引入精细化管理理念和方法，进行标准化管理，优化再造流程，实现医院精细化管理，培养一批具有丰富专业管理理论和知识、掌握先进管理技巧和方法、具备较强分析解决问题能力与管理实践能力的专科经营助理极其重要。

4. 实现资源最大化利用

提高劳动生产率，优化资源配置，提高资源利用效率，实现资源效益最大化，是医院的总体目标和科室主任的岗位责任目标，也是设置专科经营助理的目的之一。[①] 中山市人民医院通过引入专科经营助理，掌握医院及专科动态，了解医院、专科资源使用效率，及时调节资源配置，使资源效益达到最大化；分担科室主任经营管理分析工作，协助科室主任规划及推动各项医疗发展计划及管理事宜，使科室主任能够全身心投入医疗专业，努力提升医疗技术与医疗质量，提高工作效率；发挥其作为医院与专科之间沟通的桥梁作用，向临床科室传达医院各项管理政策和制度，帮助科室了解医院管理动态，强化科学管理意识。专科经营助理对顺利实现医院的运营战略目标有着重要的意义。

（二）设置理念

中山市人民医院设置专科经营助理的理念是充分发挥专业分工优势，使医生能够集中精力提高医疗技术水准和医学研究。专科经营助理的角色定位主要是：为实现医院的发展战略和经营目标，平衡“医院目标”与“专科目标”，协助科室主任开展科室运营管理工作，确保科室运营始终围绕医院战略目标，提升和改进科室经营绩效；协助科室解决工作需求，使医务人员有更多精力投入医疗技术的研究和发展中，全心全意为患者提供医疗服务；协助行政职能科室及时掌握专科动态，同时给临床科室传达各项管理政策和制度，帮助科室落实规定，并进行监督和反馈；作为临床科室与各职能部门、后勤辅助部门及医技科室之间的沟通桥梁。

（三）设置历程

中山市人民医院专科经营助理设置历程可分为以下三个阶段：①筹备阶段。

---

① 马秀清，程永忠，陈小蓉．国内医院专科经营助理运作模式介绍［J］．西南国防医药，2008（6）：932－933.

医院于2016年10月成立运营管理部，2017年7月引入专科经营助理。②培养学习阶段。首批专科经营助理参加历时长达9个月的培训，参加了院内训练、院外进修训练、规则制度与政策解读学习、深入临床了解各个系统的工作流程等，培训内容注重系统性、丰富性、时效性和务实性。③成长发展阶段。2018年4月在医院临床科室全面推行专科经营工作，医院制定并下发《专科经营助理工作制度》，加强专科经营助理管理，规范专科经营助理工作。

二、管理架构及运行模式

专科经营助理是专业管理人员，隶属于职能科室——运营管理部，服务于临床科室，不受临床科室负责人领导。在运营管理部的统一管理和领导下，专科经营助理定期制定周、月计划并按计划深入负责的临床科室了解情况，收集科室存在的问题，归类汇总后有针对性地解决问题；每周召开专科经营助理例会，汇报日常事务和科室情况，交流自身经验，共同讨论问题，统一思路，解决问题；阶段性地对其对接的临床科室做全面深入分析，发现科室存在的不合理的现象及问题，及时召集相关工作人员协调处理，确保临床科室的各项工作正常开展，医院有序发展。

另外，专科经营助理每月需向运营管理部和临床科室负责人反馈运营数据分析、医保病种数据分析、医疗组数据分析、患者满意度情况等内容；并及时向科室宣讲医院的管理政策、医院导向等，帮助科室理清思路、明确方向，始终围绕医院的战略目标发展，确保医院的目标得以实现。专科经营助理的管理架构如图4－2所示：

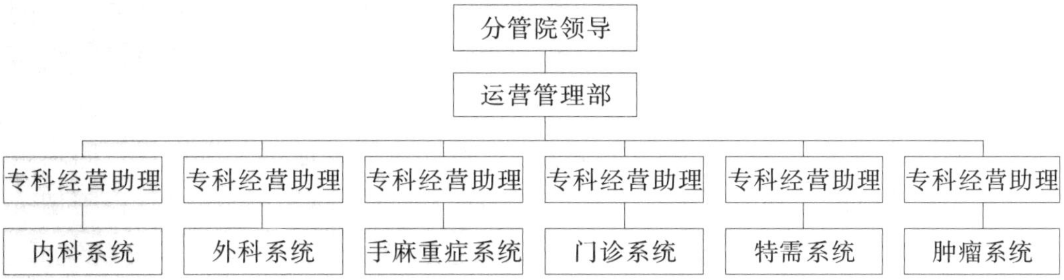

图4－2　专科经营助理管理架构图

三、工作内容及范围

（一）运营数据监测

随着医疗制度改革，医学技术长足进步，医疗水平不断提高，医院需要记录的信息数据越来越多，也越来越繁杂，尤其是对于较早建设数字医院的中山市人民医院而言，经过十几年的信息积累和沉淀，现有的数据量庞大且宝贵，特别是近年运行新绩效方案以来，医院的管理活动越来越依赖数据的挖掘和运用，对科室的精细化管理要求亦是如此。专科经营助理的工作之一，正是运用数据协助临床科室开展工作，将纷繁复杂的数据进行统计、归整、分析、反馈，使科室主任和医护人员对自身科室的运营情况掌握得更加充分。

专科经营助理在每月获得相关数据后，将数据导入分析工作簿完成运营分析套表，再根据数据监测结果进行根因分析，针对个别特殊情况可按以邮件形式向部门提出特殊数据的提取需求，转由统计室工作人员协助提取相关数据用于分析。除上述数据分析外，专科经营助理须结合当月临床科室反馈的特殊情况及意见进行全面分析，进而完成当月《运营分析报告》的撰写。每一份《运营分析报告》均须提交部门审核、修改后方可下发至临床科主任处，并及时向科室主任汇报及探讨存在的问题、改进的意见及建议等，再将所有收集到的信息整理反馈至运营管理部，形成闭环管理。运营数据分析工作流程见图4－3。

专科经营助理常规的运营数据分析工作有三项，分别是绩效数据监测、医保病种数据监测以及患者满意度分析。

1. 绩效数据监测

绩效数据监测为医院对科室、科室对医护人员的绩效考核提供客观评价的依据，能保证各科室之间、各医护人员之间的公平竞争，强化科室经营管理意识，提升增收节支能力，实现资源效益最大化。

专科经营助理每月对科室绩效数据进行监测，形成运营分析报告，向运营管理科和临床科室负责人反馈。专科经营助理从医院及科室管理出发，密切关注科室运营情况，统计分析如出院人次、门诊人次、手术次数、平均住院日、药品耗材使用情况、收支情况等各项指标，建立动态报表（见图4－4和图4－5）。

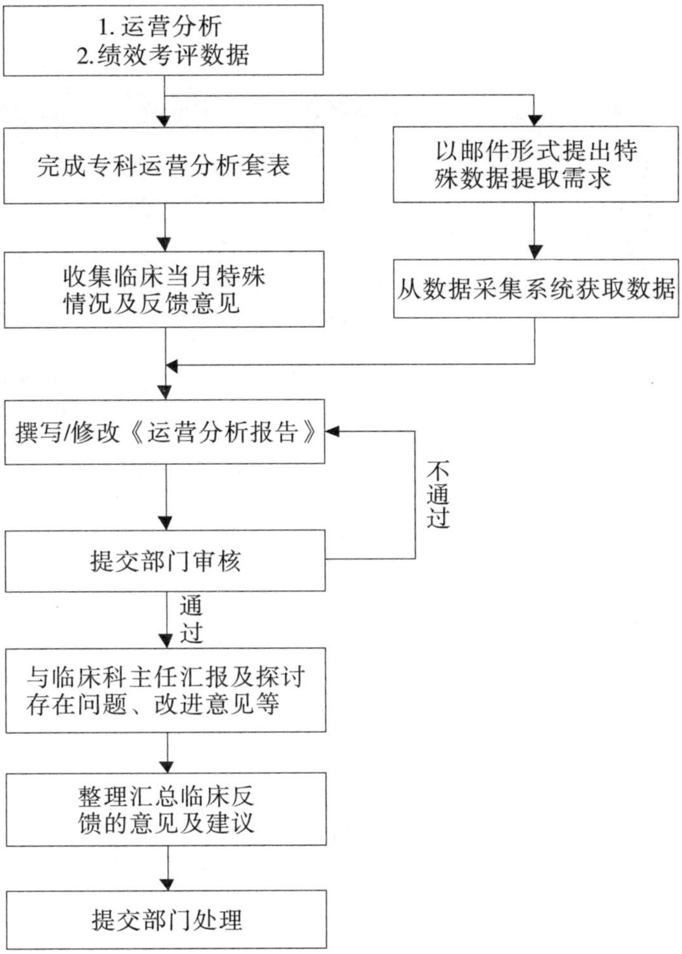

图 4－3　运营数据分析工作流程

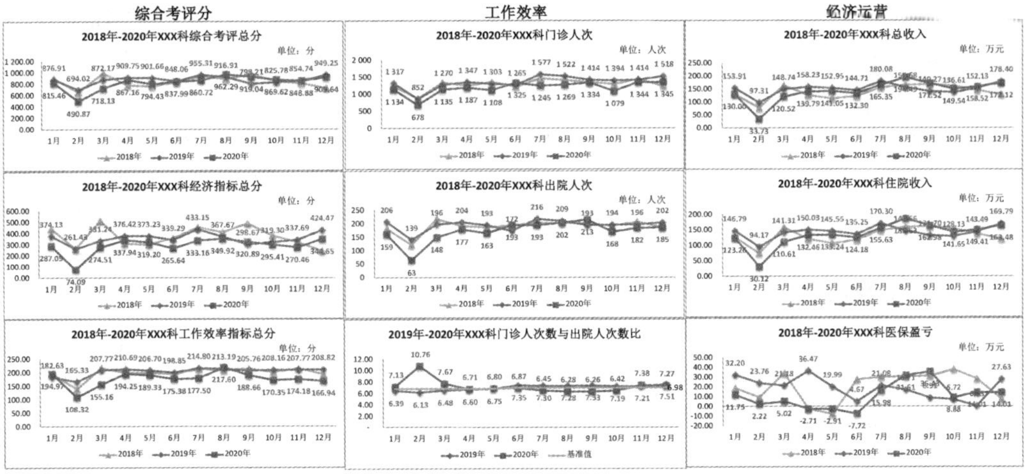

图 4－4　绩效数据工作簿

XXXX 科

➢ 经济指标

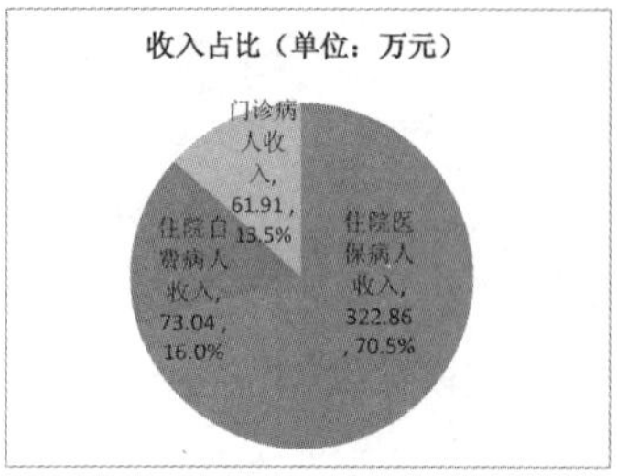

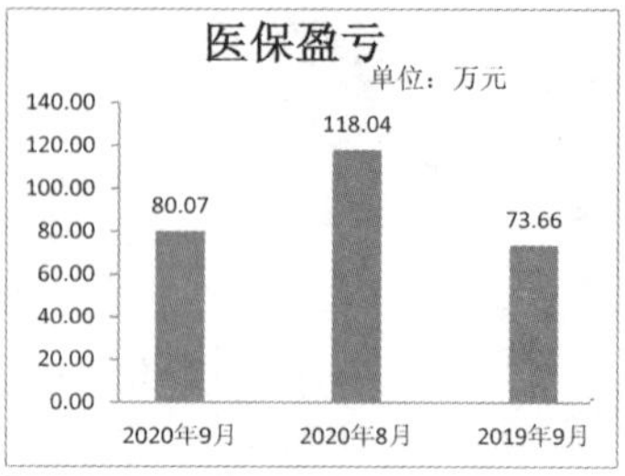

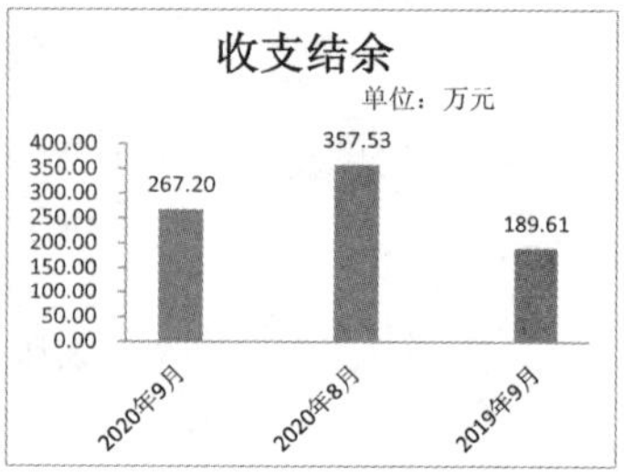

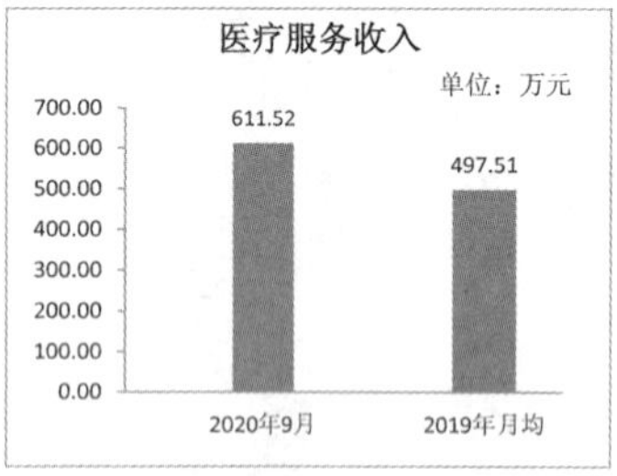

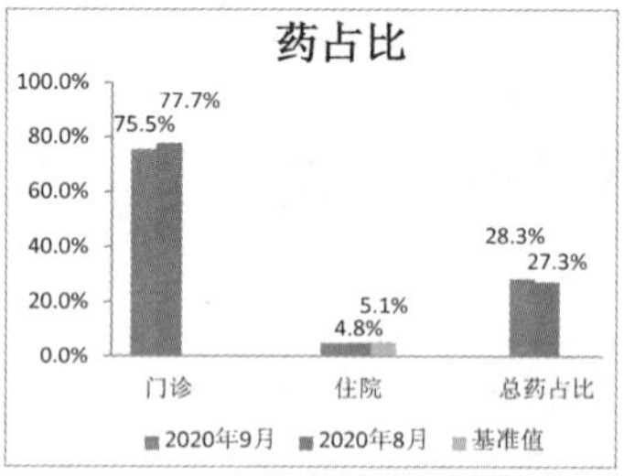

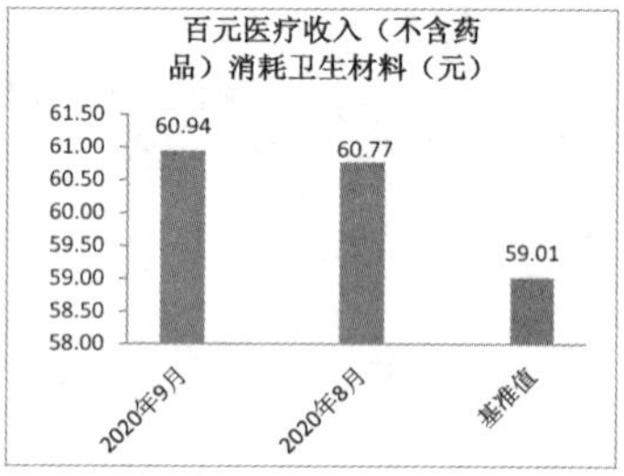

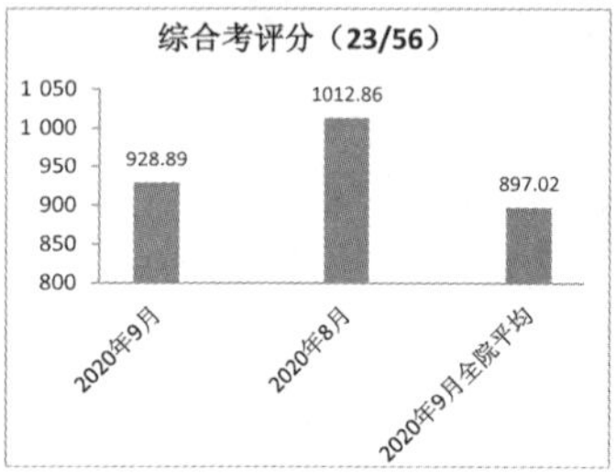

➢ XXXX 科

➢ 效率指标

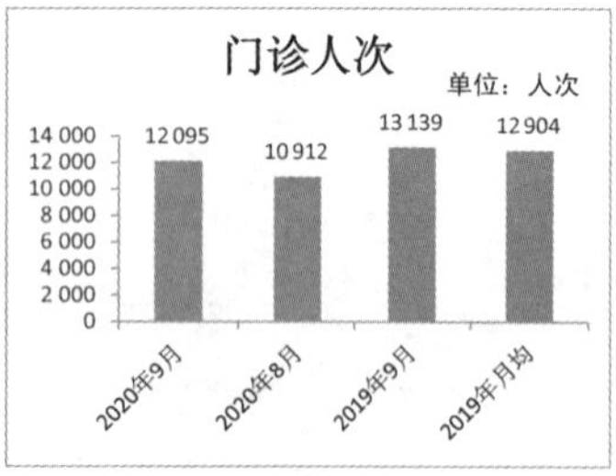

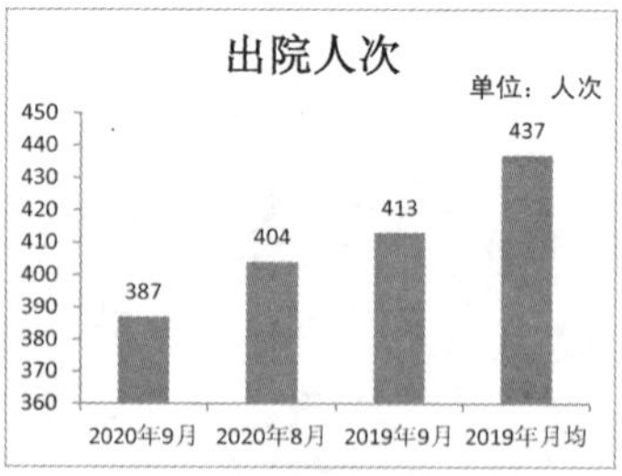

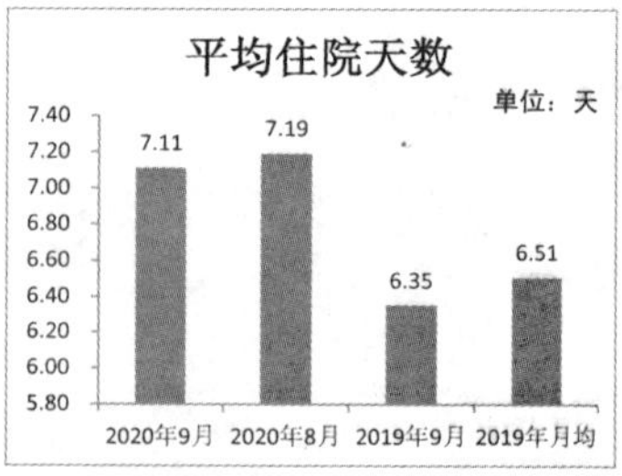

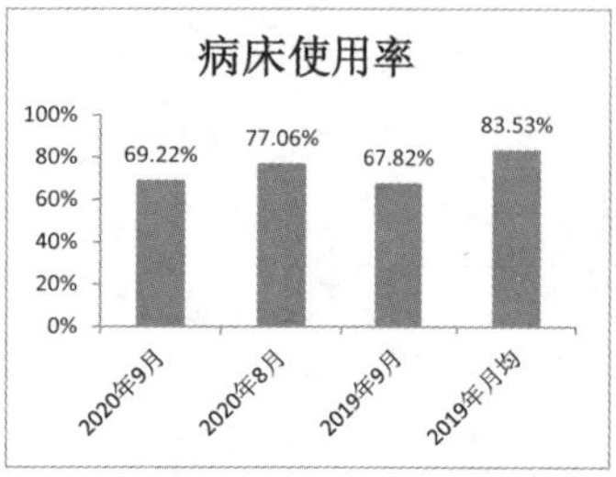

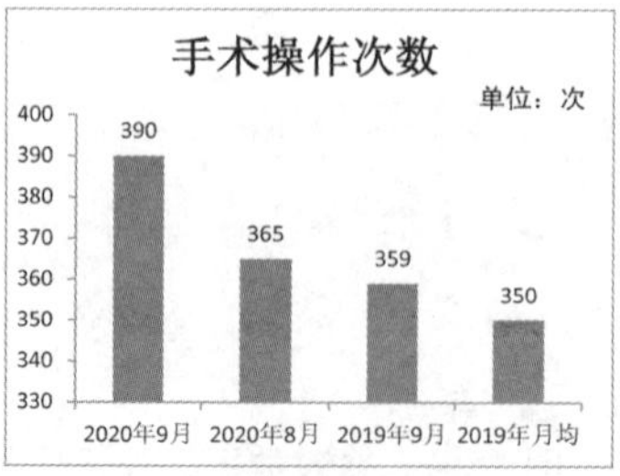

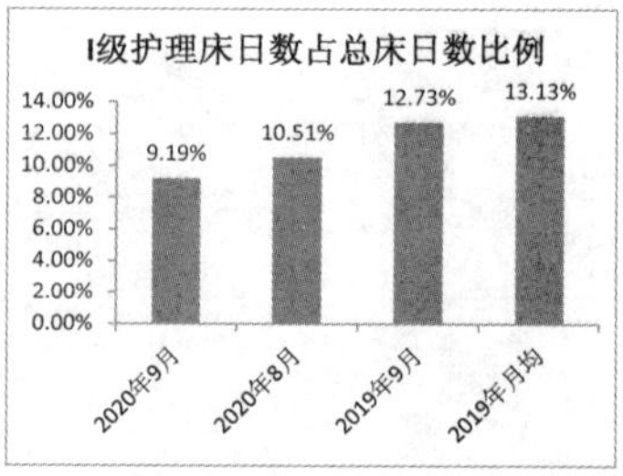

➢ **XXXX科**

➢ **效率指标**

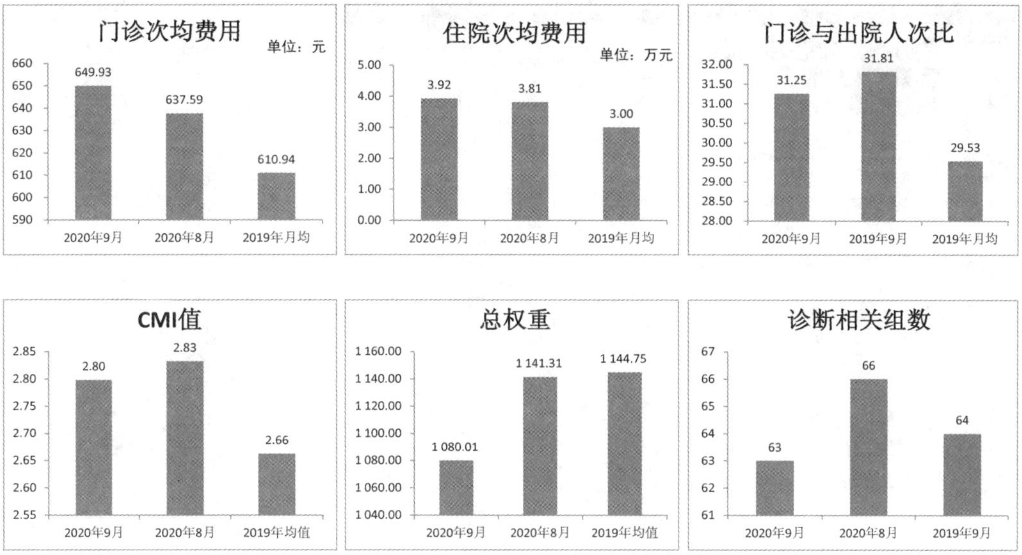

➢ **XXXX科**

➢ **效率指标**

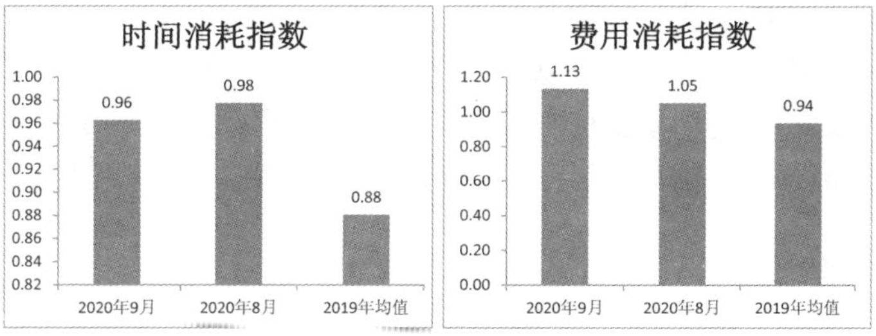

图 4－5　绩效数据图

专科经营助理从学科建设、质量安全、工作效率、经济运营、患者满意度五个维度对绩效考核原始数据进行全面分析和根因分析，再根据临床科室实际情况制作绩效数据分析表，找出异常指标并分析其原因。以某科室经济指标分析为例，专科经营助理的主要工作有：①分析影响经济指标的因素（人均收支结余、医疗服务收入）；②若收入对经济运营有较大影响，则进一步分析影响收入的因素（住院医保收入、住院自费收入、门诊收入等）；③住院医保收入可从住院医保病人数、医保盈亏等方面分析；④医保盈亏可通过分析科室医保病种盈亏情况等查出原因。分析模式见图 4－6。

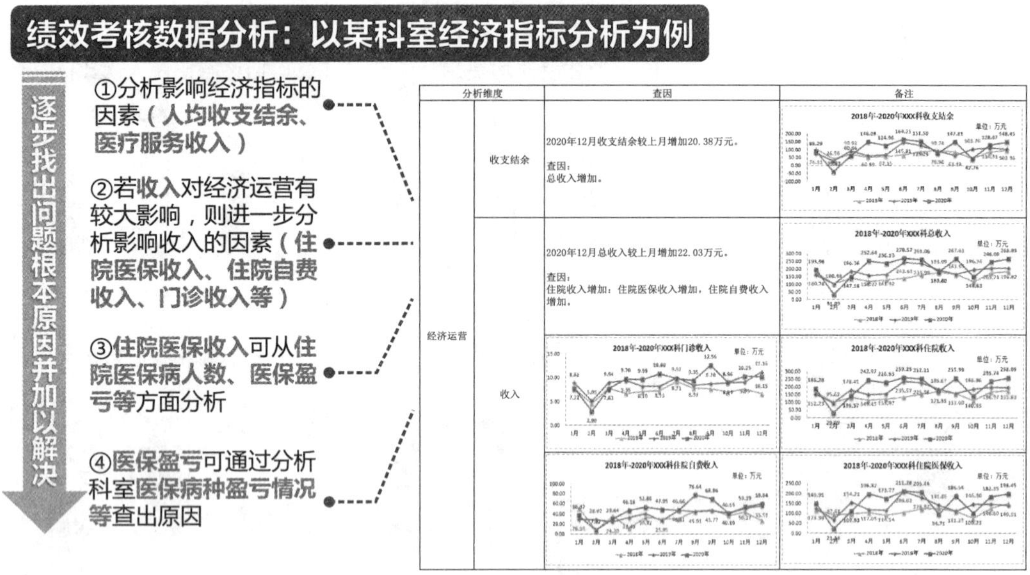

图4-6 绩效数据分析方法

为引导科室良性发展，专科经营助理以书面形式向临床科室主任、护士长反馈月考核情况，在肯定成绩的同时，反映科室存在的问题，提出科学合理的措施建议；根据分析过程中发现的问题与相关部门进行沟通反馈，并跟踪改进情况和改进结果；多次协调沟通仍无法解决的问题以书面报告的形式向分管院领导反馈，请求协助处理。

2. 医保病种数据监测

伴随新医改的逐步推进，医保覆盖人群日益递增，按病种分值付费制度备受关注，医院及临床科室也越来越重视医保费用的管理。

专科经营助理每月常规进行科室医保病种数据的监测，掌握医保病种治疗费用、时间等情况，协助科室做好医保病种的管理。具体措施为每月运用医保结算后的数据，针对不同专科负责人选出的重点病种，制作单病种动态监测表（见图4-7），其内容涵盖病种例数、住院天数、医保盈亏、费用结构等，并采用趋向走势、占比结构、历史数据对比等多种形式，及时将重点病种情况反馈给临床科室。以某医保病种分析为例，某年某月该医保病种收入略有盈余，通过分析医保病种的例数、例均住院天数、医保盈亏、费用结构（药费、材料费、技术劳务费、检验检查费）等因素，查找医保盈利的原因，分析得出因医保病种的例均住院天数缩短和例均药费减少，所以医保略有盈余。在分析过程中发现有异常情况，专科经营助理会与科室主要负责人进行充分的沟通和调研，并将问题向运营管理部和科室负责人反馈，多方协调，分析问题源头，给临床科室提出调整和优化的管理建议，进而达到医院医保精细化管理的目的。

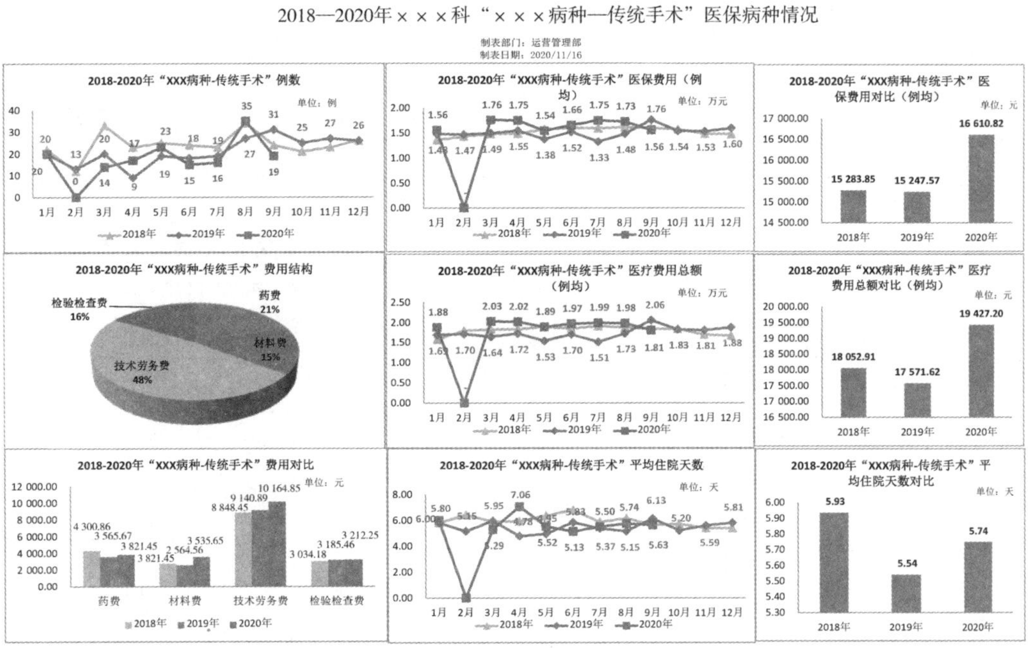

图 4－7　医保病种情况分析

3. 患者满意度分析

随着绩效管理体系的日渐完善和人们服务意识的不断增强，患者满意度成为科室服务质量的重要考核标准，也是医院服务的现实目标和最终要求。在第三方测评公司的协助下，中山市人民医院对科室进行患者满意度考核并纳入绩效评价体系之中，考核结果与奖励性效益工资挂钩。

为了更好地协助临床科室实现“以医疗为中心”向“以医疗为基础、以患者为中心”的服务意识转变，充分体现当代医院人性化、一体化的服务理念，医院工作质量控制办公室与第三方公司合作，每月组织开展门诊和住院病人满意度调查，将调查数据提供给专科经营助理；专科经营助理针对患者满意度的结果进行归类分析，每月整理《患者满意度情况反馈表》（见表4－2）并分析患者提出的意见及建议，向临床科室主任、护士长反馈；如有需要，还与相关责任科室沟通，协助临床科室解决问题。医院工作质量控制办公室每季度、每年度对患者满意度结果进行统计分析（见图4－8）并在院内网公示。通过向科室反馈满意度情况，专科经营助理对突出问题跟进并督促科室及时整改，使患者满意度逐步提升。

表 4－2 ××××年××月×××科患者满意度情况反馈表

<table>
<tr><th rowspan="2">序号</th><th rowspan="2">患者来源</th><th rowspan="2">责任科室</th><th colspan="3">患者意见和建议分类</th><th rowspan="2">内容</th></tr>
<tr><th>一级</th><th>二级</th><th>三级</th></tr>
<tr><td>1</td><td>住院</td><td>×××科</td><td>服务态度</td><td>临床医生</td><td></td><td>主治医生的态度非常差，语气很重地和患者说要求患者出院</td></tr>
<tr><td>2</td><td>住院</td><td>×××科</td><td>环境设施</td><td>病房管理</td><td>病房环境（吵、灯亮等）</td><td>病房太吵了，冷气很小；希望病重的患者可以和病情相对没那么严重的患者分开病房，否则会影响其他患者休息</td></tr>
<tr><td>3</td><td>住院</td><td>×××科</td><td>护士的照护</td><td>及时协助</td><td></td><td>有时按铃后等的时间比较长</td></tr>
<tr><td>4</td><td>住院</td><td>×××科</td><td>护士的照护</td><td>及时协助</td><td></td><td>按铃后要等，可能护士太忙</td></tr>
<tr><td>5</td><td>住院</td><td>×××科</td><td>医生的诊疗</td><td>病情解释</td><td></td><td>希望医生解释清楚病情，再对症下药</td></tr>
<tr><td>6</td><td>门诊</td><td>×××科</td><td>医生的诊疗</td><td>病情解释</td><td></td><td>对病因没有明确的解释</td></tr>
<tr><td>7</td><td>门诊</td><td>×××科</td><td>服务态度</td><td>护士</td><td></td><td>医院护士对病人的态度不够人性化，甚至相反</td></tr>
<tr><td>8</td><td>门诊</td><td>×××科</td><td>就医流程</td><td>等候时间</td><td>门诊等候时间</td><td>候诊时间长</td></tr>
<tr><td colspan="3" rowspan="4">最喜爱的医生</td><td colspan="3">医生/护士姓名</td><td>表扬次数</td></tr>
<tr><td colspan="3">医生 1</td><td>1</td></tr>
<tr><td colspan="3">医生 2</td><td>4</td></tr>
<tr><td colspan="3">医生 3</td><td>2</td></tr>
<tr><td colspan="3" rowspan="3">最喜爱的护士</td><td colspan="3">护士 1</td><td>3</td></tr>
<tr><td colspan="3">护士 2</td><td>2</td></tr>
<tr><td colspan="3">护士 3</td><td>2</td></tr>
</table>

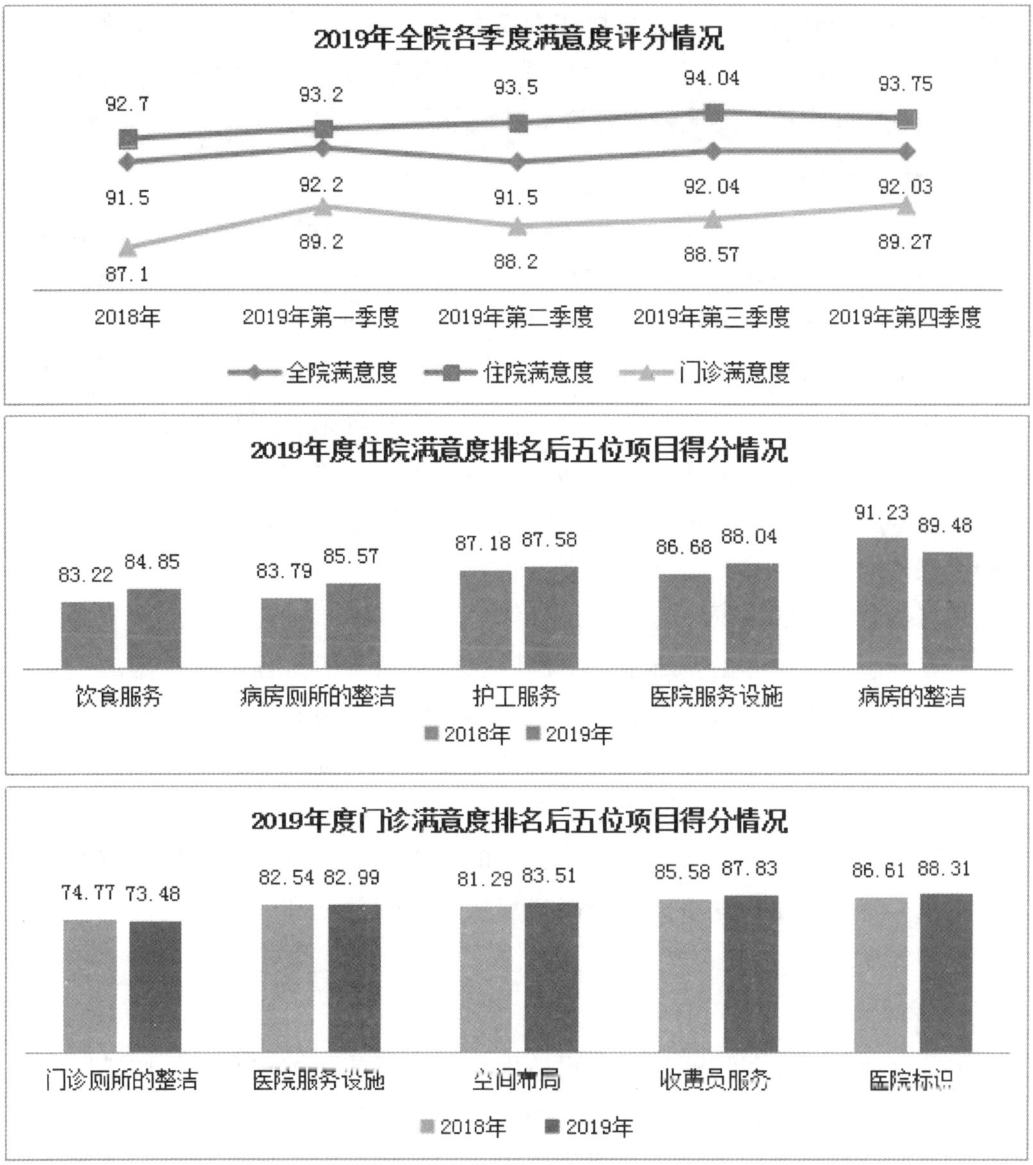

图4-8 患者满意度统计分析

（二）流程优化再造

医疗质量管理是医院管理的核心。随着医药卫生体制改革持续深化，人们生活质量不断提高，对医疗资源的需求日益增大，对医疗服务质量的要求也越来越高，为达到工作效率高、运营成本低、患者及员工满意度高、医院竞争力强之目的，医院需要进一步优化质量管理。医院服务是一种高度专业化的服务，具有人力密集、科技密集、资讯密集、资本密集、资材种类繁多、产品多样等特征，同时它与其他行业服务又存在着较大的差异，主要表现为医疗服务的科学性、个体性和时效性。[①] 医疗服务的特殊性要求医院以病人为中心，对员工负责，而流程优化再造在此恰好发挥着重要作用。

1. 概念及思想

流程优化（business process improvement，BPI），指的是针对管理中的问题，对现有流程进行分析思考，降低成本、改善质量、提升服务及速度、提高管理水平，对影响效率的关键流程进行改进和完善，强调渐进改良，不作体系性流程更新。而流程再造（business process re-engineering，BPR），是对所从事的管理工作及作业程度进行重新设计和构建的过程。医院管理必须坚持以人为本的原则，为了给患者提供高品质的医疗服务，给医护人员创造良好的工作环境，提高医院核心竞争力，可根据自身的实际情况，将流程优化和流程再造两者有机结合起来。[②]

患者满意程度的高低、治疗效果好坏与工作流程是否科学合理有着紧密的联系。在以患者为中心的基础上，对医院、科室项目的流程进行一定的优化和再造，让科室能够选择最优的流程，减少不必要的环节和多余的流程，最大程度减少医疗产生的成本，充分利用现有的医疗资源，提高整体工作效率，有利于医疗质量的控制，促进医院整体服务水平提升，能够安全便捷地满足患者多样化的就医需求，提升群众对医院和科室的印象，提高患者和医护人员的满意度，提高科室知名度和竞争力，提高科室整体运营效率和效益，促使医院和科室更好地发展。

2. 分析过程及方法

专科经营助理在医院流程优化再造中起着不可或缺的作用，他们不断学习和掌握流程优化的知识，建立了自己的项目优化工作流程，在医院整个纵向组织中起着横向联系的作用，让流程优化再造向更深层次发展，从而达到推进流程优化再造的最终目的。

专科经营助理针对自己深入临床的发现以及科室反映需改进的项目进行流程优化再造，结合科室实际运营情况，采用根因分析法，通过“人、机、物、法、环”（人员、机器、物品、方法、环境）五要素全面分析项目问题所在，逐步找出根本原因，并有针对性地提出有效的改善措施，进行优化再造，解决问题。

---

① 石应康，程永忠．以病人为中心深入持久推进医院流程优化［J］．中国医院，2005（5）：8－9．

② 李鹏飞，何桢．应用 BPR 和 BPI 理论改造企业流程探索［J］．科技管理研究，2006（5）：183－185．

以中山市人民医院优化门诊胃肠镜预约等候时间为例。在优化前，门诊患者在进行胃肠镜检查时需要提前1个月预约，造成患者满意度低，病人流失严重等问题。为解决患者预约等候时间过长问题，以门诊病人胃肠镜预约等候时间缩短至2周内为预期目标，专科经营助理从人、机、物、法、环五个方面着手分析（见图4－10），整理工作流程，确定根本问题所在，进行项目优化。

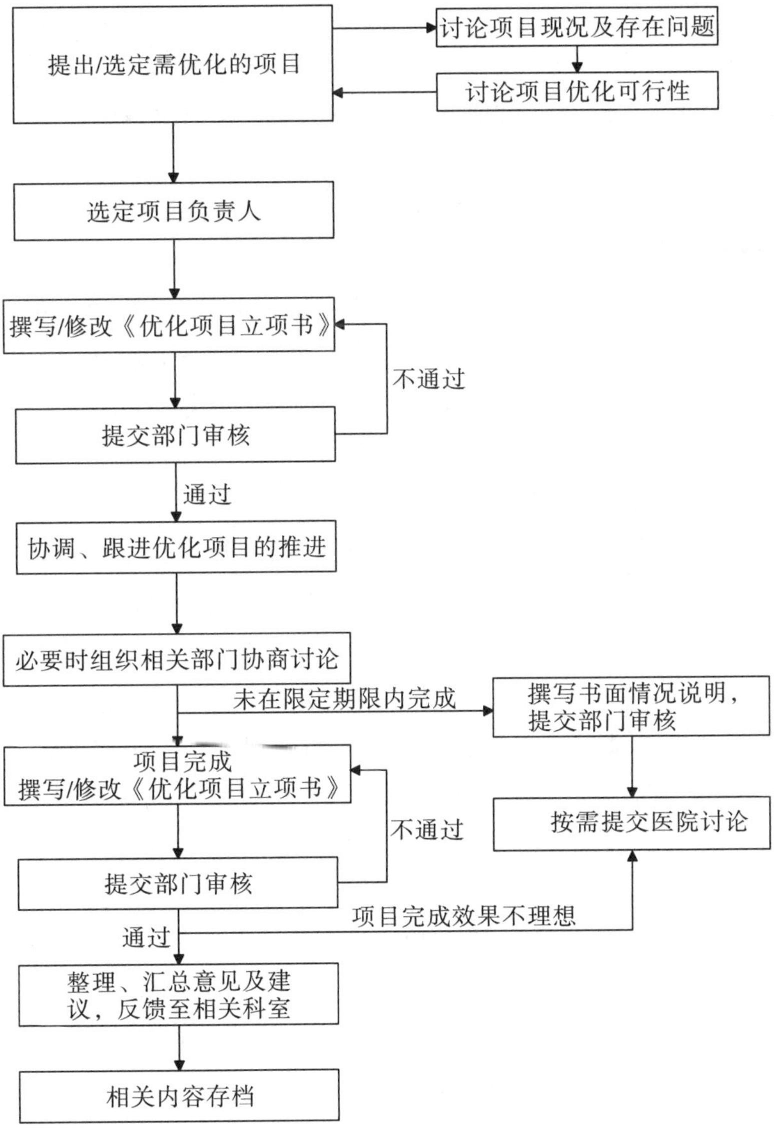

图4－9　项目优化工作流程

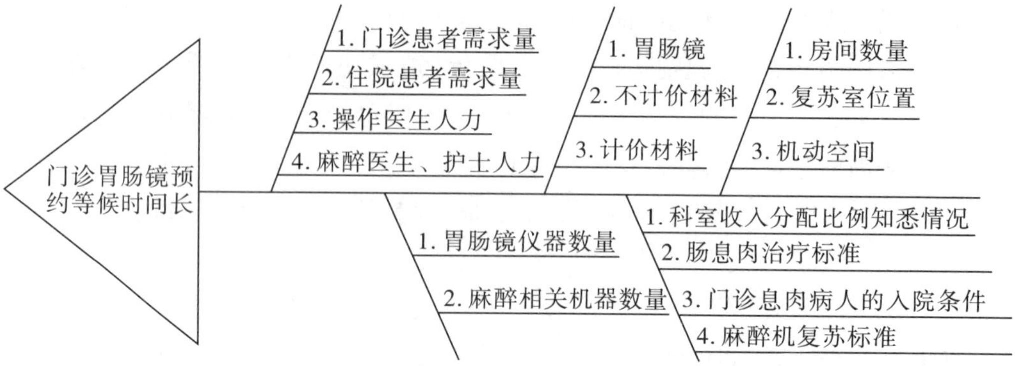

图 4－10　“门诊胃肠镜预约等候时间长”根因分析鱼骨图

（1）人为因素。优化前每天平均完成肠镜（含胃肠镜）33 人次，2017 年 10 月至 2018 年 3 月，日间肠镜月均需求量为 665 人，工作量为 647 人。消化内科可操作胃肠镜医生有 8 人，安排在胃肠镜室的医生有 4 人，平均每工作日工作时长为 8 小时；安排在胃肠镜室的手术麻醉医生有 2 人，麻醉护士有 2 人，麻醉医生和麻醉护士平均每工作日工作时长为 7 小时。优化前会出现胃肠镜室工作繁忙，医护人员工作量大，人力不足的现象。

（2）仪器、物品因素。原有胃肠镜机器 5 台，胃镜 19 条（3 条维修、1 条不可用），肠镜 11 条（3 条维修），清洗消毒时长需 20 分钟。另外胃肠镜室有麻醉检测仪 3 台，心电监护仪 23 台，血氧监测仪 2 台，除颤仪 1 台，呼吸机 2 台。预估 15 条胃镜可做 80 个病人的胃肠镜，而肠镜实际可用的只有 8 条，胃镜和肠镜数量相对不足。

（3）方法因素。消化内科规定胃肠镜操作过程中，对所有患者，镜子从进入患者体内到取出时长要达到 5 分钟，这对于检查发现问题不大的患者来说，操作时间相对较长，延长了患者的等候时间。且胃肠镜室在工作日早上 11:30 就陆续关停，在周六医生也只为急诊病人做胃肠镜，不接收普通患者，导致不能及时满足患者做胃肠镜的需求，造成积压的情况。

（4）环境因素。现有 6 间胃肠镜室（只开放 4 间），其中 5 间胃肠镜室配有设备，1 间无设备配置；复苏位置有 18 个，其中共用位置 10 个，妇科专用位置 8 个；机动空间有 2 个房间是可以使用的，其中 1 个房间设备齐全随时可以使用，1 个房间无设备但有接口，日常用于存放物品。可见，胃肠镜室开放数量不足，胃肠镜日工作量较少。

通过几方面的分析，胃肠镜预约等候时间过长的原因可概括为以下三点：①每日可预约人数不能满足门诊病人的需求；②胃肠镜操作医生数量不足；

③胃肠镜麻醉医生及护士数量不足。

根据以上及结合实际情况提出几点建议以供参考：①为增加每日胃肠镜操作数量，建议多开一间胃肠镜室，调整内镜室工作时间，取消午休时间，采用直落上班制度，即8:00—16:00，并可通过调整科室奖励性绩效工资二次分配方案来激励医生进行胃肠镜工作；②建议科室内部调配，增加胃肠镜出诊医生数量；③增加麻醉医生及护士数量。

除此之外，中山市人民医院临床科室及麻醉科亦积极采取优化措施：

①仪器、设备方面：增开一间胃肠镜室，目前5间室同时操作，并向特诊中心借镜子数条。

②人员方面：消化内科增加一名胃肠镜操作医生，目前5名医生常驻操作胃肠镜；麻醉医生方面，现1名麻醉医生带2名麻醉护士及2名规培医师（1名非麻醉专业）配合麻醉；护士方面，医院安排手术麻醉一科副护士长调往手术麻醉二科全面主管，其他两名护士长助理配合消化内科操作胃肠镜。

③操作流程方面：优化前消化内科规定镜子从进入患者体内到取出时长要达到5分钟，目前对于检查发现问题不大的患者检查时长相对缩短，对于病情严重的患者保证操作时长。

④工作时间安排方面：优化前11:30各间胃肠镜室陆续关停，目前到12:30左右各间胃肠镜室才下班；优化前周六医生只是回来做急诊，目前周六也会为普通病人做胃肠镜。

在优化三个月后进行复查，胃肠镜预约的平均等待时间已缩短至3天，这不仅改善了病人及家属对医院的满意度，而且为医务人员创造了良好的工作环境，医院整体运营绩效进一步提升。

（三）资源配置论证

专科经营助理必须密切关注医院、科室的空间、人力资源、设备资源等配置情况，根据临床科室提出的申请，对临床科室的空间、人力、设备等进行资源配置论证分析，将分析结果反馈给相关部门并监督执行。资源成功配置后，专科经营助理负责对资源配置后的实际成本—效益值和预估值进行分析对比，并反馈建议、优化执行、整改、终止配置，实现资源合理分配，避免资源浪费，保证科室发展的资源支持。流程见图4－11。

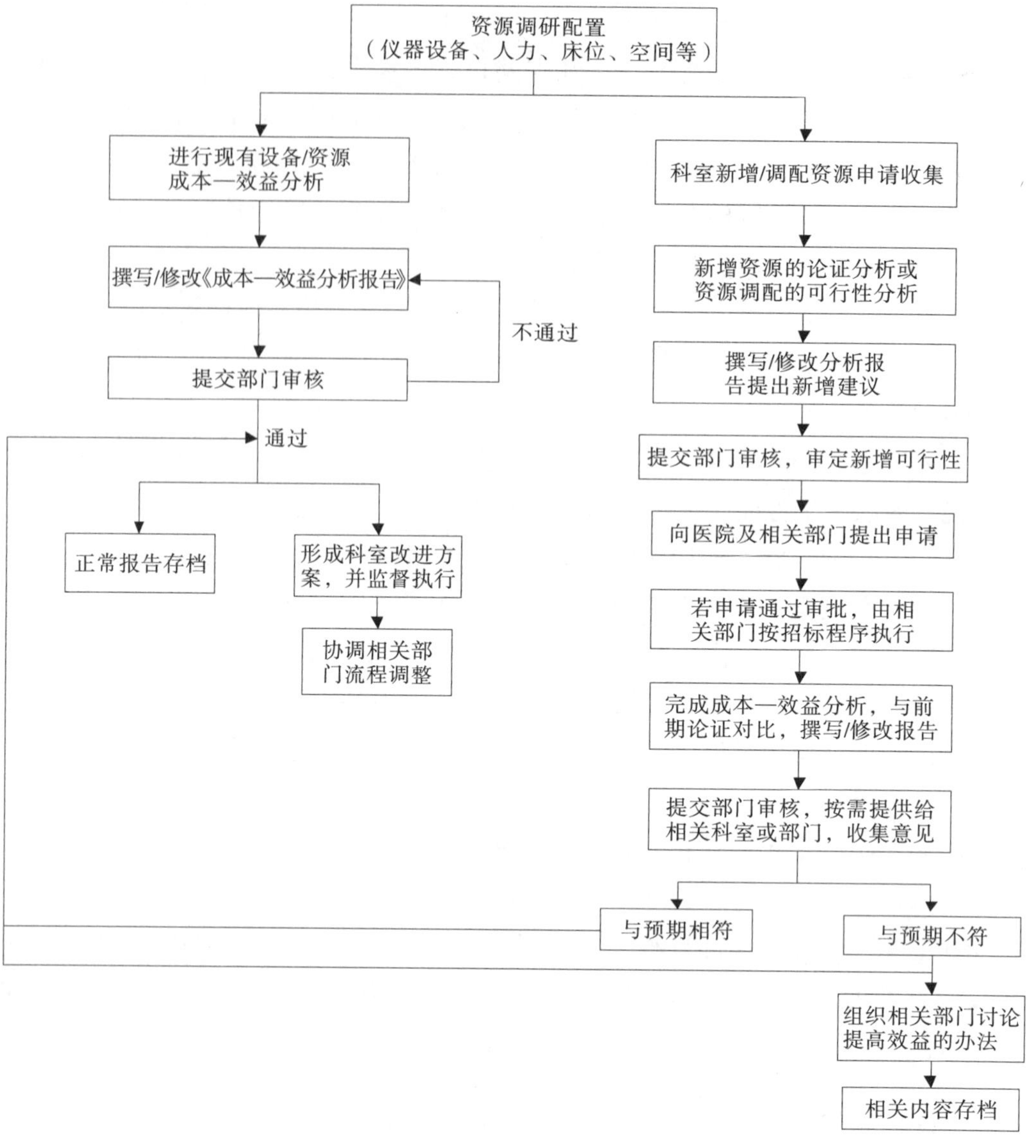

图4－11　资源配置分析工作流程

1. 空间资源配置

随着医院医疗水平的提高和服务质量的提升，医院不断发展，门诊患者及住院患者不断增加。医院现有的基础设施有限，难以满足日益增长的患者就医需求，患者就诊、入院等候时间长等问题在部分科室较为突出，一定程度上制约了科室的发展。对有限的空间资源进行合理规划和配置，能够为患者提供更好的就医环境，有助于缩短患者就诊治疗时间，改善患者就医体验。

（1）以中山市人民医院门诊诊室调整为例。部分临床科室反映科室诊室不足，希望能借用其他科室闲置诊室开诊。为了解决科室问题，专科经营助理积极与科室沟通，统计临床科室对门诊诊室调整的需求及建议，统一整理形成需求表（见表4－3）。同时，专科经营助理深入临床科室了解情况，收集所有科室上报的医生出诊时间安排，根据科室安排情况对各楼层诊室使用率进行统计，整理各楼层诊室（计划）使用率，随后再进行抽查，各个节点到各诊室统计实际出勤情况，整理诊室（实际）使用率。经过对比分析，发现部分科室存在诊室使用率不高、诊室安排位置不合理、诊室量不足等问题。专科经营助理将统计发现的问题整理后，与科室提出的需求进行对比，分析诊室调整申请可行性，提交相关部门和领导作出决策，以最大程度满足医院发展以及患者就诊需要。科室调整诊室申请通过后，专科经营助理则须持续跟踪科室调整后的诊室使用情况，将调整前后的诊室使用率进行对比分析，进行反馈，确保最终达到诊室合理配置的效果。

（2）以中山市人民医院共用手术室为例。由于公共手术室资源紧张，A 科与 B 科手术患者术前等候时间较长，科室开展特色技术项目较为困难。A 科与 B 科为发展科室特色技术项目、缩短患者手术等候时间，一起提出共用 C 科专用手术室的建议。对此，专科经营助理对于三个科室共用 C 科专用手术室进行可行性分析。首先，专科经营助理对 C 科专用手术室进行了初步了解：C 科专用手术室共有手术间 4 间、无菌间 1 间、消毒及打包间 1 间，1—4 号手术室的级别分别是百级、千级、千级、万级；1 个无菌间用于存放物品；1 间消毒及打包间（万级）用于器械清洗。专科经营助理对 4 间手术间使用频率进行统计后，发现4 号手术间使用频率较低，且位置相对独立。其次，专科经营助理与相关科室进行沟通，充分了解科室在人力、手术室空间、耗材、医嘱、消毒等方面的具体需求和想法。最后，专科经营助理再根据历史数据估算出 C 科室月均支出情况和 A 科室与 B 科室的月均收入等，提出共用手术室方案的合理建议：若消毒条件允许，A 科室与 B 科室可借用 C 科室手术室 4 号手术间，并按项目收入比例承担 C 科室手术室支出等。专科经营助理通过详细列出该方案的优缺点及目前存在问题，交上级部门作进一步协调和决策。

表 4－3　各科申请调整诊室情况

序号	申请科室	调整前				调整后		调整办法	调整原因	意向诊室
		工作日上午		工作日下午		工作日上午	工作日下午			
		诊室数（周总数）	使用率	诊室数（周总数）	使用率	诊室数（周总数）	诊室数（周总数）			
1	皮肤科	25	108.00%	25	40.00%	30	30	皮肤中医诊区中的中医科④号诊室/①号诊室→门诊皮肤科	1. 申请增加一间门诊诊室，增购仪器，大力发展门诊治疗项目，如红蓝光治疗、皮肤小手术及操作、308 准分子光等 2. 皮肤科工作日上午计划使用率高于 100%，据护士反映诊室不够用时，皮肤科会借用诊室十一（原治疗室）出诊	中医科（皮肤科诊区）
2	小儿外科	5	100.00%	5	100.00%				1. 现诊室安排在肾脏中心，位置较偏，患者及家属反映难以找到，希望在儿科诊区增加一间诊室，增加小儿外科病人来源 2. 科室计划申购消化道动力检测系统（肛门压力检测仪），需要新增一间诊室放置使用，消化道动力检测系统（肛门压力检测仪）可开展筛查及治疗项目	儿科诊区

2. 人力资源配置

人力资源是第一资源，是医院最宝贵的资源，也是医院发展的关键因素之一，对医院实现发展战略有重要作用。探索合理的人力资源规模，科学配置科室人力资源，能充分调动医务人员潜能和积极性，是科室有效开展工作的基本保证，也是提高医疗质量的重要保障，对提高科室运行效率，加快整个医院的发展有着重要作用。

(1) 以中山市人民医院儿科夜间急诊人力配置分析为例。由于儿科夜间急诊出现医生工作量较大、患者平均候诊时间较长、患者满意度较低、急诊就诊患者流失等问题，专科经营助理针对此进行了相关分析。

首先，专科经营助理统计了儿科夜间日均急诊人次及候诊时间（见图 4－12）。了解到儿科夜间急诊高峰时段为 19: 00—23: 00，其中 19: 00—21: 00 因患者数量不断增加造成积压情况；21:00 后，患者数量逐渐下降，但候诊时间依然较长，因前期的积压情况不能及时解决，导致候诊时间过长，患者满意度低。

其次，专科经营助理结合科室急诊出诊医师安排情况，进一步分析积压情况不能及时解决导致的候诊时间过长、患者满意度低的原因。

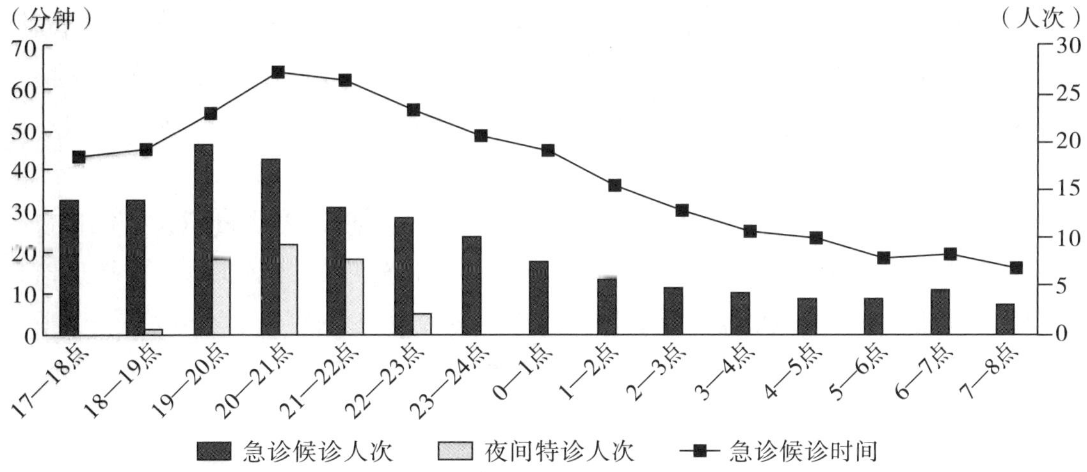

图 4－12　中山市人民医院儿科急诊候诊人次及候诊时间统计

儿科急诊排班为：普通急诊 17: 00—22: 00 一班，22: 00—次日 8: 00 一班，夜间特需门诊 19: 00—22: 00 一班。其中夜间特需门诊必须由副高及以上职称的医师出诊。

儿科医生人力资源安排如下：

①夜间急诊班 3 人，需在 22: 00—次日 8: 00 急诊时段排 1 人轮值急诊班；

②病房一线医生 5 人，需在 17:00—22:00 急诊时段排 1 人轮值急诊班；

③病房二线医生 5 人，需在 19:00—22:00 轮值儿科特需门诊，及特需住院部夜班排班；

④特需住院部一线医生 2 人；

⑤长期门诊坐诊医生 3 人；

⑥规范化培训学员 7 人。

经分析，儿科设置的夜间特需门诊，可缓解大约 30% 的夜间普通急诊就诊压力；普通儿科联合新生儿科共 15 名副高及以上职称的医师轮值夜间特需门诊，每位医师大约半个月值班一次。因此建议科室：

①调整夜间特需门诊医师出诊数量，高峰时段由 1 人增加至 2 人出诊。

②调整医师出诊时间，适当延长两班急诊班次时长，调整为 17:00—22:30 和 21:30—次日 8:00，使普通急诊能出现两名医师同时坐诊的时间，进而缓解急诊压力。

（2）以中山市人民医院放疗室技师人力配置分析为例。放疗室作为放射治疗的执行科室，拥有 2 台医用直线加速器系统，一台为容积调强放疗专用，配有 6 名操作技师，每日三班轮流上岗治疗；另一台为普通放疗专用，配置 2 名技师，每日一班上岗治疗。其中容积调强的病人需求量大，每月平均大约 90 名新病人需要进行治疗，而因为技师工作量负荷较大，每月仅能完成约 80 名病人的治疗，需求缺口多达 10 人。这导致新病人从预约放疗到上机治疗，需等待 2～2.5 个月时间。

经专科经营助理调研分析发现，普通放疗的 2 名技师工作量不大，每日仅在上午操作也能完成当班病人的治疗；同时，调强放疗的机器在每班交接班时间段会出现 1～2 小时的空置期，因此提出，由普通放疗技师在调强设备空置期间上岗操作，增加 1～2 小时的治疗量，能完成约 10 名病人的上机治疗，消化一部分积压的患者。专科经营助理分析如下：

表 4－4　调强放疗工作情况前后对比

调整前	①每月 80 名新病人 ②每人治疗 30 次，1 次/天，周六日休息，治疗周期为 6 周 ③调强放疗日均工作量：80 人 ×30 次 ÷22 个工作日/月 =109.09 人次
调整后	①调强放疗日均工作量：109.09 人次 +10 人次 =119.09 人次 ②每月治疗新病人数：119.09 ×22 个工作日/月 ÷30 次 =87.33 人

经分析，如调整普通放疗技师工作安排，每月可增加7.33名新病人。放疗室采纳建议，立即进行优化，一年后统计数据显示，调强放疗病人较调整前增加9.08人。

3．设备资源配置

医院设备资源作为医院运营的重要资源，是人才培养、科学研究和医疗服务的物质基础。随着医院规模的扩大，科室设备资源数量不断增加，设备数量和种类的增加虽然在一定程度上会提高医院的效率，提升医疗质量，提高患者满意度，但如果只是单纯地增加设备，却没有合理配置设备，会造成医疗资源浪费，增加医院运营成本，最终导致患者医疗负担加重。因此优化配置设备资源，提高医疗设备综合使用能力，用尽量少的设备资源和相关资源（耗材、人力等）达到同等的医疗效果，最大限度地发挥效益极为重要。

（1）在用设备效益分析。

专科经营助理通过深入临床，发现科室难免会存在一些设备使用率较低且科室承担成本高的问题。为有效减少医疗资源的浪费，提高设备使用率，减少医院成本，降低医疗人均费用，减轻患者就医负担，专科经营助理对负责的科室设备使用情况及设备需求情况进行充分调研，分析现有设备的经济效益和社会效益，每月对设备使用效率、设备收入及支出、月投资收益率、效益费用等进行统计分析与对比，定时与科室负责人沟通反馈，以加强科室的设备管理，优化设备运营，有必要时，需根据设备动用情况进行统计分析，确定可进行科间共享的设备和可共享科室，把预估的收入、成本核算和合作方式及其利弊提供给共享科室的负责人参考，了解科室共享意向，争取共享的实施，并对后期实施效果跟踪反馈。

以中山市人民医院半导体激光脱毛仪设备使用效益分析及建议为例，A科室在购买半导体激光脱毛仪设备后，设备使用效益与预期相差较大，造成科室成本增加，运营压力增大，专科经营助理首先进行数据采集（见表4-5），根据采集到的数据做设备实际效益和计划效益的对比分析。

其次，将采集到的数据填入在用医疗设备效益分析表（见表4-6），计算出设备变动成本、边际贡献、固定成本、净收益等数据，从而得到设备的投资回收期、年投资收益率、月保本服务量和月保本服务金额。

由数据分析对比可发现，半导体激光脱毛仪的实际工作量只有计划工作量的45%，将设备的月收入与月成本数据统计对比后，总结出该设备在数据分析对比的时间段内的总体经济效益情况：设备每月的边际贡献还不足以支持设备的折旧、人力和管理成本，设备运营存在“亏损”情况。

表 4－5　医疗设备效益主要数据采集表

收入项		支出项	
月均诊疗人次		设备折旧费	
各诊疗项目单价（元）		人力成本	
月开机时间（小时）		维修保养费	
月工作时间（小时）		水电费	
月人均项目收入（元）		管理费	
月总收入金额（元）		不计价药品费	
		不计价耗材费	

表 4－6　在用医疗设备效益分析表

设备效益					
经济指标	设备收入	项目情况	单价（元/人）(3)	工作量（人/月）(2)	收入（元/月）(1)
经济指标	设备收入	实际	2 250.00	45.00	101 250.00
经济指标	设备收入	计划	2 250.00	100.00	225 000.00
经济指标	设备成本		实际工作量	计划工作量	差异
经济指标	变动成本（元/月）	水电费	1 984.50	4 410.00	－2 425.50
经济指标	变动成本（元/月）	不计价药品	—	—	—
经济指标	变动成本（元/月）	不计价卫生材料	—	—	—
经济指标	变动成本（元/月）	其他变动成本	—	—	—
经济指标	变动成本（元/月）	小计（4）	1 984.50	4 410.00	－2 425.50
经济指标	边际贡献（元/月）(5)＝(1)－(4)		99 265.50	220 590.00	－121 324.50
经济指标	固定成本（元/月）	人力成本	44 109.40	98 020.89	
经济指标	固定成本（元/月）	设备折旧（6）	20 000.00	20 000.00	
经济指标	固定成本（元/月）	设备维修保养费	60 000.00	60 000.00	
经济指标	固定成本（元/月）	管理成本	14 924.25	33 165.00	
经济指标	固定成本（元/月）	小计（7）	139 033.65	211 185.89	－72 152.24
经济指标	净收益（元/月）(8)＝(1)－(4)－(7)		－39 768.15	9 404.11	－49 172.26

（续上表）

经济指标		投资金额（元） (9)	1 200 000. 00	1 200 000. 00	
经济指标	设备效益	投资回收期（年） (10) = {(9)/[(8) + (6)]}/12	-5. 06	3. 40	
经济指标	设备效益	年投资收益率（%） (11) = (8) × 12/ (9)	-39. 77	9. 40	
经济指标	设备效益	保本服务量（元/月） (12) = (7)/[(5)/(2)]	63. 03	95. 74	
经济指标	设备效益	保本服务金额（元/月） (13) = (12) × (3)	141 813. 19	215 407. 88	

由于 A 科室半导体激光脱毛仪的设备使用效率远未达到计划使用效率，并且连设备的保本工作量也未达到，故考虑该设备是否应该由可开展激光脱毛项目的科室共同使用，考虑 B 科室医生也具备激光设备操作技能，能够使用半导体激光脱毛仪进行相关操作，且 B 科室门诊量较大，病源充足，存在大量潜在需求，遂制订方案：该半导体激光脱毛仪由 A、B 两科室共同使用，各科室产生的项目收入归各科室所有，设备相关支出由两科室按收入比例分摊，实行一段时间后专科经营助理将再次进行设备效益分析，观察方案实行情况及设备效益情况。

（2）新购设备效益分析。

科室计划配置新设备时，专科经营助理需协助科室对新设备进行购置论证分析，首先申请科室必须明确自己的设备用途，从该设备是否为专科发展的必要设备、是否能给科室学术发展带来助益、是否能提高科室专业技术水平等多方面进行详细分析论证；其次该设备在性能上能否达到临床要求、是否符合上级卫生行政部门对医疗设备的技术准入要求、科室相关技术人员是否具备操作该设备的能力等方面也需要专科经营助理从对各备选设备的基本资料的审核和查验中得到初步的判断并筛选；最后根据对设备的成本效益分析得到可行性论证（见表 4-7），对设备预期收入、成本、投资回收期、收益率、保本服务量、市场竞争需求、技术领先需要等因素进行分析评估，站在全院的角度考虑，将调研数据、分析结果、建议反馈给医院相关部门，为设备审批提供科学依据，减少医院不必要的费用支出，提高全院设备使用率，保证资源最大化利用。

专科经营助理对医疗设备进行效益分析，可以有效预防冲动性采购和使用中的闲置浪费。在设备预算购置期间进行论证，在设备使用期间进行阶段性设备效益分析，完善了设备购置到管理再到改进的全流程，让医疗设备整体运营真正实现全面管理的目标。

表 4－7　新增医疗设备效益分析

<table>
<tr><td colspan="7">设备效益分析</td></tr>
<tr><td>设备名称</td><td colspan="6">钬激光碎石机</td></tr>
<tr><td>设备型号</td><td></td><td>设备折旧年限</td><td>5 年</td><td>设备预计使用年限</td><td colspan="2">10 年</td></tr>
<tr><td>使用科室</td><td colspan="6">泌尿外科</td></tr>
<tr><td>设备用途</td><td colspan="6">用于经输尿管镜钬激光碎石，膀胱镜钬激光碎石</td></tr>
<tr><td>购置价格</td><td colspan="2">90 万</td><td>购置数量</td><td colspan="3">1 台</td></tr>
<tr><td>申购理由</td><td colspan="3">报废更新：
（原设备使用年限：　　年）</td><td>数量增加：√</td><td>新项目：</td><td>其他：</td></tr>
<tr><td>诊治要求</td><td colspan="6">符合本专业诊治要求（由医务科评定）：</td></tr>
</table>

（续上表）

<table>
<tr><td colspan="7">经济效益</td><td>备注</td></tr>
<tr><td rowspan="14">经济指标</td><td rowspan="7">设备收入</td><td>收费码</td><td>收费名称</td><td>单价（元）</td><td>工作量（例/月）</td><td>收入（元/月）</td><td rowspan="4">科室预估工作量25次/月，系统导数26次/月</td></tr>
<tr><td>182026</td><td>经输尿管镜碎石取石术</td><td>3 384.00</td><td rowspan="2">22.00</td><td>74 448.00</td></tr>
<tr><td>182060</td><td>＊经输尿管镜碎石取石术使用激光纤维加收</td><td>1 222.00</td><td>26 884.00</td></tr>
<tr><td>438111</td><td>经尿道膀胱碎石取石术（钬激光）</td><td>4 277.00</td><td>4.00</td><td>17 108.00</td></tr>
<tr><td colspan="2">总收入（元/月）(1)</td><td colspan="3">118 440.00</td><td rowspan="3">目前工作量基数选用系统导数</td></tr>
<tr><td colspan="2">总工作量（例/日）(2)</td><td colspan="3">26.00</td></tr>
<tr><td colspan="2">平均项目单价（元）(3)＝(1)/(2)</td><td colspan="3">4 555.38</td></tr>
<tr><td colspan="3">设备成本</td><td>预估1（含人力及管理成本）</td><td>预估2（不含人力及管理成本）</td><td colspan="2">备注</td></tr>
<tr><td rowspan="5">变动成本(元/月)</td><td colspan="2">水电费</td><td>2 321.42</td><td>2 321.42</td><td colspan="2"></td></tr>
<tr><td colspan="2">不计价药品</td><td>—</td><td>—</td><td colspan="2"></td></tr>
<tr><td colspan="2">不计价卫生材料</td><td>—</td><td>—</td><td colspan="2"></td></tr>
<tr><td colspan="2">其他变动成本</td><td>—</td><td>—</td><td colspan="2"></td></tr>
<tr><td colspan="2">小计（4）</td><td>2 321.42</td><td>2 321.42</td><td colspan="2"></td></tr>
</table>

（续上表）

经济指标	边际贡献（元/月）(5)=(1)-(4)		116 118.58	116 118.58	每月可带来约12万元收入
	固定成本(元/月)	人力成本	29 250.91	—	
		设备折旧（6）	15 000.00	15 000.00	
		设备维修保养费	45 000.00	45 000.00	
		管理成本	17 458.06	—	
		小计（7）	106 708.97	60 000.00	
	净收益（元/月）(8)=(1)-(4)-(7)		9 409.61	56 118.58	
	投资金额（元）(9)		900 000.00	900 000.00	
	设备效益	投资回收期（年）(10)={(9)/[(8)+(6)]}/12	3.07	1.05	目前工作量下，1.05年可回本
		年投资收益率（%）(11)=(8)×12/(9)	12.55	74.82	
		保本服务量（个/月）(12)=(7)/[(5)/(2)]	23.89	13.43	
		保本服务金额（元/月）(13)=(12)×(3)	108 842.27	61 199.51	
社会效益			是（√）	备注	
服务指标	诊疗过程	刚性需求	√	是碎石必备器械，原有设备已无法满足需求	
	教学研究	学科建设			
	服务效率	缩短诊疗时间			
	服务质量	服务质量改善			
技术指标	操作可行性	新增操作人员			
		操作培训需要			

（续上表）

政策指标	提升知名度	填补市场空缺		
		增加诊疗项目		
	市场竞争需求	同行竞争的优势		
	技术领先需要	填补技术空白		
建议	1. 钬激光碎石机是目前使用最多、效果较好的手术碎石设备，可搭配经皮肾镜、输尿管镜进行碎石手术。 2. 目前泌尿外科只有一台钬激光碎石机，由于碎石病人较多，已无法满足科室手术需求。 3. 钬激光碎石机使用频率高，效益好，目前工作量下 1.05 年即可回本。			

第五章

质量管理体系

第一节　医院质量管理体系

一、医院质量管理基本概念

医院质量（hospital quality）又称医院工作质量或医学服务质量。它是以医疗工作为中心的医学服务质量，强调医疗服务和生活服务的统一，包括诊断、治疗、护理、康复、保健、预防、营养卫生、心理和生活服务等内容。从广义上讲还包括领导决策质量、人员质量、教学质量、科研质量和社会服务质量。它是医院各种活动表现出来的综合效果和满足要求的程度。

医院质量管理（hospital quality management）是为了保证和不断提高医院各项工作质量和医疗质量，而对所有影响质量的因素和工作环节实施计划、决策、协调、指导及质量信息反馈和改进等以质量为目标的全部管理过程。对医院质量管理的理解，应包括：医院质量管理是医院各部门和各科室质量管理工作的综合反映，是医院六要素（人、财、物、设备、信息、时间）发挥作用的集中表现，也是医院管理的有机组成部分。医院质量管理包括结构质量管理、环节质量管理和终末质量管理。医院质量管理的职能就是有效地、科学地运用现代医学科学管理理论、技术与方法，对结构质量、环节质量和终末质量进行有效的管理。医院质量管理的主要任务是进行质量教育和培训、建立质量管理体系、制定质量管理制度。医院质量管理是医院管理的核心，强化医院质量管理对加速医院建设与发展起着重要作用。

医院质量管理任务包括：制订和实施切实可行的医院质量管理方案；经常的、系统的质量教育；制定、修订质量标准，贯彻执行质量标准，进行标准化建设；选用适当的质量管理形式，改进和完善质量管理方法，建立健全质量管理制度；建立质量信息系统，开展质量监测和质量评价、发展提高质量控制技术；建立和发展质量保证体系。医院质量管理的发展同医学科学技术发展一样是没有止境的。

提高医院质量管理首先要转变质量观念。要提高各级医疗机构管理人员和医务人员的“服务”意识和“质量”意识。改变和纠正不符合时代发展和社会主义市场经济体制要求的陈旧理念，变病人“求医”为“择医”，变“以疾病为中心”为“以病人为中心”，变“医疗安全”为“患者安全”。牢固树立“质量第一”“服务第一”“病人第一”的理念，把它真正落实到为病人提供优质医疗服务的实际行动上去。

同时，要积极借鉴世界各国在医疗质量管理方面的先进思想、先进方法和先进技术，如风险管理、循证医学、持续质量改进、全面质量管理等，逐步形成具有中国特色的医院质量管理体系。

二、医院质量管理体系原则

医院质量管理是医院工作的核心，是医院各个工作质量的综合反映，受诸多因素的影响，为正确有效地实施医院质量管理，借鉴国内外企业质量管理的先进理论和方法，结合党的十七大精神提出的关于深化医药卫生体制改革的新形势、新要求，医院质量管理应遵循以下原则：

（1）以病人为中心的原则。科学发展观的核心是以人为本，在医疗卫生行业的具体表现形式就是以病人为中心。在当今的医疗活动中，任何一个医院都要依存于他们的病人。医院由于满足了病人的需求，从而获得继续生存下去的动力和资源。也可以说是遵循顾客第一的原则。

（2）领导作用的原则。医院的第一领导人是医院质量管理的第一责任人。一个医院从领导层到员工层，都必须参与到质量管理的活动中来，其中，最为重要的是医院的决策层必须对质量管理给予足够的重视，这样才能够使所有资源都集中到全面质量管理中来。

（3）全员参与的原则。全员参与是全面质量管理思想的核心。医院全体员工是医院的主体，医院必须通过全体员工的充分参与，来提高医院质量，从而给医院带来效益。因此，医院质量管理是通过医院内的各部门、各科室的各层次、各类型员工的参与，保证医疗服务的实施与实现的过程。换言之，医疗服务质量取决于各级人员的意识、能力和主动精神，其中全员参与的核心是调动人的积极性。

（4）全过程管理的原则。必须将质量管理所涉及的相关资源和活动都作为一个过程来进行管理。全过程管理的原则充分体现“预防为主”的现代管理思想，从“预防为主”的角度出发，对医疗服务工作的每一项操作、每一个环节都应进行严格的质量控制，把影响质量的所有问题控制在最低允许限度，力争取得最好的医疗效果。

（5）持续改进的原则。实际上，做对一件事情并不困难，困难的是把一件简单的事情重复做成千上万次都不出错。因此，持续改进是质量管理的核心思想，不断创新正是为了更好地做好持续改进工作。实践证明，持续改进质量可以减少医疗服务中的差错、并发症以及伤口感染，减少病人用药不合理现象，降低病人围手术期死亡率，从根本上提高医疗质量，降低医疗成本与减少浪费。

（6）以数据为基础的原则。社会发展已经进入信息化时代，有效的决策是建立在对数据信息进行分析的基础上的，因此，质量管理也必须以数据信息为依据。现代质量管理重视用数据说话，没有数据就没有准确的质量标准，因此，质量管理的关键之一就是把握决定质量的数据信息。医院质量管理必须寻求定量管理的方法，用数据统计的方法分析判断质量的优劣程度，揭示其规律。用数据和事实判断事物是统计方法的基本要求，也是医院质量管理的基础工作。同时，定量只是认识客观事物的一种手段，而不是唯一手段。在强调以数据为基础的原则时，也不应忽视医院质量中的非定量因素，医院质量管理要科学地把握定量与定性的界限，准确判断医院质量水平。

（7）系统管理的原则。当我们进行一项质量改进活动的时候，首先要制定、识别和确定目标，理解并统一管理一个由相互关联的过程所组成的体系。医院是一个系统，医疗质量是医院系统整体功能的综合体现。质量管理就是要应用系统管理思想的整体观，对医疗质量形成的各环节、产生的全过程实施全面管理，着眼于质量形成的整体性和系统性。例如，医疗、护理工作历来重视分工，这是非常重要并且正确的。分科越细，分工就越细。但分工细也有它的弱点——容易造成管理分散、各自为政的局面。因此，只重视分工是不够的，还必须注意综合。

（8）医患诚信合作的原则。医患之间竭诚合作才能取得最理想的效果。2005 年 WHO 在患者安全国际联盟欧盟峰会上首次提出“患者参与、患者安全”（patients for patient safety，PPS）行动计划，主张患者的知情、理解、配合、支持、合作是获得优质服务的重要因素。因此，质量管理应该渗透到医患关系管理之中。

三、医院质量管理体系的建设

医院质量管理体系是建立医院质量方针和确立质量目标，以及为了实现这些目标所需的所有相关事物相互联系、相互制约构成的一个有机整体。它把影响医院质量的技术、管理、人员和资源等因素都综合在一起，使之为了一个共同的目标，在医院质量方针的引导下，达到相互配合、相互促进、协调运转的状态。建立医院质量管理体系是实现医院现代化管理的基本途径，是医院质量管理微观质控与宏观管理相结合的社会化管理制度，是医院质量管理现代化的重要标志之一。

1. 建立医院质量管理组织架构

合理完善的医院质量管理组织架构是医院质量管理的基础，医院质量管理以质量管理组织体系为依托，通过质量策划、质量控制、质量保证和质量改进等活动发挥其管理职能。为适应质量管理从“粗放”向“精细”转变，实现医疗全要素质量监管、环节质量及终末质量全程监控，应当采取三级质量管理组织体系层级，即质量决策层、协调监督层和控制作业层，参与人员涵盖全院员工。三级质量管理组织体系既形成层次清楚、责任明确的质量管理网络体系，增强质控人员参与的自主性和责任感，同时也便于信息的传递和反馈，有利于监管理念和措施得到及时有效的落实。另外，独立质量控制办公室的设立，在质量改进中发挥着组织、沟通、协调、监督的平台作用，虽然其职能为监督，但在实际工作中与相关职能部门在整改医院质量管理存在的问题时可以形成合力，从系统上改进工作，在为医院质量管理提供技术支持的同时，又以第三方的身份促进工作。

（1）质量决策层：医院设立医院质量与安全管理、医疗质量管理、护理质量管理、医院感染管理、药事管理、病案管理、输血管理及伦理等专业委员会，决定医院质量改进的方针、政策、方法以及质量改进的文化建设；参与制订医院质量改进和患者安全的改进规划和年度计划；为医院质量改进和患者安全项目建立监管程序。

（2）协调监督层：由各职能科室组成，主要负责：医院质量改进与患者安全工作的全面推进；医院质量改进优先级项目的组织和管理；质量改进培训；质量改进资源的配备；各科室、部门质量改进工作。

（3）控制作业层：由各科室组成，并由全体员工参与，负责完成各科室、部门质量改进与患者安全具体工作项目的内容。科室主任、护士长和质控员组成科室、部门质量安全管理小组，负责组织本科室人员贯彻执行质量改进与患者安全计划及各项管理规章制度，并负责科室质量改进培训与患者安全培训和教育；做好科室计划，收集汇总科室内质量和患者安全管理的有关数据并对其进行分析、总结、改进，向主管部门通报。

2. 建立医院质量管理标准

医院质量管理标准是指在医院质量管理活动中，为了进行科学管理、充分行使质量管理职能、合理组织协调统一医院各方面工作而制定的各项管理工作准则与规范，医院质量管理标准是医院质量管理具体工作科学化、最优化、规范化的保证。

（1）医疗技术标准：①医疗技术方法标准是指对医疗技术活动的规定，是医疗技术工作中的原则依据，主要包括：疾病的诊断标准、疾病转归的判定标准、病历书写质量标准、处方书写规定以及各种疾病护理常规等。②医疗技术操作标准通常称为医疗技术操作常规，是医疗技术作业的标准，也是实际的技术操作程序要求和质量要求，主要包括：一般医疗技术操作常规，如各种穿刺技术、插管技术、引流技术、复苏技术、输血技术等；专科专业诊疗技术操作常规，如各项功能检查、内镜检查、导管技术、血液透析、心脏起搏技术、各种手术操作规程等；基础护理、专科护理及特别护理技术操作常规；医技部门各项技术操作常规等。

（2）医疗质量管理标准：①医疗质量措施实施标准，指某项医疗质量工作在实施过程中，每个医务人员、每个部门或单位应该做什么和怎样做的标准和要求。主要体现在各级各类人员职责、岗位责任制、医院各项规章制度、各种技术操作常规和规程之中。②医疗质量判定标准，指衡量某种技术质量的统一规范，是质量控制标准和质量检查标准的前提和基础性标准，其包括常用的各种疾病的诊断标准，各种疾病的治愈、好转等疗效标准、医院感染分类诊断标准等。③医疗质量控制标准，指对医疗质量进行科学和有效控制的标准，可分为绝对控制标准和警戒性控制标准。绝对控制标准是必须严格执行的质量标准，如器械和物品的消毒合格标准、药品质量合格标准等；警戒性控制标准是经过统计学处理后，制定出的标准指标和控制限，用标准值或控制限来判断医疗质量和工作质量。

（3）医院评价标准：一般由评价指标体系构成，评价指标应具有代表性、确定性，具有评价意义和区别能力且应相互独立。医院评价标准可以是专项评价标准，如医疗质量、护理质量、工作效率等评价标准，也可以是综合评价标准，如医院社会效益和经济效益综合评价标准，以医院建设、医院管理、医疗技术水平、工作质量、成本效益、医德医风建设等医院各项工作为全面评价内容的医院管理综合评价标准。

3. 运用质量管理工具进行质量改进

质量改进需有针对性地合理利用质量管理工具，在质量改进项目的推进方面，一是医院为保证质量项目的规范性和可操作性，可借鉴品管圈（QCC，由相同、相近或互补性质的工作场所的人们自动自发组成数人一圈的小团体）及多种质量管理方法，制定 PDCA 循环十大步骤，涵盖头脑风暴、甘特图、流程图、柏拉图、鱼骨图、控制图等多种统计与管理方法。二是积极推行根因分析法（RCA）、灾难脆弱性分析（HVA）、失效模式与影响分析（FMEA）等多元化质量管理工具的运用。三是对各级各类的质量评审中提出的不合格项，采用 RCA 进行分析，按照 PDCA 循环方法进行改进；对所发现的问题，建立项目指标监测，结合工具指南，对医院管理人员和员工开展不同层级的系统培训。

4. 建立质量管理的有效和长效机制

及时评价医院质量管理体系的有效性，包括医院为病人提供服务的所有过程（流程）是否都已经建立了规章制度并得以规范；医院全体员工的职责是否都已明确；是否已经按照医院的规章制度实施；实施是否有效等。发现问题时，强调对系统的改进而非对员工个人责任的追究；采用追踪法，以病人为中心，做到纵横联动且贯穿整个系统与流程，发现潜在的管理缺陷与风险。

四、建立有效的质量控制体系

（1）建立医院数字化质量管理系统。实现用数据说话，利用信息技术改变过去传统手工型管理系统，采用信息化病人安全监控系统，全面推进全院信息系统的改造与升级，打破信息孤岛，完善数字化集成，建成覆盖医院主体业务流程和主要管理流程的数字化医院信息体系，包括临床信息系统、门诊分诊系统、手术麻醉管理系统、护理信息管理系统、无线查房系统、网络化教学考核系统、后勤管理系统等，实现信息采集、储存与传输的自动化以及信息综合分类与加工处理的集约化，最大限度地提高工作效率和管理效益。医院还应利用数字化集成平台，建设包括电子病历质控、不良事件报告、质量指标监测、手术安全管理、药物安全管理、危急值管理、病人身份识别、科教质控等全方位、全过程、多层次的病人安全监控系统。

（2）建立不良事件报告系统。医院在非惩罚、保密、专业性、及时性的原则下，应对以往资料进行分析和整理，利用信息化手段研发网络报告系统，形成不良事件报告系统的有效管理模式。在医院无惩罚的病人安全文化氛围下，医院应当积极鼓励全院员工主动上报不良事件，对不良事件进行三级管理，依据发生时间、严重程度和发生频率进行风险分级，并采用不同级别的处理和跟踪方式。不良事件报告系统能为管理者提供详细的统计数据，通过对事件的分析，查找医院管理系统中的薄弱环节和潜在问题，及时进行预警和改进，避免不良事件的重复发生。

（3）建立医院质量指标监测系统。医院在参考国家（国际）指标测量系统的基础上，制定适合本院的质量指标检测管理流程。确定医院质量管理的重点项目和一般项目的目标值，并将目标值和指标进行分解，对各临床科室进行测算，给出各科室质量管理的目标值和指标，每月对全院及各科室质量指标进行数据收集、统计和分析，找出异常值，了解异常发生的原因，依据PDCA循环原则加以改进，以形成质量持续改善的良性循环。研发医院质量指标监测系统，实现医院质量指标的实时监测、网络化上报、自动统计分析、数据结果的实时反馈等功能，将对工作效率的提高、医院质量的实时监控、异常问题的及时纠偏发挥重要作用。

（4）建立第三方质量评价机制：聘请第三方公司调查病人，从病人就医流程入手监测分析住院流程，包括门诊、急诊、住院到出院的全过程。门诊流程是指从门诊预约开始到离开医院，整个就诊过程中医师看病、开检查单、采血、化验检查、医技科室检查、取药和收费的等待时间和服务质量等一系列事项，听取病人意见和建议，以深入了解医院技术水平和服务质量情况，对存在的问题紧追不舍直至改进。

五、医院质量管理的策划与实施

质量管理策划的内容包括制定医院质量管理方针、质量管理的目标、指标、质量标准、实施时间、实施措施、评价方法、考核方法等，并保证其可测量、可考核；调整组织结构，合理配备资源，在质量管理开展的过程中，对必须涉及的相应硬件、软件和人员，要根据需要进行适当的调配和充实。

按职能部门分工进行质量管理的任务分解。职能部门是医院的中坚力量，在医院的质量管理中，起着上传下达的桥梁纽带作用。职能部门履行指导、检查、考核、评价和监督的职能。各职能部门履行本部门质量与安全管理职责，根据医院总体目标，制订并实施相应的质量与安全管理工作计划与考核方案；对重点部门、关键环节和薄弱环节进行定期检查与评估；定期分析医院质量评价工作的结果。

制订医疗质量管理和持续改进方案，并组织实施。依据国家标准，结合医院临床的实际情况，制订医疗质量管理和持续改进方案及配套制度、考核标准、考核方法、质量指标、持续改进措施。为确保其落实，建立医疗质量管理考核体系和管理流程；落实医疗质量考核，对方案执行、制度落实、考核结果等内容有相应的分析、总结、反馈及改进措施。

建立指标分析，把质量指标完成情况的分析作为质量管理的抓手，定期对关键指标、关键环节和重点内容进行分析。如门诊质量、护理质量、院感质量、病案质量、手术管理、麻醉管理、不良事件及满意度等相关考评指标，每月对这些指标进行分析、反馈，并把部分指标纳入质量考核中，以起到警示作用。

加强多部门质量管理协调机制。质量管理中需要多部门的协作，医院质量管理与病人安全管理工作要形成持续改进、成效明显、全院共同参与的医院文化。医院必须建立有效的多部门协作机制，当质量存在的问题牵涉到多个部门时，医院应通过定期院长行政查房、医教部巡查、医疗护理质量大会等形式，运用质量与安全指标、风险数据、重大质量缺陷等资料对质量与安全工作实施实时监控，采取相应措施。

加强临床的沟通、督导与监管。职能部门工作的重心应在临床一线，深入临床，在医疗制度、规范、流程、预案等医疗文件制定时征求临床一线的意见，切实了解临床工作人员在执行标准、规范上存在的困难和问题，帮助其找出原因，制定切实有效的整改措施。

第二节 医疗质量管理

一、医疗质量管理概论

医疗是医院的中心工作，医疗管理是医院管理的核心内容，是反映医院管理水平的中心环节。因此，必须把医疗管理置于医院管理各项工作的首位。

（一）医疗质量管理体系

医疗质量管理就医疗业务而言，包括门诊管理、急诊管理、住院管理、临床科室管理、医技管理、医技科室管理等内容。随着医学的不断进步和发展，医学信息化的发展，以及我国医疗改革的不断深入，日间诊疗、远程医疗以及分级诊疗等制度也在不断细化和完善。

1. 医疗质量的概念和构成要素

医疗质量是指在医疗服务过程中，诊疗技术达到的效果以及医疗服务满足患者预期康复标准的程度，其主要包括诊断得正确、及时、全面，治疗得及时、有效、彻底，诊疗时间的长短，医疗工作效率的高低，医疗技术使用的合理程度，医疗资源的利用效率及经济效益，患者的满意度等，是医疗技术、管理方法和经济效益的综合体现。医疗质量的形成过程有三个层次，一般可称之为“三级质量结构”，即结构质量、环节质量和终末质量。

（1）结构质量：结构质量是由符合质量要求、满足医疗工作需求的各要素构成的，是医疗服务的基础。医疗质量要素通常由人员、技术、物资、规章制度、时限五个要素构成。进一步细化可以将其分为：医院编制规模；人员结构，包括人员资历、能力、梯次、知名度与人员素质；卫生法规、规章制度、技术标准及贯彻执行情况；资源，包括医疗设备的先进程度、技术状态和物资供应状况（药品、器材等）；医院文化、思想作风和医德医风教育；医院地理位置和交通状况；医院绿化率以及医院建筑合理程度；医院信息化建设程度；为病人服务的意识和理念；医院卫生经济管理水平。

（2）环节质量：环节质量是指医疗过程中的各个环节的质量，又称为过程质量。环节质量的内容根据不同的工作部门和性质，可分为诊断质量、治疗质量、护理质量、医技质量、药剂管理质量、后勤保障质量等。

（3）终末质量：终末质量是医疗质量的最终结果，它主要以数据为依据来评价医疗效果的优劣，是医疗质量评价的重要内容。终末质量评价指标体系包括了出院病历质量控制和医疗指标质量控制。2019 年 1 月，国务院发布的《三级公立医院绩效考核指标》中明确，医疗质量评价包括了医院的功能定位、质量安全、合理用药、服务流程四个方面的内容，共二十四项指标。

2. 医疗质量管理的特点和基本原则

医疗质量管理具有以下五个方面的特点：①技术质量管理与功能质量管理并重，两者是密不可分、相互交织的综合体。其中技术质量指提供给患者“什么”，而功能质量是指“如何”向患者提供服务。②医疗质量管理受到医院规模、区域资源规划以及患者经济承受能力等诸多因素的影响。③医疗质量管理是一个动态的过程，不只是单纯的终末质量考核与评估，医院质量还更多地体现在医院服务的准备阶段和实施过程中。医疗质量管理必须注重对每一个环节质量的控制，才能达到优质的整体质量。④医疗技术的复杂性，病种、病情的复杂性使医疗质量的分析和管理具有一定的难度。⑤必须调动医护人员的主动性、责任心。

（二）医疗质量管理组织机构与职责

1. 医院质量管理委员会及医疗质量管理总监

设立医院质量管理委员会，由院长和分管医疗的副院长分别担任医院质量管理委员会主任和副主任，委员可聘请有丰富经验的医学专家、教授以及机关部门负责人担任；国家高水平医院建设还需设立医疗质量管理总监岗位，配合医院主要责任人开展医疗质量管理工作。

2. 医院质量管理部门

医院质量管理部门多由医务部（处）、护理部组成。其主要任务和职责是负责组织协调医院质量管理的具体工作的实施，包括监督、检查、统计分析和评价工作；参与制定全院的质量管理规划、质量目标、医院质量管理规章制度和主要措施；协调各部门、科室及各个质量管理环节，组织科室质量管理小组开展活动；实施医院质量教育和培训；负责调查分析医院发生医疗事故的原因，制定改进或控制措施。

3. 科室质量管理

医院的各科室本身就构成了一个专业性强、技术复杂的技术系统。科室主任的技术水平、管理能力在很大程度上决定着该科室的质量水平。因此，应以科室主任负责制为主要形式组织实施质量管理。实行总住院医师制的医院科室，也可由总住院医师兼任科室主任。其主要任务是：负责组织本科室各级人员落实质量管理的各项规章制度，并结合本科室的质量教育、检查等与质量有关的环节执行情况，发现问题，及时纠正；负责收集汇总本科室质量管理的有关资料，进行分析研究和总结，并定期向医院质量管理委员会汇报质量管理工作。

4. 医务人员自主管理

各级各类医务人员的医疗质量自主管理是医疗质量的主体，必须形成全员参与、全员控制的格局。由于医疗活动有分散独立实施的特点，因此自主管理更为重要。实施自主管理，要落实各级各类人员的质量责任。人人参与质量控制，承担质量责任，形成一个以个体管理为主、层层负责、逐级把关、相互联系、相互协调、相互控制的质量责任制度。

（三）医疗质量控制体系

1. 医疗质量标准体系

标准化或标准化的过程是根据确定的程序和技术标准确立的。一个标准就是一个文件，并应依据其建立系统的工程或技术规范、标准、方法或程序。标准分自愿性标准与强制性标准。自愿性标准，意味着人们可选择性使用它们，这种规范或要求是非正式的，但具有主导地位。而强制性标准指法律规定的，或由标准组织，如国际标准化组织（ISO）或美国国家标准协会（ANSI）制定公布的标准。

2. 医疗质量标准的制定及依据

国家卫生健康委员会（简称国家卫健委）和各省颁布的有关医院质量管理的政策法规，为建立科学的医院质量管理体系提供了法律和政策依据，为相关标准体系的完善起到了一定的促进作用。原卫生部1982年颁发的《医院工作制度》相关专项工作制度中涉及了医院质量管理，国务院1994年发布的《医疗机构管理条例》对医院质量管理提出了规范要求，2009年原卫生部组织成立了国家医疗质量管理与控制中心并制定了《医疗质量控制中心管理办法（试行）》，各省级卫生行政部门根据有关法律、法规、规章、诊疗技术规范和指南，制定了本行政区域质控程序和标准，2020年和2017年原卫生部发布的《三级综合医院评审标准（2020年版）》和《二级综合医院评审标准（2017年版）实施细则》等对不同等级医院的质量管理提出了新的要求。

目前国内多按照国家卫健委《医疗机构评审标准》将医疗质量评价指标体系分为：效率指标、诊断指标、治疗指标、管理指标和病种质量管理指标。其基本统计指标有：门诊量及日平均门诊人数；住院人数；手术人数；病床使用率；病床周转次数；出院者平均住院日、术前平均住院日；门诊、出院诊断符合率；入出院诊断符合率；手术前后诊断符合率：临床与病理诊断符合率；三日确诊率；入院待诊率；院内感染率；术后并发症发生率：无菌切口甲级愈合率；危重病人抢救成功率；治愈率；好转率；医院死亡率；尸检率；医疗差错事故发生次数；病种费用、人均费用等。

3. 质量的监督和评价

全程、动态的监督与评价是做好医疗质量管理工作的重要环节。根据医疗质量形成的特点、规律和医疗质量管理组织层次，医疗质量控制不仅要实行个别质量控制、科室质量控制、院级及医院职能部门的医疗质量控制，而且要注意做好全程控制与重点控制相结合、个体控制与组织控制相结合、科内纵向控制与科间横向控制相结合等。要做到全程动态管理，使基础医疗质量、环节医疗质量和终末医疗质量得到切实有效的控制，实现质量管理的最佳效果。

4. 质量评价结果的利用和处置

质量数据可以根据医院管理的目标分类，包括期待上升的指标、期待下降的指标和待观察的指标。比如，若希望微创手术占比逐年上升，而手术并发症占比逐年下降，那么，医院的绩效考核就需要对这两个指标有所侧重，如果科室相关指标按照预期趋势变化则给予奖励，反之，则进行扣罚。其实，2019年国家卫健委制定的《三级公立医院绩效考核》就是采用了因势利导的办法，让公立医院向着国家医药卫生体制改革的方向前进。

此外，在负向质量评价结果的原因分析中，如果确认是由于不良医疗行为造成，那么就要按照医疗缺陷来处理。医疗机构有必要制定本机构的《医疗缺陷管理办法》，明确各种类型、不同程度的医疗缺陷的处理措施，包括罚款、行政处罚，情节严重或屡教不改者可以停职、停业，经重新培训考核后，才能重新上岗。

5. 医疗质量管理信息化建设

随着信息技术、人工智能等新技术的发展，数字化时代的来临，医院质量管理也应发展数字化管理模式，即在医院的信息网络建设和通信线路完善的基础上，通过对医院各个部门、各个医疗过程的全部信息进行直接采集、处理，为医疗管理提供强大的虚拟现实、优化组合、智能判断等服务功能。医院信息化建设已初具规模，并纳入国家三级公立医院绩效考核。

数字化管理应渗透至医院管理的方方面面，大到宏观管理决策，小到微观管理服务。它将给医院带来一场管理模式上的巨大而深刻的变革，并将为医院质量管理目标的实现提供最有力的支持和保障。

二、门诊质量管理

1. 门诊的概念与功能

门诊是直接接收患者并对其进行诊断、治疗和开展预防保健的场所，是医院和患者接触时间最早、人数最多的部门，是医院工作的重要组成部分。

传统三级医院门诊的功能与其他各级别医院没有显著的差别，主要是负责组织完成患者的门诊诊疗工作。包括对病情不适宜在门诊处置的患者，要收入住院或转院治疗；当明确患者诊断和治疗方案后，应转回基层医疗单位处理；负责相关人群的疾病普查、预防保健、疾病诊断、鉴定等工作；积极开展医疗保健咨询和技术指导工作；运用各种形式进行卫生知识、疾病防治、计划生育、优生优育，以及卫生法规的宣传教育工作等。

2. 门诊类型和布局

门诊可分为综合医院门诊、专科医院门诊和中医院门诊。门诊布局可以是街巷式：从门诊综合大厅到各科室候诊区之间通过“街”来联系，各科室的内部通道则为“巷”；可以是庭廊式：由围绕庭院的通道来联系各个诊室；可以是套院式：一些大型或特大型门诊，由于层数限制，又强调良好的自然通风采光和庭院绿化，因此受四合院民居的影响，平面多呈“日”“四”“田”“曲”等布局；也可以是厅式组合：就是通过门诊综合大厅直接与各科室候诊区联系，减少中间环节，使得各科室位置一目了然，此种组合常用于小型医院；还可以是板块式组合，即平面极为紧凑、能够缩短流线提高效率的一种组合形式。

3. 门诊就诊流程管理

门诊就诊流程要执行“以病人为中心”的原则，必须从方便病人出发，力求诊疗过程简便、连续、高效。具体流程需要考虑到患者的预检分诊、预约挂号、候诊、就诊、医技科室检查及治疗、结算、取药、离院或入院等环节。

4. 门诊服务管理

门诊作为医院的服务窗口，它的服务水平如何，在一定程度上反映着整个医院的管理水平。以病人为中心，提供以人为本的门诊服务，是医院创新经营和应对医疗市场竞争的关键。门诊服务管理应围绕门诊环境、门诊服务流程、门诊人员、患者投诉管理等几个方面进行，以达到让患者满意的目标。

（1）门诊环境管理。门诊环境包含了公共环境、诊区环境、诊室环境、检查区域环境等；环境的管理涵盖了门诊各区域的绿化情况、公共区域的卫生及便民设施、标识系统等。设置自助服务机，可实现自助挂号、自助缴费、自助打印检查结果的功能，有效解决各类排长队的情况；提供候诊椅、饮用水、老视镜、轮椅等便民设施，满足患者的各种需求；绿色植物、墙壁装饰物等可以同时满足创造温馨环境、缓解患者心理压力的需求；标识系统对医院门诊而言非常重要，好的标识系统一定能够引导初次到院就诊的患者有条不紊地完成就医过程。

（2）门诊服务流程管理：门诊服务流程涵盖了在门诊范围内提供服务的所有环节，在流程设计上应以病人为中心合理进行调整。医院应当成立专门的部门负责管理，否则很容易造成医院各科室以自身工作便利为优先，给患者带来不便。如为解决患者挂号候诊时间长的问题，医院可以提供预约诊疗、分时段就诊、移动支付、检验检查报告线上查询、同城送药、自助打印等服务流程，流程的改进涉及门诊所有的科室。如果仅在一个科室内进行，则达不到改进工作的目的。

（3）门诊人员管理：所有的服务归根结底都离不开人的参与，门诊服务水平的好坏也取决于对门诊人员的管理。门诊人员素质既包括人员的医疗专业素质，如患者紧急救助、诊疗方案制订、检查等，也包括人文素质，如与患者的沟通技巧、礼仪规范、服务态度等。为保证工作人员能够为患者提供优质的服务，医院应对工作人员进行系统的培训，使工作人员掌握正确的工作流程和工作技巧。医院还应根据工作内容制定相应的考核指标，以评价工作人员的行为。

（4）门诊患者投诉管理。门诊患者的投诉是医院管理者发现实际问题、改进工作的有效途径，管理者应对该项工作加以重视。应设置专门的部门来接待患者并及时做出反馈。投诉管理工作的质量，决定了医院门诊工作能否做到持续改进，也影响患者对医院的忠诚度。

5. 基于全国分级诊疗布局下的三级医院门诊医疗

随着新一轮医药卫生体制改革有序开展，分级诊疗也应从国家医疗政策引导、各级各部门绩效考核到分级诊疗病种目录的确定及相关标准，依次逐步深化。医疗保险支付方式改革，也开始探讨利用“价格杠杆”引导患者合理分级就医，逐步实现基层首诊，从而达到合理利用医疗资源、优化分配医疗保险基金、提高全民健康水平的目的。

早在2007年，原国家卫生部在对天津、兰州、洛阳3个城市8所医疗机构门诊患者进行的流向调查中预测，我国三级医院患者合理分流到社区卫生服务机构后，可使得三级医院的实际总诊疗量降低53.4%，节省直接医疗费用505.53亿元。随着慢病复诊、康复治疗患者逐步下沉到社区卫生服务中心，过去患者在三级医院扎堆，高端医疗专家“一号难求”，国人均感觉“看病难、看病贵”等困难和乱象将得到有效缓解。但是，三级医院同时也面临着收入结构调整、医院发展和战略布局变化的严峻挑战。

6. 远程门诊和MDT门诊

5G网络的应用使远程医疗成为可能。设想一下，未来一位患者坐在家里，手边有手机、电脑等智能终端，终端的另一头连接着数个国家的医学专家团队。专家团队的电脑上同时也会不断地出现患者的照片、B超图等各种图片及信息，专家们根据所得的共享数据讨论患者的病情，并给出合理的诊断。不论是白天还是晚上，不论是城市还是乡村，患者都能随时随地接触到最有经验的专家团队，而不用再去医院排上一整天的队。

远程门诊、远程会诊、双向转诊信息系统的完善和区域网络，甚至互联医疗网络的形成，将彻底改变门诊医疗的布局。基于信息网络的“医联体”将使基层医院的患者在有需要时享受大医院的专家门诊服务，并通过双向转诊绿色通道及时住院治疗，将在很大程度上解决群众看病难、住院难的问题。

三级医院针对常见病、慢性病的普通门诊将逐渐消失，取而代之的是门诊多学科诊疗，即 MDT 门诊。MDT 门诊是三级医院疑难杂症的分水岭，比如，假如发现病人的胸片有肺内结节，则其首先要就诊于胸部 MDT 门诊，可将呼吸科专家、胸外科专家和肿瘤科专家汇聚一堂，然后建议该患者先入住呼吸科进一步明确诊断，如果为感染性疾病或者良性结节就继续在呼吸科治疗；如果考虑为原发于肺的单发结节就将其转给心胸外科进行手术治疗；如果为转移性结节则将其转入化疗科进行综合治疗。如果患者的情况足够好，就可先期判断其在门诊治疗。2017 年，上海瑞金医院的 MDT 门诊，以 33 个多学科整合门诊，5 000 例 MDT 门诊的成绩走在门诊转型的前沿。

MDT 门诊需要多个学科参与，最少要有 3 个，多则可以有十几个。要想把 MDT 门诊做到专业化、规范化、常态化、标准化，必须要有信息系统支持，同时配套以流程。瑞金医院通过移动 App 的办公方式使得 MDT 门诊成员之间能够随时随地了解病人情况以及进行有效沟通。人工智能在医疗领域的应用、临床决策支持系统 CDSS（clinical decision support system）的普及将极大地提高医疗效率，节约医院成本。未来，我们可以预见远程门诊和 MDT 门诊将推动三级医院门诊发生巨变。对于普通患者而言，医疗将更具可及性。

7. 门诊管理指标及工作指标

门诊管理指标及工作指标包括：年门诊人次；健康体检人次；年门诊手术例次；每门诊人次费用；抗菌药物处方数/每百张门诊处方；注射剂处方数/每百张门诊处方；预约挂号数量及预约率；平均门诊等候时间；窗口等候时间；特需门诊量；特需门诊量占专家门诊量比例；门诊出诊次数、出诊率；专家出诊次数、出诊率；停诊次数、停诊率；诊室使用率；双向转诊例数；门诊病历质量合格率；门诊处方合格率；投诉数量。

三、急诊质量管理

1. 急诊概念与功能

急诊是对病情紧急、可能危及生命健康的患者实施救治和抢救，提供全面、紧急和便捷的医疗服务，以尽最大努力减少甚至避免死亡和伤残发生的医疗处置。急诊医学则是专门研究急诊救治和抢救的学科，也是一个专门的临床学科。急诊科是对急诊患者提供专业急救诊疗服务的临床科室，其职能是保障急诊患者能在最快时间内得到专业、科学的救治。三级医院急诊功能包括急诊抢救；24 小时急诊医疗、救治服务；急诊医疗业务的培训；开展急救医学的研究工作；应急医疗。

2. 急诊科设置与布局

一般在大城市的综合医院，急诊科应实行分科急诊，对急诊患者进行集中抢救、监护、观察好转后进一步分科诊疗或者直接出院。因此，在条件允许的情况下，应设置下列科室：专科诊室、抢救室、手术室、监护室、急诊病房、特殊检查室（如 X 光室、B 超室等）、观察室、中心护士站等。

急诊科布局应当以方便急诊患者就诊和最大限度地缩短就诊前的时间为原则，以便争取时机和抢救。一般设置在门诊部的一侧，靠近公路及临街。入口处有走廊及雨棚相连，并有足够的空地，有回车道，便于救护车停靠及重伤病员直达抢救室。为方便患者就诊，急诊科要设置白天和夜间都能看清楚的醒目标示牌，夜间可安装灯光显示牌。急诊科的入口处需要设置预检室，挂号、化验、X 光检查、超声检查、药房、收费等尽可能集中在急诊区范围内，形成独立单元，以免患者往返，缩短患者处置时间，从而保证有效的抢救与安全及急诊工作的顺利进行。

3. 急诊就诊流程管理

急诊科要制定一系列的就诊流程，包括急诊患者的检诊—分诊—接诊—上级医生会诊—专科会诊—多科会诊以及危急重症患者的优先就诊—抢救—监护—会诊—入院等急诊流程。并且要求急诊科和医院主管部门对上述所有流程实施动态监控，及时发现和弥补各个环节的疏漏，不断改进就诊流程。应当根据季节和急诊疾病谱的变化以及突发公共卫生事件等需求及时调整就诊流程和人力配备。

特别要强调急诊患者的首诊负责制，首诊医师负责患者的抢救治疗，任何医师不得以任何理由推诿患者。

4. 急诊绿色通道管理

急诊绿色通道是指对危急重症患者开辟的急救快速通道，尤其在突发公共卫生事件造成重大人员伤亡时，能够及时提供医学救援。规范、科学、系统地建设管理急诊绿色通道，体现了急诊急救“快速、高效、优质”的内涵，提高了对危急重症患者的救治成功率，方便了患者。建立以病人为中心的绿色通道，优化就诊流程，保证畅通是绿色通道管理的宗旨。

急诊绿色通道的三大要素包括：训练有素、技术娴熟的专业急诊急救团队；

各种设施完备、布局紧凑合理的急救区域，包括分诊台、抢救室、诊查室、手术室、急诊病房、急诊重症监护病房（EICU）、急诊收费处、急诊化验处、急诊药房、急诊B超室、急诊放射室、导管室等多个区域；医院管理部门和各科室的强力支持。

凡危及患者生命的疾病均属绿色通道的救治范围，此外还有需要救治的“三无”患者（就诊时无姓名、无家属陪护、无治疗经费的患者）。常见病种包括呼吸心搏骤停、急性心衰、急性心肌梗死、心律失常、各种原因所致休克、重度多发伤、急性中毒、脑卒中等。

绿色通道在建设运行过程中，各部门应严格遵照已制定的规范、科学的绿色通道管理制度，从绿色通道的人员保证、设备保证和管理支持等入手，做好绿色通道的建设，特别是胸痛中心和卒中中心应当有更严格的规定和评价标准。同时，定期或不定期进行绿色通道运行评价，并做出持续改进，保持绿色通道畅通、高效、规范，为危急重症患者提供快捷高效的服务系统。

急诊科是担负医院急救医疗保障任务的首要科室，凡遇重大突发事件产生的群体性损伤或暴发性疾病，都需要迅速发挥其组织功能，启动应急救援指挥系统，有效组织群体性损伤或暴发性疾病的抢救工作，尽可能降低伤亡率或疾病死亡率。

在应急救援指挥系统中，通常由医院的院长担任总指挥，主管医疗工作的副院长协助院长主持指挥应急救援工作。急诊科主任在其中担任着联络员的重要职责。医疗管理、后勤保障等相关职能部门及各临床科室的负责人作为该系统中的成员，应按各自职能参与指挥、协调。

5. 急诊管理指标及工作指标

急诊工作指标和质量安全指标是加强急诊质量监控管理和定期评价的有效工具，《急诊专业医疗质量控制指标（2015年版）》包括反映急诊医疗质量的结构性指标，反映急诊抢救室工作量、工作效率的指标，反映急诊绿色通道效率的指标，反映救治成功率的指标，反映急诊医师对患者病情评估准确性的指标，急诊科医患比、护患比、各级患者比例，抢救室滞留时间中位数，急性心肌梗死患者平均门药时间及门药时间达标率和平均门球时间及门球时间达标率，急诊抢救室患者死亡率，急诊手术患者死亡率，心肺复苏术成功率，非计划重返抢救室率共12项指标。

四、日间病房及日间手术管理

1．日间病房的概念

日间病房是一种以病人为中心、介于门（急）诊和住院之间的诊疗模式。日间病房以常见病、多发病患者的短期（1～3天）住院观察治疗或手术为主，既是我国公立医院改革的重要举措，也对节省医疗保险基金有较大的推动作用。2015年和2018年，国家卫健委连续开展两轮“进一步改善医疗服务行动计划”，都将推行日间医疗服务、缩短患者等待时间、提高医疗服务效率，作为提升人民群众获得感的重要举措。

2．日间病房的功能组成和布局设计

目前国内主要有两种日间病房管理模式：独立日间病房模式和病区内日间病房模式。独立日间病房采用的是医疗和护理分开管理的模式，护理实行护士长带领下的护理责任制管理，而医疗采取“谁的患者谁负责、医生跟着患者走”的管理模式。病区内日间病房按普通病房管理，实行科室主任、护士长负责的整体责任制管理方式。诊疗由各诊疗组对本组患者全程负责。

日间病房是为短期住院观察、治疗和进行特别检查的患者设置的诊治单元区域，作为复合型的治疗空间，其中包括日间治疗、日间手术、日间住院观察等多项内容。目前国内对日间病房的布局设计没有统一的要求。医疗机构多根据病种、医疗服务内容和患者安全的角度设置专用病床或是舒适的躺椅。中山大学附属眼科医院就是应用“眼科综合治疗椅”或“日间手术座椅”的方式，安排日间手术患者术后休息2小时后回家。日间病房的设置极大程度地提高了医院的床位使用效率。

3．日间病房病种及医保管理

目前日间病房所接受的病人多为肿瘤患者，比如上海交通大学附属胸科医院的肺癌日间病房、中山大学附属中山市人民医院肿瘤分院等。病种多选取放化疗方案简单、预期毒副反应小的肿瘤病人。

各地区纳入日间治疗的患者其医保支付方式不尽相同，且全国没有统一的支付标准。天津医科大学肿瘤医院在其调研报告中提出：日间病房在医保支付方式上主要包括两种类型：一种是同住院患者的报销比例及起付线一致；另一种是纳入门诊特殊病管理，享受与门诊特殊病患者同等的支付待遇。中山市在2016年开始将部分病种日间手术医疗费用纳入医保支付范围，按照“先行试点、逐步推广”的原则开展，对日间手术病种所发生的（术前10天及术后5天）相关的医疗费用，纳入社会医疗保险的支付范围。医疗保险政策和支付模式的支持，让日间医疗真正成为区别于普通住院和门诊大病两种方式之外的第三种诊疗方式，推动日间医疗焕发出活力。

4. 日间病房病案管理

日间病房的患者住院时间短，周转快，因此造成了病案完成时间更为紧迫，许多医师常常漏写关键内容，从而导致医院大数据缺失，甚至影响医院绩效考核、医疗保险基金支付。此外，患者治疗需要有连贯性，现在医院越来越重视患者全疾病生命周期诊治，每一次治疗经过必须被完整呈现，所以日间病房病案完善是亟待解决的问题。

目前国内大多数医院的日间病历书写采用24小时入出院记录的方式，以符合国家卫健委病历书写的规范要求。24小时入出院记录虽然可以减少医师日间病历的书写工作量，但可能导致手术室安全核查时缺少可核对的术前病历记录，转专科或者延迟出院时则需要作废原来的24小时入出院记录，重新书写完整的入院记录，从而导致医疗隐患或者病历书写的不规范。因此，医院医务部门应组织相关部门制定日间手术病历书写规范、日间病房护理路径单等，其中必须有日间手术入院记录、术前讨论、手术记录、术后记录和出院记录等，并且书写说明内容中明确规定当延迟出院时需要书写病程记录，转专科时书写转科记录等。由于日间手术病历书写内容已不完全与病历书写规范一致，需要上报省级卫健委医政处备案。建立在特定病种和特定手术基础上的表格式病历可以弥补上述缺陷，该模式现在正处于探讨和摸索实践之中。

此外，反映医疗效率和医疗质量的绝大部分数据应从病案首页上提取，日间病房的患者虽然住院时间短，治疗方式相对简单，但是占据医院医疗服务的相当份额，为确保日间病患数据的完整性，病案首页是不可缺少的。随着日间手术这一模式在国内的推广，编码员需熟练掌握其常见的疾病构成、手术和操作类型，从而确保其编码工作的准确率，提高编码效率。

5. 基于手术快速康复理念的日间手术管理

日间手术是指临床诊断明确的患者在24小时内完成计划性住院、手术、术后短暂观察并出院的一种手术模式，不包括在医师诊所或医院开展的门诊手术。日间手术运行管理模式可分为医院内部建立专门的日间手术单元或者各专科病房设立日间手术病床，以及经卫生行政管理部门批准建立的独立日间手术中心。综合性医院开设专门日间手术单元，在医院内部以日间手术中心或日间手术部的方式进行管理，是我国目前综合性医院快速发展日间手术的主要模式。日间手术中心作为医院开展日间手术的公共平台，承担医院内部规划和发展日间手术的职责。2016 年原国家卫计委医疗管理服务指导中心发布《日间手术管理导则》征求意见稿，对日间手术的管理模式，医疗机构准入、术式准入、手术医师准入、患者准入的标准以及日间手术管理流程、日间手术病历做出详细而明确的要求，并同时推荐了含鼓膜、成人腹股沟疝修补术、乳腺囊肿及纤维腺瘤切除术等 56 个适宜日间手术的病种，覆盖了耳鼻喉科、普外科、妇产科、眼科等 10 余个手术科室。中山大学附属眼科医院日间手术中心于 2012 年创建，到 2018 年，其日间手术量已达到总手术量的 70% 左右。

2005 年，加速康复外科（enhanced recovery after surgery，ERAS）理念进入中国。ERAS 是一种围手术期处理程序的创新概念，指通过全面优化的围手术期处理及治疗方法，采取一系列新措施，最终实现外科手术的少疼痛和低风险，治愈患者并实现快速康复。“术后提前下床”“病愈提前出院”“减轻经济压力”这些都是患者对 ERAS 的最直观的体验。2015 年，我国成立了首个 ERAS 协作组，召开了首个全国 ERAS 会议，并发布了甲状腺外科、骨科、妇科、泌尿外科多个外科领域应用 ERAS 的中国专家共识。把 ERAS 理念植入日间病房管理是现代外科发展的重要一环。

五、住院诊疗管理

1. 住院诊疗的概念和特点

住院诊疗是指患者经由门（急）诊诊疗后，由于病情反复或者情况危重，需要收入病房做进一步的检查和系统诊治的过程。住院诊疗的患者，或者是在门诊诊疗过程中无法确诊，或者是虽经确诊但需要进一步的系统治疗甚至手术才能控制病情，因此，住院诊疗患者往往比门诊诊疗患者的病情更重、更复杂，整个诊疗过程也对临床医师的诊疗水平、辅助诊疗部门的协同能力、临床护理水平，乃至医院管理部门的统筹协调能力都有着更高的要求。

2. 住院诊疗业务管理

（1）患者出入院流程。患者入院流程包括：门（急）诊医师根据病情确定入院并开具住院通知单；住院处工作人员办理入院手续，预交押金，确保患者住院实名制；接诊护士护送患者至病房；病房护士接收患者，安排床位，进行健康宣教；主管医师查看患者，询问病史，书写首次病程记录，并开具入院医嘱和检查单。患者出院流程包括医师开具出院通知单及出院医嘱，完成病历书写工作，包括相关医学证明；护士通知患者出院，通知药房准备患者出院带药；向患者进行出院健康宣教；患者或家属到住院处办理出院结算手续；患者根据需要可去病案科复印病历资料。

在国家“改善医疗服务行动计划”的推动下，部分医疗机构在探索更方便的住院流程，比如床旁结算、一站式综合管理服务、一卡通等，极大程度地提高了患者的住院体验和对诊疗过程的满意度。

（2）住院诊疗监管。监管部门需对住院诊疗的十八项核心工作制度的开展情况进行检查、监督、反馈、激励，以及提供管理服务。检查内容包括医师资质及在岗情况、医师对十八项核心制度的知晓情况、落实情况、完成的质量以及是否有持续改进等。

（3）住院诊疗管理指标。监管部门对各个临床科室的住院诊疗相关指标进行监督，并要求各个临床科室定期上报。监督的指标包括平均住院日、病床使用率、术前平均住院日、临床路径相关指标、抗菌药物使用情况等。激励医疗管理部门根据对各个临床科室的检查、监督情况，对达标的科室提出表扬，未能达标的科室则扣罚当月奖金予以惩戒。

（4）监管部门的任务职责。医疗管理部门要为临床科室住院诊疗工作的开展提供相应的管理服务，减轻医务人员工作负担，规范医务人员工作流程，提高医务人员工作质量。管理服务包括承担科室之间、科室与院领导以及科室与卫生行政部门之间协调沟通的任务。

3. 全病程管理

随着医疗数字化逐步深入，传统的医疗模式面临着挑战。建立在医疗信息平台基础上的新模式、新流程在不断投入探索应用。

全病程管理是传统住院治疗的延伸，它聚焦于病人，而不是疾病本身。这是一种以医疗为基础，以病人为中心，多学科诊疗和护理相结合，连续、整体的医护服务模式，旨在协调多种医疗资源，为特定的慢性病患者提供高质量的医疗护理服务，减少治疗的片段化和重复性，降低就医成本，提高诊疗质量，增强治疗信心，提升治疗的完整度，使患者治疗收益最大化。中南大学湘雅医院全病程管理模式是将个案管理与全程照护相融合，以跨区域、跨团队（医生、护士、个案管理师、社工、营养师、康复师、药师、管理人员）的全程协作管理方式，从院前准备、出院准备、双向转诊、出院追踪随访到远程健康管理等环节，为患者提供连续性整合照护的全程闭环管理模式。

（1）入院准备中心。入院准备中心主要是建立在医疗信息化基础上的入院流程优化。传统的入院流程如前所述：入院处凭医生给患者开具的入院通知单给患者办理入院手续，全院床位由专科甚至诊疗组把控。入院准备中心可以统筹全院的床位，系统登记预约、核实医嘱、抽血、床位协调管理、院前常规检查一站式申请，内外科病人术前检验的采血和检查的预约等均在入院准备中心完成。这样既提高了床位使用率，又提高了临床医师的工作效率，缩短了病人术前等待时间，同时缩短了病人的住院时间，极大程度地节省了医疗资源。目前，上海瑞金医院、中南大学湘雅医院、浙江大学医学院附属邵逸夫医院已不同程度地开展了入院准备中心的业务，并首先从中获益。

（2）以临床路径为抓手的病种质量管理。临床路径最早称“关键路径法”（critical path method，CPM）是美国杜邦公司在1957年为新建一家化工厂而提出的用网络图判定计划的一种管理技术。1990年，美国波士顿的新英格兰医疗中心将CPM用于健康照顾系统。该医疗中心研究表明：低劣质量的医疗服务往往与不合理、不规范的临床医疗行为有关。医疗服务标准化，可改进医疗效果，对某些病例住院期间按预定的医疗护理计划进行治疗，既可达到预期效果又可缩短住院天数、节约医疗费用。CPM提出后受到美国医疗界的重视，成为较盛行的既能贯彻持续质量改进，又能节约资源的治疗标准化模式，并被称为临床路径（clinical pathway，CP）。从其本质而言，相当于在临床上经常应用的诊疗计划或临床实践指南。

临床路径在世界各地的发展，也使我国政府意识到它不仅能起到控制医疗费用的作用，同时有希望成为一种全新的医疗管理和服务模式。自2009年原国家卫生部成立临床路径技术审核专家委员会至今，中华医学会已颁布1 212个国家版临床路径，覆盖202个病种，涉及23个专业。临床路径的应用减少了由于不同层级的医疗人员带来的诊疗偏差，促成特定病种医疗的同质性和标准化。同时，特定的病种临床路径可被监控、被评估的特性，使得临床科室和监管部门可以对特定病种的诊疗经过、效率和效果进行评价，并实施适当的干预，从而达到病种质量管理的目的。

（3）随访管理。医院病人的随访管理，是对病人离开医院以后直到再次进入医院之前的这段时间的管理。具体的业务包括：随访、复诊预约、医疗结果反馈，病情的监测，以及对病人病情资料的管理和分析等。简而言之，它是指病人离开医院以后的管理和服务。

在《三级综合医院评审标准（2011年版）》（卫医管发〔2011〕33号）的考评办法中，对随访有如下要求：“开展多种形式的随访，不断提高随访率。其中，出院患者失访率 <20%。”医院要求各科室在病人出院以后以电话随访或短

信随访的形式问候并叮嘱病人。医院设置了电话预约复诊、官网预约复诊和微信预约复诊。随访对于维系病人对医院的信任度、忠诚度十分有效。病人随访管理逐渐为医院管理层所重视。数字随访系统的出现，使得患者出院后可以接收到随访问卷和康复信息推送，当出现特殊情况时病人可以直接预约复诊，对于“全病程管理”做了有效的衔接。

六、临床科室管理

临床科室是直接为患者提供诊疗服务的部门，医疗管理和医院所有其他部门，都应当做到“一切围绕临床、一切服务于临床”。临床诊疗服务的质量体现医院医疗管理的综合水平，加强对临床科室的管理能够直接改善医疗服务质量。

1. 临床科室管理内容

重视人才队伍建设，建立合理的人才梯队，细分专业，规划各专业组医师的知识智能结构，形成专业化、精细化的医疗专业技术队伍，满足临床医、教、研各项任务的需要。

重视临床诊治技术规范建设。没有规矩，不成方圆。面对患者机体这样一个纷繁复杂的结构，当涉及患者生命健康时，必须建立一系列切实可行、安全有效的医疗护理常规、技术操作规范和工作制度，确保医疗安全，不断提升医疗质量。

提高医护人员的服务意识，培训服务技巧。要做到临床诊疗服务和患者身心服务的统一，为患者创造一个优质、和谐、便利、舒适的诊疗环境。

重视科室文化建设。营造科内团结向上、友好合作的工作氛围；创新工作模式，不断加强科室医护人员之间及不同科室之间的沟通协调与通力合作。

重视激励机制建设，建立完善岗位责任制、事务责任制、项目责任制，优化奖惩制度建设，遵循“多劳多得、少劳少得、不劳不得”的收入分配原则，体现“优质高酬、劣质重罚”的核心价值观，建立“有功必赏、有劳必赏、有责必究”的激励制度并加以贯彻落实。

2. 科室及病房设置与布局

科室设置应与医院的功能、任务和规模相适应。原国家卫生部发布的《医疗机构基本标准（试行）》（卫医发〔1994〕第30号）对一级、二级、三级医院的临床医技科室设置做出明确规定。对于一级医院，临床科室应至少设有急诊室、内科、外科、妇产科、预防保健科，医技科室应至少设有药房、化验室、

X 光室、消毒供应室。对于二级、三级医院，要求具备必要的一级科室和建立相应的二级专业分科，还要求具备一定数量的重点专科和重症医学科。

病房是为患者提供住院诊疗服务的基本单元，是患者停留时间最长的医疗空间。病房应保持良好秩序，做到整洁、安静、舒适、安全；室内细菌含量、采光、色彩设计均应符合卫生学标准，病房噪音不能超标，力争创造舒适宜人的病房空间。

对于不同级别医院的病房建筑结构、设备设施及人员数量要求不一样：三级医院每床建筑面积不少于 60 平方米，病房每床净使用面积不少于 6 平方米，每床至少配备 1.03 名卫生技术人员，每床至少配备 0.4 名护士，病房基本设备与每床单元设备要达到相应要求。

3. 科室主任在临床科室管理的权责

科室主任在科室的各项工作和建设上处于十分重要的地位，具有十分重要的作用。临床科室管理的好坏，很大程度上取决于是否选准主任、建好管理架构。

科室主任在科室是带头人，具有领衔作用；在人才培养上是导师，具有人梯作用；在优质服务和执行院规方面，具有表率作用；在医德医风建设上，具有楷模作用；在医疗行政管理上，具有核心作用。科室主任是医院组织实施医教研工作最基础、最重要的管理者，肩负着组织和领导全科人员努力实现科室功能，向社会提供专业服务的责任；保证科室服务质量和安全；培养专业人才，建立完善的科室人才梯队；提高科室技术水平，促进学科发展，提高学术地位；在医院建设中起着上情下达、下情上达、举足轻重的桥梁和纽带作用。

实践证明，科室主任的水平决定着学科的水平。一个学术水平和知名度都很高、管理能力很强、在群众中享有较好威望的科室主任，可以带动一个学科的发展，使科室出质量、出人才、出效益、出成果。

4. 临床科室管理架构

建立健全科室质量管理组织架构。科室医疗质量管理是以科室主任负责制为基础展开的。对基础质量、环节质量的控制和对终末质量的检查评价是科室主任的职责。科室主任负责建立科室管理架构，成立科室质量管理小组，指定专人负责病案、院感、技术、药物、不良事件等管理任务。根据医院工作的总体要求和安排，制订科室质量建设计划和年度目标，围绕本科室的工作特点和质量管理上存在的问题和薄弱环节，开展经常性的质量管理、检查监督活动，做到有计划、有重点、有记录、有成效。

加强个体质量控制和三级查房制度。临床科室医务人员大多是在没有或无法被外部监控的条件下进行操作、独立决断、独立实施各种诊疗工作的。因此，个体性诊疗控制就构成了医疗质量管理最基本的形式。职业责任、敬业精神、学识、技能和经验对质量的形成具有相当的重要性，临床科室医务人员在医疗工作和技术操作中都应该执行质量标准，实行质量自我检查，自主管理。自觉地与标准对照，发现问题及时纠正。三级查房是由不同级别的医师以查房的形式实施患者评估、制订和调整诊疗方案、观察诊疗效果等医疗活动的制度。它强调了科室主任领导下的高级、中级、初级三个不同级别的医师查房制度，明确了下级医师服从上级医师、所有医师服从科室主任的工作原则。医疗团队的负责人对本组患者的诊疗活动承担责任，以确保医疗质量和安全。

5. 临床科室质量管理评价

临床科室质量管理评价的内容包括如下方面："三基三严"培训、制度规范培训、执业道德培训、医疗卫生法律法规和规章的培训；临床工作的环节质量，包括诊断质量、治疗质量、手术质量、患者知情同意、医患沟通、工作效率、医疗缺陷和风险管理；病历资料管理，包括临床科室的病历，有门（急）诊病历、简易病历（留观病历、日间病房及日间手术病历等）、住院病历；临床路径管理，包括入组率、入径率、变异率、完成率等。

七、医疗技术管理

医疗技术是指医疗机构及其医务人员以诊断和治疗疾病为目的，对疾病做出判断和消除疾病、缓解病情、减轻痛苦、改善功能、延长生命、帮助患者恢复健康的医学专业手段和措施。医疗技术临床应用是指将经过临床研究论证且具有安全性、有效性的确切的医疗技术应用于临床，用以诊断或者治疗疾病的过程。

国家卫健委以部门规章形式于2018年11月发布了《医疗技术临床应用管理办法》，规定医疗机构对本机构医疗技术临床应用和管理承担主体责任，医疗机构主要负责人是本机构医疗技术临床应用管理的第一责任人。医疗机构应当根据其自身条件和技术能力开展相应的医疗技术临床应用，建立本机构医疗技术临床应用管理制度，包括但不限于医疗技术目录管理制度、手术分级管理制度、医师授权制度、质量控制制度、动态评估制度、档案管理制度等。

1. 新技术管理

新技术是指在医疗机构内部首次应用于临床诊断（含检查、检验项目）和治疗的技术（新购置的仪器设备或试剂盒不能列为新技术、新项目，但在原功能上有所开发者可列为新技术、新项目）。它可以是科室自主研发的在国内外尚未使用的新技术；也可以是国外已开展而国内尚未使用的新技术；还有国内、省内已开展而本院尚未使用的新技术；机构内已有科室成熟使用，而本科室尚未使用的新技术也要归新技术管理。

新技术由科室申报，需要经过医院医疗技术管理委员会、医院伦理委员会审议，再由医院备案。医疗机构需要对新技术的审核、备案和监管控制严格把关。新技术在试用期满经评估后可转化为常规技术应用。

2. 常规技术管理

除了国家建立的医疗技术临床应用负面清单中的禁止类技术，以及需要严格监管的限制类技术外，其他临床应用的医疗技术由决定使用该类技术的医疗机构自我管理，我们称之为常规医疗技术。

医疗机构对本机构医疗技术临床应用和管理承担主体责任，可以根据自身功能、任务、技术能力自行决定开展常规医疗技术的临床应用，并应当对开展的医疗技术临床应用实施严格管理。管理措施包括：建立本机构的医疗技术临床应用管理制度，如目录管理、手术分级、医师授权、质量控制，以及档案管理、动态评估等制度，以保障医疗技术临床应用的质量和安全。

3. 医疗技术负面清单

《医疗技术临床应用管理办法》重申了医疗技术临床应用负面清单管理制度。医疗技术负面清单包括“限制类医疗技术”和“禁止类医疗技术”。这是继2015年原国家卫计委公布《关于取消第三类医疗技术临床应用准入审批有关工作的通知》后，对医疗技术管理的进一步梳理。

（1）限制类医疗技术。限制类医疗技术是指技术难度大、风险高，对医疗机构的服务能力、人员水平有较高专业要求而需要设置限定条件的医疗技术，或需要消耗稀缺资源、涉及重大伦理风险、存在不合理临床应用、需要重点管理的医疗技术。国家卫健委制定发布国家限制类医疗技术目录，省级卫生行政部门可以结合本地区实际情况，在国家限制类医疗技术目录的基础上增补省级限制类医疗技术，并实施备案管理。医疗机构拟开展限制类医疗技术临床应用的，应当按照相关医疗技术临床应用管理规范进行自我评估，符合条件的可以开展临床应用，并向核发其《医疗机构执业许可证》的卫生行政部门备案，以便于行政部门加强事中及事后监管。

2017年2月，原国家卫计委发布了包括“造血干细胞移植技术”在内的15

项限制类临床应用的医疗技术管理规范和质量控制指标。同年，广东省卫计委也发布了包括“冠心病心导管介入治疗技术”在内的7项省级限制性医疗技术清单。

（2）禁止类医疗技术。禁止类医疗技术是指安全性、有效性不确切的医疗技术，存在重大伦理问题的医疗技术，或已经被临床淘汰的医疗技术以及未经临床研究论证的医疗新技术。比如脑下垂体酒精毁损术治疗顽固性疼痛、克隆治疗技术、代孕技术、医疗目的以外的肢体延长术、角膜放射性切开术等。医疗机构不得开展上述类型的医疗技术临床应用。

4. 手术管理

（1）手术的概念和分类。手术是指医生经开放直视、腔镜或内窥镜间接观察，或在超声波、射线等医学影像的引导下，通过刀、剪、针等医疗器械操作，切除或损毁病变的组织器官，保留或替换有功能的组织器官，修补和重建有缺陷的组织器官，以达到治疗目的的方法，包括各种开放性手术、内镜手术、导管介入手术及各种操作等（统称手术）。

（2）手术目录。随着医院信息化建设的深入开展，许多医院都运行了医院信息系统（HIS），但由于缺乏信息标准，各医院HIS的数据难以做到信息共享，严重影响了信息的利用和统计上报。医院信息的标准化和规范化是医院管理和医院信息工作面临的一个重大问题。我国现使用的手术操作分类编码是ICD－9－CM－3，是美国1987年第三次修订本，经过北京国际疾病分类中心编译，达到亚目的4位代码统一。中国人民解放军总后勤部卫生部于1997年研制了国家军用标准（GJB3129－97），供全军医院使用。广东省为了统一各医院使用的字典库，建立了广东省标准库，以规范省内手术名称。①

医院手术目录是以国家或省手术分类字典为基础，结合本医疗机构实际手术开展情况建立的目录。该目录采用了省通用的标准手术分类名称，不仅用于规范手术管理，还应用于收费、医院绩效管理等方面。在全国铺开医保DRGs付费的趋势下，标准手术名称和手术编码的应用更是对医院的社会评价和医院收入起着举足轻重的作用。

（3）手术培训和考核。手术培训是医疗技术培训的核心，也是控制手术质量和安全的关键环节。医疗机构应根据国家发布的各项技术管理规范做详细的培训和考核规划。而开展手术的医师，必须在接受规范化培训并考核合格的情

① 梁翠群，钟志海，王淑平，等．手术分类广东省标准字典库研究与建立［J］．现代医学，2005，4（5）：4.

况下才能取得手术授权。

国家卫健委统一组织制定国家限制类技术的培训标准和考核要求，并向社会公布。省卫健委增补的限制类技术以及其他需要重点加强培训的医疗技术，由省卫健委统一组织制定培训标准，对培训基地和参加培训的医师提出统一要求，并向社会公布。在限制类技术管理规范印发之前，从事相关技术的临床工作者满足了要求年限，具备规定的专业技术职务任职资格，近几年独立开展过相关限制类技术达到一定数量，则可免于培训。

2011 年后，原国家卫生部陆续颁发了一系列手术管理规范，如《心血管疾病介入诊疗技术管理规范（2011 年版）》《神经血管介入诊疗技术管理规范（2012 年版）》《内镜诊疗技术临床应用管理暂行规定（2013 年版）》《造血干细胞移植技术管理规范（2017 年版）》等 15 项国家限制类医疗技术管理规范。

对于国家卫健委和省卫健委组织培训以外的医疗技术，医疗机构负责对其进行规范化培训。如医疗机构拟承担限制类医疗技术临床规范化培训工作的，需要在首次发布招生公告之日起，向省卫健委备案。省卫健委将定期向社会公布经备案担任限制性医疗技术应用规范化培训工作的医疗机构名单。

（4）手术授权。医疗机构应当建立医师手术授权与动态管理制度，根据医师的专业能力和培训情况，授予或者取消相应的手术级别和具体手术权限。

医师手术授权须包括手术级别、手术项目，制定并明确手术授权条件，不能将职称或资历作为授权的唯一依据，而要结合医师专业培训及医疗技术临床应用评估结果，动态调整医师具体手术项目权限。

医师手术授权申请条件包括基本条件和手术能力等。基本条件包括：从事专业工作年限、专业技术职务任职资格、规范化培训合格、专业相关科研成果等。手术能力评估可从医师开展的手术例数、手术质量与效果等方面进行。

八、医技科室质量管理

随着科学技术的高速发展，高水平的医疗仪器、设备广泛应用于医疗活动中，有效促进了医疗技术水平和医疗质量的提高。医技科室在疾病的诊疗过程中的作用日益重要，其医技质量高低与医院整体水平密切相关，也直接影响着医院的运行效率。

医技科室包括药剂科、检验科、医学影像科（放射科、超声诊断科、核医学科等）、病理科、输血科、消毒供应中心和营养科等。医技科室专业分类多，专业性强，涉及高新技术运用和高精尖仪器设备应用。原国家卫生部颁布实施

《医院管理评价指南》《医疗机构临床实验室管理办法》《病原微生物实验室生物安全管理条例》《临床输血技术规范》《放射诊疗管理规定》《医疗废物管理条例》等规范性文件，为规范医技科室质量管理，提高医疗质量，保障医疗安全起到促进作用。

1. 医技科室工作的过程控制

医技科室的质量管理应包括检查工作的全过程。现以检验科为例，介绍质量管理中的过程控制。检验科中的过程控制，主要是指对分析前、分析中、分析后的整个阶段进行控制。为保证分析前的质量，医技科室需要从循证医学的观点选择合适的检查方式方法；临床医生要根据患者病情正确地选择检查项目；检验标本需要在合适的时间以正确的方法采集，并在合适的条件下及时送检；检验设备仪器确保定期调试和保养，并保持在最佳运转状态；质控小组每天都要进行科室内复核，把检验误差控制在允许范围之内；获得授权的检验科医师准确填写检验报告单；医技科室质量监督小组定期抽查各个环节质量体系运行的情况，并接受临床科室和患者监督。

2. 室内质量控制与室间质量评价

室内质量控制是在 20 世纪 50 年代把 Levey-Jennings 质控曲线从工业质量控制理论引入医学检验领域而开始的，其采用每天随标本测定质控血清的方法，并将结果误差控制在一定限度之内，这就是 Levey-Jennings 质控曲线。室间质量评价的目的是相互校正各参与科室检查结果的准确性，要求保持在临床所能接受的误差范围内，从而使参加活动的医技科室之间的结果有可比性，因此室间质量评价着重考察检查操作的整体状态。由于室间质量评价活动是借助外部力量进行的回顾性检查，而不是控制科室每天所发出的报告质量，故绝不能代替室内质量控制，相反，只有首先搞好室内质量控制，保证检查结果达到一定的精密度，才能得到较好的室间质量评价成绩，才谈得上室间结果的可比性。当室间质量评价某一项目出现明显差异时，又要从室内质量控制中寻找原因，重新制订改进计划。

3. 医学实验室认证

2001 年国家认证认可监督管理委员会（简称国家认可委员会）开始跟踪、翻译、研讨 ISO/DIS15189 并向标准归口的国际标准化组织技术委员会提出反馈意见，以此揭开了我国医学实验室认可相关工作的序幕。随着 ISO15189：2003 的正式出版，国家认可委员会又积极主导将该标准转化为我国国家标准的工作，并于 2003 年 12 月发布了 CNAL/AC23（《医学实验室质量和能力认可准则》），于2004年完成了医学实验室质量和能力认可体系的建立，同年7月国家认可委员会开始正式受理依据ISO15189进行的医学实验室认可申请，2005年8月国家认可委员会发出我国第一家医学实验室ISO15189认可证书。2014年《医学实验室质量和能力认可准则》ISO15189：2012投入使用。

九、医疗风险与安全管理

根据WHO的定义，患者安全是指“患者免受与医疗卫生相关的不必要的伤害或潜在伤害”①。美国医学研究所（Institute of Medicine，IOM）于1999年发表的“孰能无错，建立更安全的健康照护系统”的研究报告对唤起全世界对患者安全问题的关注具有里程碑式的意义。该报告估计美国每年有44 000～98 000人死于可以避免的医疗错误，远超美国每年死于交通事故、乳腺癌、艾滋病的人数。WHO于2002年开始讨论患者安全问题并要求各成员国密切关注患者安全。到2004年，患者安全作为一个重要的议事问题进入世界卫生大会的讨论议程，世界卫生大会在会后发表了专门针对患者安全的技术报告，而且建立了一个全球性的行动计划以了解患者安全的问题。针对患者安全在各个国家和地区的不同表现形式以及所有可利用的资源状况，为了将各国家和地区在患者安全上的不同工作重点和方法推荐到各地，WHO于2004年创立了全球患者安全联盟。2006—2007年，WHO成立了一个医疗安全专家组，专门就改善医疗服务安全性和质量进行了研究，并于2008年末发表了全球科研重点：患者/医疗安全研究报告，明确指出患者安全是一个全球性问题并呼吁各界积极应对和解决。②

十、医院安全文化建设

在管理学中，经常会听到这样一句话：“三流的企业人管人，二流的企业制度管人，一流的企业文化管人。”文化是什么？文化就是人类生存和发展的方式。它是根植于人群当中的思想内核。那么，何为安全文化？在美国约翰·J.南斯（John J. Nance）所著的《向航空业学管理：医疗质量与患者安全的终极飞行计划》一书中说：“需要有这样的一个团队，所有的参与者均以开放、敬业的心态，相互支持、相互促进。”希波克拉底誓言中的第一句话“I will prescribe

---

① WHO. World alliance for patient safety, forward programme 2008 - 2009 [EB/OL]. (2008 - 06 - 25) [2018 - 04 - 13]. http://www.who.int/patient safety/information_ centre/reports.

② KILLINGSWORTH J. WHO全球患者安全联盟[J]. 中国医院，2005，9 (12)：2 - 3.

regimens for the good of my patients according to my ability and my judgment and never do harm to anyone.” 即“我们要以患者的最大利益为目的，让其免受伤害。”医学实践应始终以患者健康（而不是个人得失）为中心，但是我们都是凡人，都不能避免犯错。那么这种理念还可以表述为：我们是一群志同道合的专业人士，我们知道单靠个人无法做到完美，我们只有建立起一个相互支持、充分沟通的团队，才能趋于完美。我们拒绝按不同专业进行区分，拒绝不良竞争，拒绝孤立同事，拒绝漠不关心患者的安康。我们的共同目标是为患者提供最好的照护，并在此过程中享受我们的职业，这两部分都是我们的最高指导原则，我们的信仰。这就是医疗安全文化。

近年来，高发的医疗事故让我们越来越重视医疗安全和医疗质量。国内的医院也越来越多地向其他高风险行业学习和借鉴各种安全质量管理的方法，比如品管圈、追踪方法学、根因分析、失效模式与影响分析等。但是，仍不断发生患者因不良事件而受到伤害的事件。

为什么因人为的失误和系统缺陷所造成的严重医疗差错导致患者死亡的时候，医学界始终无能为力？可见，仅仅是借鉴方法学不足以达成确保医疗安全的目的，我们需要运用团队的力量及时发现问题，及时有效干预以避免发生重大的安全事故。这种团队力量，是建立在安全文化的基础之上的。我们的传统医疗文化，往往建立在权威的基础之上，团队中资历最高的那位医师往往掌握着不可辩驳的话语权。这不只是医学界的问题，在 40 年前的航空领域，同样存在着这样的问题。回顾 1977 年 3 月 27 日，发生在大西洋特内里费岛那场可怕的飞行事故，造成两架波音 747 在机场起飞时相撞导致 538 人死亡。这次事故，最终让旧式的“机长是完美的”这种等级文化被摒弃，航空界开始了安全文化革命——如果机组下属人员不同意起飞，或有任何不同寻常的问题及疑似无线电呼叫，就要立刻停止起飞。同样，在汽车制造领域，有一种管理方法叫作“stop the line”，即中止流水线。在丰田公司忙碌的流水线上，如果有任何一位一线工作人员认为生产流水线中出现差错，都有权力立即中断流水线。高管们会马上碰头讨论和发现错误之处并进行修正。

总之，医院安全文化是建立在医院群体之中的，团队人员志同道合，每个成员要力求为了实现统一的目标放下各自的分歧、达成一致。这是一项艰苦卓绝的工作，围绕明确的共同目标，我们所做的一切都是为了实现患者利益最大化。

2019 年 5 月 31 日，中国医院协会发布了《患者安全目标》(2019 版)，包含：

1. 正确识别患者身份；
2. 确保用药与用血安全；
3. 强化围手术期安全管理；
4. 预防和减少健康保健相关感染；
5. 加强医务人员之间的有效沟通；
6. 防范与减少意外伤害；
7. 提升管路安全；
8. 鼓励患者及其家属参与患者安全；
9. 加强医学装备安全与警报管理；
10. 加强电子病历系统安全管理。

《患者安全目标》（2019 版）的发布，旨在推动我国医疗质量的持续改进，切实保障患者安全，提高医院管理水平。

十一、医院危机管理

医疗行业是一个高风险的行业，随时都可能面临危机，而经济体制的转型、医疗体制的改革、全球化进程的加快、群众对医院期望值的提高等都在一定程度上加大了医院发生危机的概率。比如自然灾害、人为伤害、医疗事故、医疗纠纷、后勤保障系统瘫痪、核心员工背叛或犯罪、公共形象危机、财务问题等。无论医院遭遇哪一种危机，如果处理不当，都会使医院蒙受巨大的损失。如何正确面对危机，如何有效预防危机，如何在危机发生后有效地应对、化解和利用危机，使危机的破坏性降低到最低程度，并从危机中获得新生，这是摆在医院管理者面前很重要的任务。

首先，医院应健全医院危机管理组织体系，完善危机管理有关制度和危机处理程序，组织模拟危机环境下的培训和演练，提高员工应对危机的能力。医院危机管理组织结构框架主要由三部分组成：第一部分是信息系统；第二部分是决策系统；第三部分是运作系统。

信息系统的任务在于适时、适度地发布警情和提示，做到早决策、早动手，为医院危机管理赢得主动权。现代社会，信息的传播速度很快，一旦处于公共危机中的医院对信息发布管理不力，就很容易扩大危害，甚至激化矛盾，从而加重不良后果的影响。因此，从严格管理的角度出发，医院必须用制度来约束信息传播的行为，建立医院新闻发言人制度，及时、客观地披露事实真相，积极传播医院的正面信息，化解医院的公关危机，塑造医院的良好形象。

决策系统的主要任务是制定突发事件处理预案，构建预案储备库；对突发事件的性质、程度、潜在范围和影响进行预判，对事件的处理做出敏捷的、具有针对性和可执行性的决策。决策系统由危机管理者统率，负责处理危机的全面工作。因此他必须有足够的权威进行决策，一般由首席危机管理者，如医院的管理决策层（院长或行政副院长）担任。

运作系统的任务在于对决策进行敏捷的、全面的贯彻。运作系统由职能科室和临床科室负责人组成，其中职能科室负责联络医院内部受危机影响的部门与不受影响的部门，是正常部门与受危机影响部门之间联系的纽带，而临床科室则负责将危机管理者的策略和计划翻译成实战的反应策略和计划，并通过专业知识来实施这些计划。

（一）人际关系与医患关系

医患关系是医务人员与病人在医疗过程中产生的特定医治关系，是医疗人际关系中的关键。医患关系的实质是“利益共同体”，因为“战胜病魔、早日康复”是医务人员和患者的共同目标。

维护医患这对利益共同体的良好关系，需要医患双方的共同努力。从某种意义上说，相互尊重、相互配合、相互依存正是医患关系的最基本特点。事实上，随着社会的发展，在不同的时代医患关系也处在不断发展变化之中。目前多将医患关系定位为信托关系或契约关系。

随着我国医疗保障制度从公费医疗向社会统筹发展，医患关系的天秤向契约关系倾斜，甚至有异化为交易关系的苗头。很多患者认为，到医院花钱看病属于消费行为。患者就是消费者，医生治不好病，必须赔钱或者偿命。这是一种很荒唐的观点，但是在一段时期，在舆论、媒体不加以正确引导的情况下，发生了多起辱医伤医的恶劣事件。世界上很多东西都可以交易，唯独生命除外。花钱可以买来任何商品，但买不来生命。此外，随着现代医学的飞速发展，人类的寿命不断延长，使得人们对医学产生了一种幻觉，认为医学无所不能，人类已经具备了跟自然规律抗争的能力。对医疗效果期望值不恰当的增加，也造成了医患关系进一步失衡。

因此，只有让医学走出商业交易和技术崇拜的误区，医患关系才能回归医疗的本位。

（二）医院危机与重点患者管理

医院在日常运行和管理中会遇到各种各样的危机，一部分与自然环境和工作环境相关，更多的一部分与患者相关。在众多繁杂的危机事件中，强调对重点问题、重点人员的管理，会取得事半功倍的效果。管理者应能够识别重点患者，并做好风险防范，这也是化解危机的一种方法。

比如说，重大手术管理就属于这种情况。中山市人民医院对于医院新开展的手术，科室认定高度风险的手术，预计预后不良的手术，可能引起医疗纠纷的手术或存在医疗纠纷的手术，因术后严重并发症需再次手术的手术，可能导致毁容或摘除器官、截肢致残的手术，涉及3个或3个以上科室参加的手术，大器官移植手术，被手术者持外国护照的手术，被手术者属中央、省保健对象或市一级保健对象的手术，邀请国内外著名专家参加的手术，外院医师会诊主持的手术等这类重大手术，须经科内讨论，科室主任签署《重大手术报告审批表》报医务科备案，由医务科负责人审批，获准后，由院长授权人签发手术通知单。在围手术期，手术风险评估、知情告知、术前讨论、手术实施以及术后管理，都受到特别的关注。所有的措施都是为了争取患者更好的预后，因此应当与患者及患者家属进行良好的沟通以争取最大程度的理解及支持。一旦出现问题，临床科室、职能科室以及院方可以及早并以更积极的姿态面对和处理，从而将危机消灭在萌芽状态。

（三）医患纠纷的产生和处理——医疗不良事件的管理

医学本身是一门不断从失败中学习的科学，通过收集和分析事故信息、找出事故发生的真正原因并制定避免再犯的策略，是患者安全工作的核心内容。目前多数国家和地区都建立了学习型的医疗不良事件报告、分析和反馈机制，通过对已经发生的医疗不良事件进行研判，找出完善医疗服务、改进患者安全的举措。

目前，我国与医疗不良事件报告制度相关的政策文件主要有2002年国务院颁布的《医疗事故处理条例》和2011年原国家卫生部制定的《医疗质量安全事件报告暂行规定》。我国医疗不良事件上报系统主要有3个，即医疗事故报告系统、医疗质量安全事件信息报告系统和医疗安全（不良）事件报告系统。实践中，各医院内部一般会自己建立医疗不良事件管理制度，并建立一套适用于本院的医疗不良事件上报系统。

1. 医疗不良事件的风险防范与管理

不良事件是在医疗过程中发生的负性事件，发生时已造成不良后果。在不良事件发生之前，医院需要形成统一的不良事件风险防范文化。通过构建覆盖全员的培训机制，对各级各类医务人员采用学术会议、学术讲座、专题讨论会、案例讨论、自学的方式，进行法律、法规、规章制度和工作规范、工作流程、人文教育的培训。通过培训可逐步深化各级医务人员对不良事件的认识及理解，增强对患者安全文化的直观感受和敏感度。同时，卫生行政部门和医疗机构应该建立非惩罚性的上报环境，这是医疗不良事件报告制度的核心。但此处的“非惩罚性”并非指对所有上报医疗不良事件的医疗机构和医务人员都不进行惩罚，而是对于及时上报自己或他人发生的、未对患者造成严重伤害的医疗不良事件或安全隐患等人员不予处罚或给予相应奖励。

对医疗不良事件进行上报的主要目的是通过对报告内容的分析，全面了解不良事件发生的原因，发布警示信息，并向医疗机构及医务人员提出流程和系统改进的对策建议，以形成医疗风险评估数据系统，持续改进医疗质量，促进患者安全。

2. 医疗缺陷管理

医疗缺陷是指医务人员在医疗活动中，因违反医疗卫生管理法律、行政法规、部门规章和诊疗护理规范、常规而发生诊疗护理过失的行为，泛指医务人员不规范、不恰当的医疗行为。医疗缺陷管理不仅直接体现了一个医院的医疗品质，更关乎医院的生存与发展，关系到病人的生命和健康，也关乎每一个医务人员的职业生涯。医疗缺陷可能会造成病人的损害，如果造成了损害，即构成医疗事故。这种情况往往是由于医院管理薄弱，医务人员责任心淡薄或缺失造成，而并非故意。医疗事故将在下一节详述，本节重点讲述医疗缺陷的管理。

首先，需要从管理制度进行完善。目前，很多医疗机构都制定了《医疗缺陷管理办法》，其将医疗缺陷常见的类型进行了分类，比如病案缺陷、手术缺陷、诊断缺陷、医技缺陷等类型。然后，根据缺陷的性质以及危害的大小分层，如轻度、中度、重度，针对缺陷程度，设定处罚的办法，包括警告、罚款，以及暂停处方权、手术权，延聘停聘，取消评优资格等措施。处罚是规范医疗行为的重要手段之一，加强监管，从严整治，让医务人员在实施医疗行为过程中严格遵照法律法规是避免医疗缺陷的关键。

其次，建立全员及时发现问题，改善流程的机制。医疗机构的每一个成员都为患者安全负有责任，在发现问题时，应当能够及时提出。如果发现对医疗质量会产生影响，医疗机构应要求中止流程，中层管理人员应当能够立即介入处理解决问题。之后，应当有长效机制来促进发现问题的深层原因，并通过结构、流程优化，来避免类似事件的再次发生。比如，在手术室，麻醉师发现主刀医生与手术申请的主刀医生不符，且缺乏担任该级别手术的资质和授权时，需要立即中止手术，并通知手术麻醉科以及患者所在科室的管理人员立即派具有手术资质的医师进行手术，并保证手术过程的安全。又如，发药护士发现同一种药片一次性发放给患者时超过了常规剂量或者常识中可以接受的剂量时，要及时终止发药，核对医嘱并向开药医师确认，从而避免“为 NEMO 综合征患者发放 38. 5 片复方新诺明”这样的错误。

最后，也是最重要的，是培训和教育。从医务人员入职开始，就要以各种形式对其进行医院安全文化的渗透教育，比如，入职后对其进行核心制度培训、安全教育讲座和促进其业务精进的各种继续教育。让每一位员工在工作的每一个环节都贯彻“无安全、不生产”的理念。安全文化的形成不是一日之功，无法立竿见影，需要医疗机构每代人不懈的努力才能实现。所以，安全文化建设在本节第一部分阐述，在这里收尾。

如果医疗缺陷已经引起医疗纠纷，家属可以和医疗机构直接协商，或者提请人民调解组织（医疗鉴定委员会）进行调解，医疗机构应该封存病历，第一时间汇报上级卫生主管部门，申请上级部门进行监管，通知承保的保险机构亲临现场，为医疗损害赔偿做好准备。双方如果有一方不同意，可申请医疗事故鉴定，也可以根据鉴定结果申请调解。如果双方协商无果，可以向人民法院提出民事诉讼，人民法院根据医疗事故鉴定结果和《侵权责任法》判决相应赔偿。

2018 年 7 月 31 日，国务院公布的《医疗纠纷预防和处理条例》是为了将医疗纠纷预防和处理工作全面纳入法治化轨道，保护医患双方合法权益，维护医疗秩序，保障医疗安全而制定的法规。

3. 医疗事故的认定与处理

医疗事故是指医疗机构及其医务人员在医疗活动中，违反医疗卫生管理法律、行政法规、部门规章和诊疗护理规范、常规，误诊或采取不当治疗措施导致病人智力、身体不同程度损害或因漏诊、延误诊疗时机造成损害的事故。医疗缺陷造成患者损害的事件是否为医疗事故，目前需要医疗事故鉴定委员会鉴定才能认定。

医疗机构发生医疗事故的，由卫生行政部门根据该医疗事故等级和情节，给予警告；情节严重的，责令其限期停业整顿直至由原发证部门吊销执业许可证，对负有责任的医务人员依照刑法关于医疗事故罪的规定，依法追究刑事责任；尚不够刑事处罚标准的，依法给予行政处分或者纪律处分。对发生医疗事故的有关医务人员，除依照前款处罚外，卫生行政部门还可以责令暂停 6 个月以上 1 年以下的执业活动；情节严重的，吊销其执业证书。以上引自国务院 2002 年颁布的《医疗事故处理条例》。

十二、医疗质量持续改进

1. 医疗质量持续改进的基本原理及动力——概念和基本原理

医疗质量持续改进（continuous quality improvement，CQI）是从全面质量管理（total quality management，TQM）的基础上发展而来的一种更加注重环节质量控制的管理理论。质量持续改进的前提是以现有医疗质量过程为基础，针对不良事件或者存在的问题进行分析、寻找原因、打破现状、解决问题、提高质量。医疗质量改进的关键是要消除、减少医疗隐患，防止医疗差错的再发生，只有事前进行质量控制，才能达到永久性的、根本性的质量改进。

全面质量管理原理要求组织中所有部门和人员都以质量为核心，利用专业技术、管理要素和数理统计技术，建立起一套科学、严密和高效的质量保证体系，控制服务过程中影响质量的因素，以优质的服务和合理的价格提供满足患者需要的医疗服务。

医疗质量持续改进是医院持久发展的需要，是构建医院品牌的需要，是降低成本、提升效益的需要，更是医疗安全保障的需要。同时，医疗卫生法律法规不断细化，医疗保险制度改革以及医疗市场竞争的压力、患者对健康需求的增加都推动着医疗机构不断主动进行医疗质量的改进和提升。

2. 医疗质量持续改进的方法学

（1）追踪方法学。追踪方法学是从生物学示踪研究中衍生而来的一种过程管理的新方法，是第三方评审机构对医疗机构进行评审的重要工具。在评审中，评估者通过选定某特定患者或事件，以该患者的病历资料或事件处理过程作为路线图，并从中决定要审查的机构流程或项目，系统评估该机构是否遵从患者安全的原则，是否达到了服务质量的标准，从而了解该医疗机构所提供的医疗服务内容是否达到评审标准的要求。

追踪方法学最主要的两种追踪方式是个案追踪和系统追踪。所谓个案追踪是指评估者通过选定某特定患者，追查该患者从入院（第一现场）到出院后所接受的所有医疗活动。个案追踪中常被追踪的患者类型有心脏置管患者、肿瘤化疗患者、内镜检查患者、血液透析门诊患者、各类急诊患者、ICU 患者、各类手术患者、康复治疗患者等。

系统追踪是指通过选择医疗机构中风险相对较高的流程或功能项目进行追查，在个案追踪的基础上，关注整个医疗机构的高风险流程或项目，重点考察围绕一个共同目标的各部门单位之间的协同工作情况。通过系统追踪，评估者可以评估医院的组织系统功能是如何实现以及实现的程度。目前国内医院评审用的系统追踪方法有 4 种：数据应用、药物管理、感染控制、照顾环境。

（2）品管圈的 PDCA 理念：品管圈就是由相同、相近或互补性质的工作场所的人们自动自发组成数人一圈的小圈团体，全体合作、集思广益，按照一定的活动程序来解决工作现场、管理、文化等方面所产生的问题及课题。它是一种比较活泼的管理形式，目的在于提高产品质量和提高工作效率。

PDCA 是品管圈的理论基础，要做好品管圈，首先要了解 PDCA 循环。PDCA 循环又称“戴明环”，最初应用于质量管理，后来逐步推广到各行业组织及各阶层的管理理念与行动上，近年来在医疗质量管理领域被广泛应用。

PDCA 循环是英语单词 Plan（计划）、Do（执行）、Check（检查）、Act（处理）的首字母，它的含义如下：

P（计划）：包括执行方法和目标；

D（执行）：指具体运作；

C（检查）：就是要总结执行计划的结果，分清哪些对了，哪些错了，明确效果，找出问题；

A（处理）：对总结检查的结果进行处理，对成功的经验加以肯定，并予以标准化，便于以后工作时遵循；对于失败的教训也要总结，以免重现；对于没有解决的问题，应提给下一个 PDCA 循环去解决。

PDCA 循环需要通过品管圈来实现，从提出问题、分析原因、解决问题、观察效果，到发现新的问题，再开始新的循环。不断循环，阶梯上升，不停顿地运作是其特点。“戴明环”不停转动，每转动一周就实现一个具体目标，最终使医疗质量水平上一个新台阶。

（3）6σ 管理：6σ 管理法是一种统计评估法，其核心是追求零缺陷生产，防范产品责任风险，降低成本，提高生产率和市场占有率，提高顾客满意度和忠诚度。它是 20 世纪 80 年代中期由美国摩托罗拉公司创立的一种质量改进方法，在通用电气（GE）、联合信号（Allied Signal）、摩托罗拉（Motorola）公司等世界级企业中得到了成功的应用，取得了令人瞩目的成就。

“σ”是希腊字母，在统计学上用来表示标准偏差值。企业也可以用 σ 的级别来衡量在商业流程管理方面的表现。传统的公司一般要求品质提升至3σ。也就是说产品的合格率已达至99.73%的水平，只有0.27%为次货。又或者解释为每1 000件产品只有2.7件为次品。很多人对产品达到这个水平已非常满意。可是，根据专家研究结果，如果产品达到99.73%合格率的话，以下事件便会继续在现实中发生：每年有20 000次配错药；每年不超过15 000个婴儿出生时会被抛落在地上；每年平均有9小时没有水、电、暖气供应；每星期有500例手术做错；每小时有2 000封信邮寄错误。如果企业达到了6σ的水平，那么出现不符合要求的情况或出现缺陷的比例则低于百万分之3.4。

现在6σ管理已被广泛应用于公共卫生、医疗保健等领域。1999年，北京医院与GE公司合作，开始实施6σ管理。四川大学华西医院、上海交通大学附属第一人民医院、浙江省台州医院等均与GE公司合作开展6σ管理。6σ管理团队由执行领导、倡导者、大黑带（也称黑带大师）、黑带、绿带和项目团队传递并实施。各层级的管理人员均须专业的培训和认证。

6σ追求的是一种"尽善尽美"的管理文化，旨在减少浪费，降低成本，提高效率，改进质量，在国外医疗行业应用已很普遍并取得了良好的效果。如何将这种精益化管理的先进理念和方法应用于我国的医院管理领域，是我们不断追求的目标。

（4）失效模式与影响分析法。失效模式与影响分析法（failure mode and effect analysis，FMEA）是一种前瞻性的评估系统流程的方法，其主要目的是发现、评价产品或过程中潜在的失效及其后果，找到能够避免或减少潜在失效发生的措施并不断完善，是一种防患于未然的风险管理方法和质量持续改进过程。医疗失效模式与影响分析法（FMEA）是由美国退伍军人事务局和国家患者安全中心共同开发的用来进行医疗行业风险评估的管理模式。

这种方法的具体实施步骤包括：界定议题、针对要讨论的议题选择与议题有关的专门人员组成小组团队；使用流程图或其他图表来了解讨论的议题的流程，并对主流程和子流程进行编码，以建立日追踪监测对应之索引使用；进行危害分析，实施严重度、失效概率与危险评量，然后利用决策树分析判断，了解其是否为流程中单个弱点、目前是否能被控制、能否被检测出，并以此为基础进行改进；根据决策树分析呈现的结果，针对检测出的未能被控制的潜在失效原因，提出改进的行动方案。

（5）根本原因分析法：又称根因分析，其核心理念是"持续改进"，通过对已发生的事故进行分析调查，找出事故的根本原因和可能会引发事故再次发生的潜在原因，采取有效的纠正措施以做到对问题的永久解决。RCA是一个系统化的问题处理过程，包括确定和分析问题的原因，找出解决方案，制定预防措施。

在医疗领域，RCA 主要用来对发生的不良事件进行系统的流程分析，该流程主要是对三个问题进行回答：发生了什么问题？为什么会发生？可以做什么预防问题的再次发生？RCA 方法的具体实施步骤为：针对问题，组织专业人员成立调查小组，收集资料；找出近端原因，采用鱼骨图分析找出与问题最直接相关的原因；确定根本原因，找出与问题相关的组织及系统分类，从系统因子中筛选出根本原因、确认根本原因间的关系；制定和执行改善措施，并评价改进后的效果。

（6）顾客（患者）满意度管理：顾客满意度管理，是指企业通过调查、分析、研究，在了解目前企业顾客满意的基础上，找出影响顾客满意度的因素，并进行改进以进一步提高顾客满意度的行为。在医疗服务领域，患者是最重要的顾客，患者满意度的提高对医疗机构的长远发展具有重要的意义。同时，医疗机构实行患者满意度管理也是不断改进自身医疗质量的一大抓手。患者满意度通常是指患者的种种愿望得到满足或者患者所接受的医疗服务超过他们的期望。

医疗机构实行患者满意度管理大致包括以下四个步骤：①患者满意度导入：导入患者满意度理念，引导医务人员树立患者满意意识，建立“以患者为中心”的服务理念；②患者满意度测评：科学确定和完善患者满意度的测量指标和满意度的级别，并对患者满意度进行测量监控和分析；③统计分析：通过满意度的调查进行资料的定性和定量分析，找到患者的期望与实际间的差距，寻找影响患者满意度的因素；④改进计划与执行：在对患者满意度指标进行调研、分析之后，医疗机构应展开内部检测，找出不符合患者满意度管理的缺陷所在，制订改进方案，并组织员工实行，以达到患者的期望。

（7）标杆管理：标杆管理是一种管理理念和管理方法，由美国施乐公司于 1979 年首创，是现代西方发达国家企业管理活动中支持企业不断改进和获得竞争优势的最重要的管理方式之一，它与企业再造、战略联盟一起并称为 20 世纪 90 年代三大管理方法。标杆管理是一种有目的、有目标的学习过程，通过学习，企业重新思考和设计经营模式，借鉴先进的模式和理念，再进行本土化改造，创造出适合自己的全新、最佳经营模式。一般将标杆管理分为四种类型：内部标杆管理、外部标杆管理、职能标杆管理和流程标杆管理。

在当今日益激烈的医疗服务竞争市场上，医院推行标杆管理，积极学习和应用国内外先进科学管理理念和方法，改革传统的经验管理方法，将会促进医院医疗水平的不断提高，获得更大的竞争优势。

3. 基于医疗管理信息化的流程再造

现阶段，医疗服务流程主要包含四种业务核心流程，分别为门（急）诊流程、住院流程、各科室治疗流程和医疗护理流程。医疗服务流程再造指将“以病人为中心”作为终极服务目标，优化以上业务流程，或者重新设计各项业务流程，从而大幅度提升医疗服务水平和服务质量，提升患者满意度。智慧医院系统流程再造可看作现阶段各大医疗机构内部业务流程的创新升级，其旨在提升各大医疗机构的服务效率，减缓众多医疗卫生服务人员的工作压力。

智慧医院系统流程再造需要从移动设备入手，实现医疗环节的优化、卫生服务模式的搭建。例如，针对各大医疗机构的门诊挂号环节，病患可以通过特殊的App直接选择相应的科室和医生，实现远程挂号（预约）。患者根据排号的更新情况选择前往医院的时间，大大节约了在医院排队等候挂号的时间。到达医院后30分钟内可安排就诊，就诊后进行移动支付，也可选择智慧药房同城送药。住院医生和护士在查房环节，可以通过佩戴的移动设备及时、准确记录病情，避免传统记录方式易出现遗漏或者错误的问题。在手术环节，可以借助相应的软件实施手术闭环管理，实现手术用品流向、资源分配以及手术时间安排的智能化管理。①

医疗卫生服务流程再造必将以信息化建设为基础，使卫生服务模式设计更加适应社会的发展，符合医疗卫生服务的发展趋势。

4. 医院绩效设计对医疗质量的引导与约束

医院的绩效设计不同的表达方式，体现了组织管理者的发展意图，同时也体现了组织对员工行为的引导意图。通过不断修改调整绩效设计方式，能够最终达到提升医疗质量、提高医院管理水平、创造良好社会效益和经济效益的目的。

第三节　护理质量管理

一、护理质量管理概述

护理质量直接关系到病人的生命与健康，也关系到医院在社会公众中的形象和地位。加强护理质量管理，不断提高护理服务质量，是护理管理的中心任

① 李姝，刘娜，王明举．基于医疗流程信息化再造的卫生服务模式设计［J］．医学信息学杂志，2019（38），5.

务，也是医院工作的主要目标和核心。加强护理质量管理，必须了解护理质量管理的概念、内涵、特点、原则、作用及标准等，并认真组织实施，坚持对质量持续改进，才能不断地提高护理工作质量。①

近几年，我国在护理理论研究上取得了一定进展，护理管理者越来越注重用现代管理理论指导实际工作，努力探索如何将现代管理理论融入我国传统的经验管理之中。早在 1992 年，解放军总医院牛小林等就总结提出运用 PDCA 循环管理办法，建立科学、高效的管理体系，完善护理质量管理，体现了护理质量管理的全面发展。随着质量意识的不断强化，不少医院护理管理者已逐步将系统论、行为科学理论与方法广泛地运用于护理质量管理中。如运用 Z 型管理理论指导护理工作，全面提高护理工作质量；运用弹性原则完善质量评价标准；运用人本原理增强管理者的综合管理水平；运用期望理论调动护理人员的积极性和创造性，促进护理质量的提高；运用动态原理强化护理管理职能，使护理管理经常处于不断发展和相对稳定状态；运用封闭原则形成有效的管理回路，使护理管理工作正常而有效地惯性运转。所有这些都在不同程度上改变了对质量控制以经验管理为主的局面，使护理质量管理提高到一个新的水平。

中山市人民医院护理质量管理实行“前瞻为本、质控前移、系统监控、非惩保底”的管理原则，通过建立四级护理质控网，从文化、制度、思维、操作层面等创造条件，使护理管理者从终末式的监控行为转变为为一线护士提供指导、指引和培训等服务行为，以规范护理行为，提高服务的同质性，营造安全、有序、高效的工作环境，不断提高专业标准，有效防范护理风险。中山市人民医院护理质量管理系统包括质量建设、质量监察、监测、评价及质量持续改进。

二、护理质量管理体系建设

1. 院级护理质量管理架构

完善护理质量管理的组织架构，建立护理管理委员会，下设专业委员会和护理专项管理小组。护理部负责建立质控系统，建立质量目标、监管和质控标准，建立和落实非惩罚性不良事件报告制度。通过行政查房督导和全院及各专科敏感指标监控，帮助科室建立、维护和监控“科室质量管理系统”，落实对质控系统的监管。护理质量管理委员会下设的各护理专项管理小组通过质量评价，

---

① 解晨，李振香，祝筠．现代护理管理临床实务全书［M］．济南：山东科学技术出版社，2008.

在质量管理中运用前瞻性的管理模式和回顾性的根本原因分析方法，对现有的或潜在的质量问题进行解决，促进全院各专项护理质量持续改善。

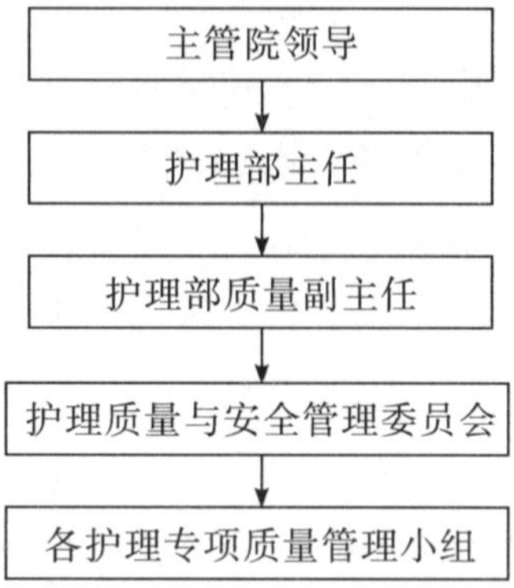

图 5-1　院级护理质量管理架构

2. 病区护理质量管理架构

一线责任护士为一级质控员，在日常工作中“做质量”。严格遵循患者安全目标、诊疗护理常规、规范、指引，严格执行核心制度，正确执行医嘱、护嘱，履行护士职责，把检查标准转化为常态化和职责化。为各病区设病区护理专项质控员，即二级质控员，协助护士长严格开展各专项护理质量管理工作。护理组长、专科护士为三级质控员，在日常工作中“把质量关”。护理组长和专科护士重点评价质控关键环节，通过护理查房、检查、指导、示范等实施质控，并监控指引或标准的执行。通过护嘱、建立和调整“指引”、小讲课、交接班、周会等落实对下级护士的指导。四级质控为病区护士长，负责建立完善科室核心

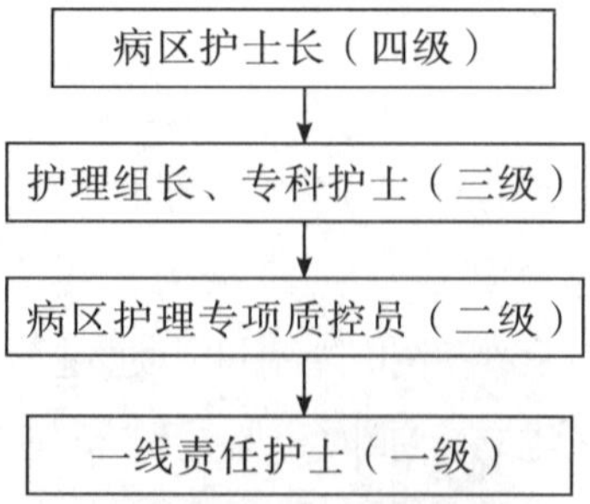

图 5-2　病区护理质量管理架构

制度和流程指引，并确保核心制度运行良好，科室前瞻性质量管理到位，保证本病区患者护理安全与质量。

3．护理质量管理制度

（1）岗位责任制。岗位责任制是护理管理制度中的重要制度之一，对各级护理人员的岗位职责和工作任务做了明确的规定，把职务责任落实到每个岗位和每一个人，其目的是人人有专责、事事有人管，工作忙而不乱，分工合作，从而有效地将各项护理工作落到实处，提高工作效率和质量，也有利于各项新护理工作的开展和进行。护理岗位责任制是按护理人员行政职务或业务技术职称制定的不同职责范围和行为规范。

按照行政职务的职责有：护理副院长职责，护理部主任（总护士长）职责、科室护士长职责、护士长职责、副护士长职责，专科护士职责、护理规范化培训学员职责等。

（2）一般护理管理制度。一般护理管理制度指护理行政管理部门与各科室护理人员需要共同贯彻执行的相关制度。医院根据不同的等级及工作需要制定相应的一般护理管理制度。它主要包括病人入、出院制度；值班、交接班制度；查对制度；分级护理制度；护理工作制度；抢救工作制度；消毒隔离制度；护理不良事件管理制度；医疗文件管理制度；特殊药品、器材管理制度；护理查房制度；探视、陪伴制度等。

（3）各护理业务部门的工作制度。各护理业务部门的工作制度指具体部门的护理人员需共同遵守和执行的相关工作制度。主要包括病房工作制度、门诊工作制度、急诊工作制度、手术室工作制度、产科工作制度、新生儿科工作制度、消毒供应中心工作制度、重症监护室工作制度等。

4．实施护理管理制度的措施

首先，提高护士对规章制度执行的自觉性。护理人员良好的素质是执行规章制度特别是岗位责任制的关键。加强护理人员道德品质和伦理礼仪方面的教育，不断提高护理人员的医院主人翁意识。培养爱岗敬业精神，是护理人员自觉执行规章制度的根本保证。其次，提高护理人员的业务技术水平。护理人员掌握执行规章制度所必需的业务技术知识和能力，理解规章制度要求的内容，才能正确地执行规章制度。再次，创造有利的物质条件保证制度的贯彻落实。护理规章制度和医院大环境有密切关系，后勤保障系统的质量，会直接影响规章制度的执行及护理质量。同时，强化约束机制，促进各项制度的实施。充分发挥护理部的职能作用，护理部必须对规章制度的贯彻落实进行经常性检查、监督和指导，对护理工作中存在的薄弱环节要重点管理并检查，对于执行制度好、质量高的科室和人员，要及时给予表扬和奖励；对于有章不循或违反制度甚至给病人造成不良后果或给国家财产带来损失的部门和人员，要加强教育和处罚，做到违章必究，赏罚分明。最后，正确处理“定”与“变”、“破”与“立”的关系。坚持合理的规章制度，改革不合理的规章制度，是保证护理规章制度的科学性和有效性的关键。因为规章制度是根据护理客观实践而制定的，随着客观实践的发展变化和对客观实践的认识逐渐深入，原来合理的规章制度可能会因部分甚至全部变得不合理而需要改进。

三、护理质量标准

1. 护理质量标准的基本概念

护理质量标准是护理质量管理的基础，护理目标为护理人员提供工作的方向，护理质量标准则是提供达到目标的方法。护理质量标准根据护理工作流程、服务对象、护理管理要求、护理人员特点以及工作特点来制定。护理质量管理的标准化就是制定、修订质量标准，实施质量标准，进行标准化建设的工作过程。

2. 护理质量标准的意义

护理质量标准是护理实践经验与科学理论相结合的产物，是医学科学技术和管理科学技术相结合的产物，对护理管理实践起着衡量和指导作用。

3. 护理质量标准的形式

目前我国护理质量标准有以下几种分类：根据使用范围，分为护理技术操作质量标准、护理文件书写质量标准、临床护理质量标准和护理管理质量标准；根据管理期望，分为规范式标准和经验式标准；根据管理过程结构，分为结构标准、过程标准和结果标准；根据使用的目的，分为方法性标准和衡量性标准。

4. 中山市人民医院护理质量标准建设

（1）护理技术操作质量标准。护理技术操作包括基础护理技术操作和专科护理技术操作。每一项护理技术操作质量标准均包括三个部分，即准备质量标准（包括护理人员和病人的准备、环境的准备和物品的准备）、环节质量标准（操作过程中的各个步骤）、终末质量标准（操作完成后达到的效果以及对注意事项、并发症的了解情况）。

计算公式：护理技术操作合格率 =（考核护理技术操作合格人次数/考核护理技术操作总人次数）×100%

（2）临床护理工作指标构建与实施。为了科学动态地反映护理技术操作质量的结构、过程和结果，建立临床护理技术操作质量评价指标，以数字科学评价护理技术操作质量，落实护理技术操作质量持续改进，实现护理技术操作质量管理的规范化、专业化、标准化、精细化，建立该指标。临床护理技术操作质量指标由指标名称和指标数值组成，反映单位时间和条件下的护理技术操作质量情况。各专科对本科室的病人安全、护理技术操作质量、临床优质护理服务、在职培训等方面进行评价，建立本专科护理质量技术操作指标。

①患者护理质量标准（分级护理质量）：内科、外科、妇产儿科、急重症科、康怡五个系统分别根据专科特色设置相应评价标准。三级指标：管床责任制落实率、患者对管床护士的知晓率、护士对患者病情的知晓率、护理级别与病情的符合率、住院患者健康教育知晓率、基础护理合格率、围手术期护理合格率、管道护理合格率、压疮高风险患者护理合格率、跌倒/坠床高风险患者护理合格率。

②患者安全管理质量标准：输血安全管理质量达标率、跌倒/坠床安全管理质量达标率（三级指标：高危病人跌倒风险入院评估率、跌倒风险评估结果正确率、跌倒风险动态评估率）、压力性损伤安全管理质量达标率（三级指标：高危病人压疮风险入院评估率、压疮风险评估结果正确率）、管道安全护理质量达标率［三级指标：留置针合格率、CVC（中心静脉导管）/PICC（置管术）合格率、PORT（植入式静脉输液港）合格率、尿管合格率、胃管/鼻胃管合格率、氧管合格率、气管切开合格率、气管插管合格率、引流管合格率］、患者身份识别及医嘱执行质量达标率（三级指标：患者手腕带佩戴率、两种方式有效核查落实率、医嘱执行合格率）。

③急救管理质量标准：急救物品管理质量达标率（三级指标：急救车管理合格率、除颤仪管理合格率）、模拟抢救质量达标率（三级指标：急救物品完好率、护士 30 秒取物合格率、口头医嘱执行合格率）。

④病房管理质量标准：药品管理质量达标率、消毒隔离管理质量达标率（三级指标：无菌物品合格率、使用中的无菌物品合格率、手卫生知识知晓率、手卫生执行率、手卫生执行正确率）、危急值管理质量达标率（三级指标：模拟危急值接收电脑报告合格率、模拟危急值接收电话报告合格率、危急值登记的合格率）、护士服务礼仪质量达标率、护理质量与不良事件管理质量达标率。

⑤护理文件书写质量标准：各医院都在护理文件书写方面希望能把“护士的时间还给病人”，处理好“做”和“写”的关系。因此，护理文件书写要求是近年来改变最大的，也是争议最多的质量标准。同时，“举证责任倒置”和新版《医疗事故处理条例》即将执行。护理记录属于客观资料，护理文件书写质量标准有待作更多的探讨。总标准：能够客观、动态、真实反映病人病情变化的各种护理记录，字迹清晰，无错别字，无涂改；护理记录及时可靠、病情描述确切、重点突出、层次分明，运用医学术语并能体现上一级护士的指导。

计算公式：护理文件书写合格率 =（书写合格份数/抽查护理文件份数）× 100%（标准值 95%）

⑥门诊管理质量标准：主要针对咨询台、心理科、电生理科、放射影像科、放疗室、CT 室、MR 室、口腔中心等门诊性质部门制定的管理标准。标准包括：门诊护理管理、门诊消毒隔离、门诊患者身份识别、门诊危急值管理、门诊药品管理护理质量要求。

⑦特殊专科护理工作指标：主要针对专科护理质量和感控专项管理质量制订的管理标准，特殊专科包括：产科、新生儿科、急诊室、手术室、日间手术室、口腔专科、血液净化中心、眼科手术室、消毒供应室、介入室、产房手术室、高压氧舱。

（3）临床护理质量敏感指标构建与实施。

①临床护理质量敏感指标的起源与发展。1998 年美国护士协会（ANA）创建 NDNQI（美国护理质量指标数据库），基于科室层面进行质量数据的收集和测量，促使护理单元将质量管理重点放在可影响的护士行为最重要的指标上，并提出护理质量敏感指标的概念：评估护理服务的程序和结果，定量评价和监测影响患者结果的护理管理、临床实践等各项功能的质量，指导护士照护、患者感知及组织促进的监测评价标准。目前 NDNQI 共有 14 项护理质量敏感指标，分别体现了护理质量管理的结构质量管理、过程质量管理和结果质量管理三维内涵。

2016 年在原国家卫计委医院管理研究所护理中心、国家护理质控中心领导下成立了敏感护理质量指标研究小组，编制了护理敏感性指标使用手册，并建立了国家护理质量数据平台指标体系，定义和统一了现阶段全国护理重点指标（13 项）。

②中山市人民医院临床护理质量敏感指标体系构建：由于结构护理质量、过

程护理质量和结果护理质量三者之间的复杂关系，在选择评价指标和制订评价标准时将面临很多问题。护士是影响护理质量的主体，大量研究已证实护士与患者关系的结果，包括拥有良好护理服务的医院病死率较其他医院要低。中山市人民医院根据国家质控中心相关要求，基于护理质量的重要维度和实际临床需求，围绕结构、过程及结果质量管理建立了护理质量敏感指标体系，旨在为全院提供与护理质量改进相关的参照信息，便于各护理单元自身回顾及相互比较。[①]

A. 指标确立：为满足护理部及各护理单元不同层次的要求和资源分配，根据高频率、高危险、高成本的原则，参考国家质控中心的 13 项指标，护理质量管理委员会及专科发展管理委员会共同筛选、调整、设置相应指标。目前中山市人民医院设置临床通用敏感指标 61 项。结构指标：床护比（全院、病区）、护患比（白、夜班）、每位住院患者 24 小时平均护理时数；过程指标：患者约束率；结果指标：用药错误发生率（静脉、口服、皮下、皮内、外用）、高危药物外渗发生率、输血反应发生率、疑似输液反应发生率、院内压力性损伤发生率（各个分期）、医源性皮肤损伤发生率（护理部分）、院内失禁性皮炎发生率（各个分期）、患者跌倒发生率、患者跌倒伤害率、患者坠床发生率、患者走失发生率、患者误吸发生率、非计划拔管发生率（胃肠管、尿管、CVC、PICC、PORT、气管导管、引流管）、管道感染发生率、患者足下垂发生率、患者院内深静脉血栓发生率、护士锐器伤发生率。

各项指标均符合以下标准：护理部及不同护理单元使用的一致性；院内有足够样本（患者或护士）会发生该指标测量的风险；流行性、发病率足够；对患者、护士及护理管理者都重要；能够反映或测出护理实践质量的重要改变；测量具备科学性、持续性和可获得性，不会因评价者的评价技能或警惕性不同而发生偏倚。[②]

B. 指标监测：护理部针对敏感指标制定了数据元素采集表，并将其列入院内护理质量计划以供各护理单元或相关部门及其负责人遵循执行。内容包括：数据元素，标注详细注释；指标来源：主要有国家卫生部或卫生厅、美国疾病控制与预防中心（CDC）、相关文献或专业机构网络及医院内部数据；收集方法：详细列出指标的分子、分母，要求标明分子、分母的来源及采集渠道、方法方式；采集频率：一般每日进行采集。要求护士长对数据负责，由护士长每月上报本科室上月所有相关数据元素。护理部每月公布全院监测结果。

---

① 汤磊雯，叶志弘，潘红英．护理质量敏感指标体系的构建与实施［J］．中华护理杂志，2013，48（9）：801－803．

② 于秀荣，叶文琴．临床护理质量评价指标的研究进展［J］．解放军护理杂志，2005，22（5）：38－40．

四、护理不良事件管理

1. 护理不良事件级别设置

患者安全事件根据其造成的不良后果或伤害的严重程度从严重到轻微分为4个等级。Ⅰ级事件（也称警讯事件，sentinel event）：非预期的死亡，或是非疾病自然进展过程中造成患者非正常死亡或永久性的功能丧失。其范围包括：患者意外死亡，如自杀等；与患者所患疾病无关的器官重大损害或永久性功能丧失；手术错误，包括患者错误、手术的方式错误、部位错误；婴儿在院内丢失。Ⅱ级事件（也称不良后果事件，adverse event）：在疾病医疗过程中由于诊疗活动而非疾病本身造成患者机体与功能损害，导致住院时间延长或费用的增加如跌倒（伤情Ⅱ级以上）或其他意外。Ⅲ级事件（也称未造成后果事件，no harm event）：虽然发生错误事实，但未给患者机体和功能造成任何损害，或有轻微后果但不需要任何处理可完全康复。Ⅳ级事件（也称临界错误事件，near miss）：由于及时发现，使原本可能导致意外、伤害或疾病的事件或情况并未真正发生。

2. 护理不良事件主动报告激励机制

各科室落实护理不良事件报告制度，及时消除安全隐患。发生护理不良事件后，科室及时上报，妥善处理，分析讨论，有持续的质量改进措施。建立非惩罚性主动上报安全文化，鼓励主动上报。对主动报告及消除安全隐患等不良事件的各级护理人员在评优、绩效评价中加分，对杜绝重大安全事件的主要人员报请医院给予奖励。对于隐瞒不良事件未上报的医疗护理缺陷，医疗事故委员会将按相关文件规定进行鉴定、处理。瞒报、漏报，造成严重影响者，将追究值班责任护士及科室管理者的责任。

3. 护理不良事件上报时限

凡发生护理安全（不良）事件，当事人应立即口头报告值班医生、护理组长或高级责任护士，评估事件发生后的影响，本着患者安全第一的原则，迅速采取挽救或抢救措施，将损害减少至最低。同时上报护士长、科室主任，如发生Ⅰ～Ⅱ级事件，护士长立即口头上报护理部，同时24小时内填报《护理安全（不良）事件报告表》，上报至护理部；如发生Ⅲ～Ⅳ级事件，则要在24小时内填写上报《护理安全（不良）事件报告表》。若有潜在医疗纠纷的问题，如发生医闹事件，扰乱正常医疗护理工作、3人以上的群体性突发公共卫生抢救事件、医疗护理过程中患者或家属与医护人员突发冲突等需要紧急协助的护理问题，需立即执行口头或电话上报。安全（不良）事件发生后，护士长应对事件发生的过程及时调查研究，一周内组织科内讨论，分析整个管理制度、工作流程及层级管理方面存在的问题，确定事件的真实原因并提出改进意见或方案。护士长将讨论结果和改进意见或方案呈交科室护士长，科室护士长要对科室意见或方案提出意见，并在一周内报送护理部。

4. 护理不良事件处理

及时处理，减小伤害。对发生的任何安全（不良）事件，特别是对患者造成伤害的不良事件（Ⅰ级、Ⅱ级），要当机立断，及时补救，将可能造成的损害或损失降到最低，同时立即上报。发生不良事件后，有关记录、标本、物品、化验结果及造成差错事故的药品、器械均应妥善保管，不得擅自涂改、销毁。护理部接到警讯事件（Ⅰ级）报告后要及时到达现场，迅速组织和协调人力和物力资源，尽最大努力阻止和减少事件所造成的伤害。

调查分析，实施改进。当事人24小时内填报相应的《护理安全（不良）事件报告单》，填写事件的经过、原因、后果。护士长及时调查，组织科内讨论，从制度、流程、环境、管理等方面分析事件的原因，提出改进意见或方案，如发生Ⅰ～Ⅱ级事件、涉及多部门多环节、不良影响较大、属于频发事件则均需进行RCA分析，科室护士长参与讨论分析，并于一周内完成《护理安全（不良）事件报告单》填报讨论及整改，上报护理部，由护理部、科室护士长跟进持续改进措施及效果。护理部组织患者安全管理委员会对不良事件进行调查及讨论，找出工作流程或质量管理体系中的问题，制定针对性的防范措施。同时，应提出对事件的处理意见，并及时进行全院分享以示提醒，跟进纠偏效果，杜绝安全隐患。

5. 安全（不良）事件登记、统计

出现不良事件的科室及时填写《护理安全（不良）事件报告单》，护理部按季度汇总分析，报告主管院长。

五、护理质量持续改进

1. 院级专项质量持续改进

护理部对于存在的问题提出改进意见、科室护士长评价改进效果。必要时与相关部门协商，协助解决问题。每季度对全院的护理质量结果及护理敏感监控指标进行汇总分析反馈，对于共性问题提出改进措施。

护理质量管理委员会下设各质控组，每月检查后，将检查结果的电子版上报护理部，并进行季度分析，提交分析报告，原始版纸质材料在分析完成后整理好再送护理部存档。各质控组根据护理部拟订的质控计划，应当覆盖本组所负责的所有内容。各质控组对于检查中发现的问题，属于专科问题或个别问题的，要现场向受检科室反馈，以供科室进行对照改进。临床科室针对各质控组提出问题的整改时间为一个月，科室护士长跟进整改效果。质控组每季度对检查情况进行整体分析，提交分析报告。对于质控中的共性问题进行原因分析，提出改进措施，进行 PDCA 改进。护理部对全院护理质量每季度分析在护士长会上进行反馈并跟进各质控组 PDCA 改进情况。

2. 病区专项质量持续改进

对病区护士长、护理组长/专项质控员、责任护士要落实三级质控，每天通过查房、交接班等对护理质量进行实时质控、实时记录、实时考核。每天监测护理敏感指标，每月汇总一次。护士长每周对相关重要指标、关键环节进行督查。组织科室各专项质控人员每月对科室进行一次全面自查，并对质量进行分析，形成科室的自查质量分析报告。

护理部依据 2018 年护理质控方案要求，根据 2017 年护理质控及监测指标情况，制订本病区 2018 年护理质控计划。组织科室召开质控反馈会（含自查、监控指标、质控组反馈的问题）。每月对科室护理质量自查及质控组质控中发现的问题、护理敏感指标进行分析、制定改进措施、评价改进效果。每半年对科室质控情况进行分析，对于共性、频发、严重的问题进行 PDCA 改进。

六、医院绩效管理制度在护理管理中对提高医院护理质量的影响

1. 绩效考核概念

绩效考核是指在既定的战略目标下，运用固定的标准和指标，对员工过去的工作行为及取得的工作业绩进行评估，并运用评估的结果对员工将来的工作行为和工作业绩产生正面引导的过程和方法。国外绩效管理现状：目前世界范围内公认的绩效管理有 20 世纪 90 年代初产生并被广泛应用的平衡记分卡（KPI）和西方管理理论，我国绩效管理现状大多沿用西方管理理论。绩效考核可以提高护理人员工作积极性和主动性，激发其工作热情；帮助护理人员明确工作目标和发展方向；锻炼管理人员能力；有利于实现工资分配的公平性及规范化；促进整体护理质量提升。

2. 大科护士长在绩效管理中的作用

大科护士长按照床护比、护理工作量和护士业务能力等合理配置病区护士人数；根据各临床专科需要，明确各层级护理人员岗位职责；每月收集护士工作表现、医生评价、患者评价等资料，对各病区进行综合能力评价；建立绩效激励机制，保证人才队伍稳定；建立突发情况时的人力应急调配方案；每年大科护士长结合各病区业务发展情况合理规划大科护士人力目标，向人力资源部提出人力增补申请。

大科护士长统一分配大科病区全体护士的奖金。为利于一线护士轮转培训和人力调配，一线护士奖金分配不与科室效益挂钩；为激励护士长与护理组长为科室创造效益，其奖金与科室效益挂钩。

3. 护理质量是绩效考核的基础

护理部每月组织护理质量管理委员会下设的各质控组开展各专项质量的检查工作，将各单项成绩根据不同权重，结合专科一体化门诊，计算得出病区综合成绩，提交给医院质控办公室，由医院质控办公室折算护理质量成绩，作为科室绩效成绩的一部分。

4. 绩效管理制度对护理质量的正向激励

在护理管理中实行绩效考核制度，将绩效作为护理工作导向，切实提高护理人员对岗位的热情，使其服务意识、责任意识有所提高，能够更加主动地转变护理服务态度，积极学习护理专业知识及技能，规范护理操作，对护理问题予以耐心解决。绩效分配制度体现多劳多得原则，有利于调和管理者与被管理者之间的矛盾，提高管理者的判断能力、决策能力、沟通能力及协调能力。

在医院护理管理中实行绩效管理制度，可有效提高护理服务质量，提高护理人员的职场正念、职业满意度及工作幸福感。①

---

① 成俊芬，杨莹，陈影红，等．浅析“综合目标管理绩效考核”在提高基层医院中层干部执行力中的作用［J］．中国卫生标准管理，2016，7（1）：17－18．

第四节 医院感染质量管理

一、医院感染质量管理概论

医院感染质量管理是医院医疗质量管理的重要组成部分，是医院全部工作所取得的医疗服务效果表现，也是医院医疗质量安全的重要表现。医院必须把医院感染质量管理纳入医院的各项工作中，医院感染质量管理应不断完善、持续改进。

（一）医院感染质量管理的意义

医院感染暴发事件是血的教训，不断敲响感控警钟。纵观国内外发生的医院感染暴发事件，均是付出了沉重的代价，并且造成了严重的不良社会影响。它作为反面教材时时提醒着我们，不可忽视医院感染质量管理，否则造成的后果将不可估量。

我国发生的几起重大医院感染暴发事件，给我们留下众多警示和思考：1991 年 11 月，某市医院发生新生儿鼠伤寒沙门氏菌暴发流行，55 名新生儿感染，23 名新生儿死亡；1992 年 9 月，某市医院发生志贺氏痢疾杆菌暴发流行，26 人感染，10 人死亡；1993 年 3 月，某市医院 14 名新生儿感染柯萨奇 B 型病毒，10 名新生儿死亡；1993 年，某市妇婴医院 44 名新生儿感染柯萨奇 B 型病毒，15 名新生儿死亡；1998 年，某市妇儿医院发生 166 名住院病人手术切口的龟型分枝杆菌感染，切口感染率 56.85%，46 人索赔 2 681 万元；2001 年，某市医院儿科心脏手术后出现 18 例肺炎克雷伯氏杆菌血液感染；某市妇幼保健院发生 20 多名新生儿沙门氏菌感染；2005 年，某院 10 名做了白内障手术的患者均出现手术部位感染，其中 9 人的单眼眼球被摘除；2008 年某市医院感染暴发事件造成 8 名新生儿死亡；2009 年某县妇幼保健院发生新生儿感染导致的死亡事件。

医院感染暴发事件接二连三地发生，国家卫健委颁布了一系列医院感染相关法规、规范、指南，各级部门也加大了监管力度，但医院感染暴发事件并没有停息：2017 年 1 月，青岛某医院血液透析室发现 9 名患者感染了乙肝病毒，经国家、省、市专家组的现场调查，认定这是一起因该院血液透析室违反操作规程导致的严重感染事件；同年1月，浙江某医院一名技术人员违反“一人一管一抛弃”的操作规程，在操作中重复使用吸管造成交叉污染，导致5名患者感染艾滋病病毒；2019年顺德某医院发生5例新生儿死亡事件；2019年江苏某市人民医院69例血液透析患者感染丙肝病毒；1995年台湾某医院发生了一起震惊全球的医院疟疾感染暴发事件，造成4名病患死亡。

医院感染暴发事件同样出现在国外：2008年至2013年，美国共报告38起医疗机构内的乙型肝炎感染和丙型肝炎暴发事件；2015年，韩国发生中东呼吸综合征疫情事件，十多天时间内186人感染中东呼吸综合征病毒，其中36人死亡，疫情扩散源于医院感染；2017年12月，韩国发生4名新生儿在一家医院保育箱内相继死亡的事件，经调查发现新生儿死亡原因是医护人员使用同一瓶脂肪乳剂向多名患者注射，而且该违规注射操作是该院自1993年建院以来的惯例。

2003年的SARS事件至今令人不寒而栗：2003年的SARS中，医务人员首当其冲受到非典型肺炎病毒感染，因SARS死亡349人，有统计报告称其中三分之一是战斗在第一线的医务人员。2003年暴发的SARS疫情起源是社区感染，但后来疫情的发展、失控多与医院感染密切相关，然而SARS疫情最后得以控制也是得益于良好的医院感染防控措施。

冰冻三尺非一日之寒，医院感染暴发事件发生的原因是多方面的。海恩法则认为，每一起严重事故的背后，必然有29起轻微事故和300起未遂先兆及1 000起事故隐患。海恩法则强调两点：一是事故发生是量的积累的结果；二是再好的技术，再完美的制度，在实际操作层面无法取代人的素质和人的责任心。美国著名质量管理专家戴明曾提出：在生产过程中，造成质量问题的原因只有10%～15%来自工人，而85%～90%则来自企业内部在管理上的问题。医院感染暴发事件同样是不重视医院感染质量管理所导致的结果。拥有完善的制度、普及式教育、规范的管理、全员的参与、持续的质量改进，医院感染质量安全防线才不会被突破。医院感染质量管理的意义就在于防范医院感染风险，保障医患安全。

（二）医院感染质量管理的目的

（1）当前医院感染防控面临的挑战。社会发生了翻天覆地的变化，信息化时代的来临，科学技术的快速发展与广泛应用，地球变成“地球村”，种种变化使得全球人员流动更加频繁。医院感染防控面临众多挑战，如MDRO（多重耐药菌）感染的增多，新技术、新疗法在临床的广泛使用，侵袭性操作增多，免疫抑制剂的大量使用；新病原体如SARS和埃博拉病毒的出现，传统传染病如TB（结核病）发病率的上升；人口老龄化，导致感染高风险人群增加；高龄人群、早产儿、糖尿病患者、基础疾病患者，感控新理念不断推出普及等，均给医院感染质量管理工作提出新要求、新挑战。

（2）国家卫生行政部门对医院感染管理的明确要求。原国家卫生部印发的《预防与控制医院感染行动计划（2012—2015 年）》明确要求：建立起以国家级医院感染管理质控中心为龙头，地方各级医院感染管理质控机构为主干，医疗机构为终端的国家医院感染管理工作组织体系。同时，探索建立功能完善、规范统一、沟通顺畅、运转协调、整体效能的国家医院感染质量管理与控制工作机制。原国家卫计委 2016 年 9 月发布的《医疗质量管理办法》中第二十二条要求：医疗机构应当加强医院感染管理，严格执行消毒隔离、手卫生、抗菌药物合理使用和医院感染监测等规定，建立医院感染的风险监测、预警以及多部门协同干预机制，开展医院感染防控知识的培训和教育，严格执行医院感染暴发报告制度。

（3）医院感染类指标列入医院质量监测指标。原国家卫计委 2015 年下发的综合医院医疗质量管理与控制指标的七大类指标中，医院感染类指标共有 11 个，如医院感染总发生率、新生儿患者医院感染发生率；手术患者医院感染发生率、肺部感染发生率；手术部位感染总发生率、手术风险分级手术部位感染率；ICU 与中心静脉置管相关血液感染、与呼吸机相关肺部感染、与导尿管相关泌尿系统感染发生率、与血液透析相关血液感染发生率等。只有通过质控管理，用数据说话才能反映医院感染质量效能和持续改进效果。

综上所述，开展和强化医院感染质量管理，可以防控医院感染暴发事件的发生，降低医院感染率，保护病人和医护人员的安全，有利于医院长足发展及医疗质量的提高。

（三）医院感染质量管理的原则

（1）以病人为中心、保障医患安全的原则。树立以病人为中心、保障医患安全的思想，是医院医疗质量管理的根基和出发点。

（2）预防为主的原则。医院工作的对象是病人，医院感染监控及管理的重点对象亦是病人。医院任何工作的疏忽，都可能会成为潜在的医院感染的危险因素，从而导致医院感染的发生，给病人、家庭、社会造成不良影响甚至严重后果。医院感染质量管理应按照医院感染质量的特点和规律去开展，才能保证医院感染管理工作的高质量。

（3）全面质量管理的原则。全面质量管理的特点是：全系统、全员、全程纳入质量管理，从而使过去的、事后质量管理转变为全面的、全过程质量管理乃至前瞻性的质量干预。医院感染质量管理不单是医院感染管理部门的事，而且需要联合医院其他相关部门的质量管理，形成一个质量管理体系。

（4）标准化、数据化的原则。医院感染质量管理必须有预定的标准、数据指标，根据国家规定或根据医院实际制订的质量标准进行管理。没有标准就没有质量、没有标准就无法管理。没有数据指标就没有说服力，就不能统计、分析、判断，就无法对医院感染质量管理进行评价。准确、科学的数据是医院感染质量管理的重要内容。

二、医院感染质量管理内容

（一）建立医院感染质量管理体系

医院建立完善的医院感染管理组织与三级监控网络体系。《医院感染管理办法》明确规定医院感染管理的第一责任人是其法人或负责人，即院长应是医院感染管理第一责任人。医疗机构建立健全医院感染三级管理网络，即医院感染管理委员会、医院感染管理科、科室医院感染管理小组，明确并落实其职责。

（1）医院感染管理委员会：由医院领导和医院感染管理部门、医务部门、护理部门、临床科室、消毒供应室、手术室、临床检验部门、药事管理部门、设备管理部门、后勤管理部门及其他有关部门的主要负责人组成，主任委员由院长或者主管医疗工作的副院长担任。医院感染管理委员会是决策层，研究并确定本医院的医院感染重点部门、重点环节、重点流程、危险因素以及应采取的干预措施，明确各有关部门、人员在预防和控制医院感染工作中的责任；研究并制订本医院发生医院感染暴发及出现不明原因传染性疾病或者特殊病原体感染病例等事件时的控制预案；研究、协调和解决有关医院感染管理方面的问题。

（2）医院感染管理科：由专职或兼职人员组成，可以是临床医学、护理学、预防医学、药学、检验学等不同专业背景的工作人员。医院感染管理科是管理层，具体负责医院感染预防与控制方面的管理和业务工作，对有关预防和控制医院感染管理规章制度的落实情况进行检查和指导；对医院感染及其相关危险因素进行监测、分析和反馈，针对问题提出控制措施并指导实施；对医院感染发生的状况进行调查、统计分析，并向医院感染管理委员会或者医疗机构负责人报告。

（3）科室医院感染管理小组：由科室主任、护士长分别担任组长、副组长，成员由感控医生和感控护士组成，科室主任是该病区医院感染管理的第一责任人。科室医院感染管理小组是执行层，根据医院制度及专科行业规范建立本科室的医院感染管理制度及操作指引，制订本科室的医院感染管理计划并组织实施，督促科室全体医务人员落实各项医院感染管理规章制度及防控措施。全员应参与到医院感染管理工作中，每一个人都是本科室感染控制的落实者和责任人。

（二）建立多元化医院感染质量管理模式

（1）倡导医院感染管理"以临床为主导"的管理模式。临床医务人员尤其是医生，是医院感染管理的核心主体和主力部队，良好的医院感染管理是医务人员在诊疗活动中实干的结果。国家卫健委医院管理研究所主任付强要求增强医务人员和主管部门对自身承担的医院感染责任的认知，提升做好医院感染管理工作的内生动力、主动性、自觉性，认识到应将医院感染管理寓于日常医疗执业活动之中，提供医疗服务就要防控医院感染。以医生为主导的医院感染管理模式正逐步兴起，我们必须更新原有的理念，充分发挥临床医院感染管理小组的力量，不要让其流于形式，做到临床医务人员知感控、懂感控、理解感控，让感控理念贯穿于医疗行为全过程。

（2）建立多层次的医院感染质量考评机制。科室每月自查、院内职能部门联合督导检查、医院感染管理科专项督导、区域化专家督导等多形式的质量督导模式，将成绩纳入医疗整体质量评估中，落实医院感染评价奖惩方案。接受上级行政职能部门的监督检查，并持续改进。如各级行政职能部门的监督检查中，借力医院感染管理相关法规、标准，促进医院感染质量管理的落实与工作推进，实现持续化改进。

（3）明确医院感染管理重要指标。将医院感染管理重要指标列入科室每月绩效考评和年终优秀管理考核或科室主任、护士长考评项目，如院感病例上报情况、手卫生依从性、清洁切口医院感染发生率、呼吸机相关肺炎感染率、中心导管相关血流感染率、导尿管相关尿路感染发生率等，并对持续质量改进效果进行追踪与评价。

（三）医院感染监测

为加强医院感染监控，《医院感染监测规范》要求，医院应建立有效的医院感染监测与通报制度，及时诊断医院感染病例，分析发生医院感染的危险因素，采取针对性的预防与控制措施，且应将医院感染监测控制质量纳入医疗质量管理考核体系。医院感染控制专职人员和临床医务人员应具备识别医院感染暴发事件的意识与能力，发生感染暴发时应分析感染源、感染途径，采取有效的控制措施。

医院感染监测：长期、系统、连续地收集、分析医院感染在一定人群中的发生、分布及其影响因素，并将监测结果报送和反馈给有关部门和科室，为医院感染的预防、控制和管理提供科学依据。医院感染监测分为全院综合性监测和目标性监测。

（1）全院综合性监测，即连续不断地对所有临床科室的全部住院患者和医务人员进行医院感染及其有关危险因素的监测。监测对象：住院患者（监测手术部位感染发病率时可包括出院后一定时期内的患者）和医务人员。监测项目：医院感染发病率监测、医院感染横断面（现患率）调查、医院感染漏报率、医院感染暴发流行监测。

（2）目标性监测，即针对高危人群、高发感染部位等开展的医院感染及其危险因素的监测。监测对象：高危人群、高发感染部位。监测项目，即成人及儿童重症监护病房医院感染监测（以 ICU 高危人群为目标的监测，包括：导管相关血流感染；呼吸机相关肺部感染；导尿管相关尿路感染；细菌耐药性监测，如多重耐药菌发病率、多重耐药菌检出率；新生儿病房医院感染监测（高危新生儿目标监测）；手术部位感染监测；血透病人血流感染监测；临床抗菌药物使用调查：住院患者抗菌药物使用率、使用强度、抗菌药物治疗前病原学送检率、Ⅰ类切口预防使用抗菌药物患者比；重点部门、重点环节监测。

（四）医院感染管理信息化建设

医院感染管理信息系统是指从医院信息系统中采集、存储和分析医院感染相关临床数据，围绕提高医院感染管理水平实施智能化、信息化的综合性监测、目标性监测并且有上报和辅助分析管理功能的计算机信息处理系统。医院感染管理信息系统要求应基本满足从医院各信息系统获取住院患者医院感染相关临床数据的需求；应满足医院感染病例自动筛查、实时预警、确认排除、干预反馈的需求；应实现与医院内其他信息系统数据共享，并保障本系统数据安全。

（1）数据采集功能。采集住院患者医院感染相关临床数据，建立感染信息数据库，采集以下基本信息：

①患者的基本信息：住院患者标识符、住院次数、病案号、姓名、性别、出生日期、有效身份证件号码、入院日期时间、出院日期时间、离院方式、入

住病区代码、入病区日期时间、出病区日期时间等。

②患者的医院感染相关信息：器械相关治疗信息，细菌、真菌病原学检验信息，抗菌药物敏感性试验信息，生命体征信息，常规检验信息，影像学报告，病理报告等。

③重点部门、重点环节和重点人群的监测应参照《医院感染监测规范》采集数据。

④除医院感染判断相关数据、ICU 患者病情等级评定等其他业务系统中未记录的内容需手工录入少量内容外，系统应自动采集医院感染相关临床数据。

（2）自动筛查功能。应结合医院自身特点定义医院感染病例筛查策略，实现实时、自动筛查，及时发现危险因素和疑似感染病例。

（3）实时预警功能。应具备对医院感染指标设置暴发预警阈值功能，超出阈值时及时警示疑似暴发；宜具备医院感染病例感染时间、发热分布、手术部位感染分布、病区内床位分布等情况的直观展示功能。

（4）辅助确认功能。应具备疑似医院感染病例提醒功能，以工作列表的形式供医院感染监测专职人员进行确认和排除；应具备疑似暴发辅助确认和排除功能；作为医院感染监测工作开展的成果，医院感染监测专职人员应通过日常监测产生医院感染判断相关数据：医院感染部位名称、医院感染日期时间、医院感染转归情况、医院感染转归日期时间、是否新发医院感染、医院感染属性、手术部位感染名称、实验室检出病原体的感染类型等。

（5）干预反馈功能。应具备医院感染管理专职人员和临床医生对疑似医院感染病例诊断进行沟通的功能；应具备干预措施推送功能，将病例诊断建议、感染防控要点等内容及时推送给医生进行干预；应具备反馈评价功能，记录干预执行情况；宜提供医院感染诊断、防控相关知识培训与学习模块。

（6）统计分析功能。①应按类别自动记录并统计任意时段全院及各病区的住院人数、住院天数、出院人数、尿道插管千日使用率、中央血管导管千日使用率、呼吸机千日使用率、手术人数、多重耐药菌检出数、抗菌药物使用人数等，并方便查询。②在每日新发医院感染病例得到确认的基础上，根据预设的标准算法，应自动统计任意时段全院及各病区的医院感染发病（例次）率、千日医院感染发病（例次）率、医院感染现患（例次）率、手术患者手术部位感染发病率、尿道插管相关泌尿道感染发病率、中央血管导管相关血流感染发病率、呼吸机相关肺炎发病率、多重耐药菌感染（例次）发生率、多重耐药菌感染（例次）千日发生率、多重耐药菌定植（例次）千日发生率等统计指标。③应提供所有重点部位、重点部门和重点环节医院感染监测相关的监测结果。

④应自动生成各项指标的报表，并分为全院、科室（或病区）等层次，以图形、表格等方式展示，并直接导出可编辑、分析的文档格式。⑤应具备查询任意时点或时段在院及出院病例情况、查询任意时段全院及各病区医院感染统计分析结果的功能，应具备各指标全院及各病区按年提供指标变化趋势的功能。

（7）数据上报功能。应设置临床医生主动上报功能，对系统未自动筛查出的、由临床医生诊断的医院感染病例进行上报。对临床医生诊断的系统未自动筛查的医院感染病例进行上报。

（五）医院感染风险评估

随着医院感染管理学科的科学化、规范化发展，医院感染管理也逐步引入风险管理的理念与方法，通过运用风险评估技术，可以将有限的资源应用到关键的医院感染预防与控制环节中，比如开展医院感染高风险部门、高危因素及重点环节的风险评估，找到关键风险并重点处理，从而有效地降低医院感染发生的风险，提高医疗质量，保障医疗安全。医院感染风险评估方法：定性评估、定量评估。风险评估实施方法包含：风险识别、风险评定、风险决策、风险监控等。

1. 医院感染风险评估组织管理

医院感染风险评估管理体系与医院感染管理组织架构相同，实施医院感染管理委员会、医院感染管理科、各临床医技科室的三级风险评估管理体系。医院感染管理委员会负责医院层面的风险评估工作，对上一年度或前一观察周期内的监测数据及质控指标进行综合评估；找出医院感染管理工作的短板及明确需要重点防范和监控的高风险领域及环节。医院感染管理科根据组织本医疗机构的感染管理风险评估，根据医院感染总体情况及风险评估结果，确定问题的优先应对秩序，制定应对措施并执行干预。各临床医技科室负责组织实施本科室相关的感染风险评估及干预等。目前国家相关规范对医院感染风险评估频率无明确规定，各医院应根据本单位实际情况定期开展评估，制订本单位的医院感染风险评估计划或方案。建议医院每年至少开展一次风险评估，重点科室及重点医院感染预防与控制项目建议每半年进行风险评估或效果评价。如出现监测数据同比、环比上升时，亦应及时进行风险评估。

2. 医院感染风险评估的步骤

（1）日常准备：医院感染管理科牵头组织医院感染管理的风险评估工作，并依据相关法律法规和规范的要求，制订本医疗机构医院感染的风险评估工作方案，明确各级、各部门职责，保障风险评估工作顺利进行。

（2）确定风险问题：医院感染管理科指导临床科室提出主要的风险问题，以明确评估所需收集的信息，并通过监测数据分析、现场流行病学调查、文献综述咨询来确定优先要解决的风险问题。

（3）可将风险事件发生的概率分为不同等级并分别赋值，详见表5-1。

计算公式：风险优先系数（RPN）= 风险发生的可能性（O）× 风险发生的严重性（S）× 风险的可测性（D）。

根据RPN值的大小来确定风险程度，RPN值越大，表示具有的风险也越大。

表5-1　医院感染风险事件评估表

风险事件（因素）	风险发生的可能性（O）				风险发生的严重性（S）				风险的可测性（D）			风险优先系数（RPN）
	高	中	低		高	中	低		好	一般	差	
	3	2	1		3	2	1		1	2	3	
A		2			3					2		12
B		2			3					2		12
C	3				3				1			9
D	3				3						3	27
E	3					2				2		12
F	3					2				2		12
G		2			3						3	18
H		2			3				1			6
I	3				3						3	27
J			1		3					2		6
K		2			3					2		12
L		2			3					2		12
M	3				3					2		18
N	3				3				1			9

（4）优先监控顺序：将风险结果按照RNP系数由高到低排序，RPN值越大，风险水平越高。根据RPN值的大小判断是否有必要进行改进，确定改进的

轻重缓急程度。按照标准将风险等级高的列为优先干预项目，中等的列为次要干预项目，分阶段进行干预。可在一个风险评估周期内将优先和次要两个等级的拟干预项目纳入风险应对措施实施计划表中。

（六）医院感染管理持续质量改进

在医院感染质量管理中，持续质量改进策略是以患者为中心，旨在减少医疗服务中医院感染发生率的一系列干预措施的集合，目的是医疗质量持续改进。在实际工作中，可采取以下策略实施推动与保障医院感染管理的持续质量改进：

（1）建立院科两级医院感染管理制度与流程。建立院科两级医院感染管理的制度与流程，规范各项医院感染管理工作，切实降低医院感染的发生。我国近年发布了多项有关感染防控的法规、标准，规范医疗机构医务人员的诊疗行为，根据医院整体实际工作，制定符合医院及科室的感染防控相关制度。

（2）加强医院感染管理队伍的能力建设。近年来，国家高度重视医院感染管理工作，出台了多项医院感染防控规范、指南。这些规范要切实落地，要求医院感染管理人员加强自身能力建设，包括医院感染管理专业能力建设，树立“循证感控、精准感控”的管理理念，搭建知识型医院感染管理人才队伍。具有扎实的专业知识功底，才能正确把控医院感染管理工作的重点方向，制定切实可行的医院感染管理持续质量改进方案。

（3）加强院、科两级医院感染管理质量督导。首先要制定医院感染质量评价标准。医院感染管理质量评价包括组织管理、制度建设、培训与考试、医院感染监测、各部门医院感染管理、重点部门医院感染管理、消毒药械及一次性使用医疗用品管理、医疗废物管理、医务人员职业暴露防护管理等。

三、医院感染管理质量评价

（一）管理要求

医院感染质量评价是根据医院感染相关法律、规章、行业标准，对医院感染质量管理目标的达标率进行评价的，它是衡量医院感染管理水平和质量高低的基本依据。近年来国家相继出台了一系列法律、法规、规范、指南和标准，各医院根据国家法规、指南和标准等制定了本单位的医院感染管理质量考核评价实施细则，规定了医院感染管理者及医务人员明晰的责任和检查标准。《医院管理评价指南（2008 年版）》中规定了与医院感染防控相关的三级综合医院评价指标参考值：如医院感染现患率≤10%；医疗器械消毒灭菌合格率100%；清洁手术切口感染率≤1.5%。

医院感染管理客观数据指标成为医院等级评审和医院管理质量考核评价中的重要内容，极大地提高了医院感染管理在医院管理中的作用和地位。在各级各类医院管理质量监督检查中，医院感染管理质控指标均为重要检查内容之一，所占比重也有逐年增加的趋势。

（二）医院感染管理质量控制指标

原国家卫计委颁布的《医院感染管理质量控制指标（2015年版）》中10项控制指标与医院感染管理部门密切相关：

1. 医院感染发病（例次）率

定义：医院感染新发病例是指观察期间发生的医院感染病例，即观察开始时没有发生医院感染，观察开始后直至结束期间发生的医院感染病例，包括观察开始时已发生医院感染，在观察期间又发生新的医院感染的病例。医院感染发病（例次）率是指住院患者中发生医院感染新发病例（例次）的比例。

计算公式：医院感染发病（例次）率＝医院感染新发病例（例次）数×100%/同期住院患者总数

2. 医院感染现患（例次）率

定义：确定时段或时点住院患者中，医院感染患者（例次）数占同期住院患者总数的比例。

计算公式：医院感染现患（例次）率＝确定时段或时点住院患者中医院感染患者（例次）数×100%/同期住院患者总数

3. 医院感染病例漏报率

定义：应当报告而未报告的医院感染病例数占同期应报告医院感染病例总数的比例。

计算公式：医院感染病例漏报率＝应当报告而未报告的医院感染病例数×100%/同期应报告医院感染病例总数

4. 多重耐药菌感染发现率

定义：多重耐药菌主要包括：耐碳青霉烯类肠杆菌科细菌（CRE）、耐甲氧西林金黄色葡萄球菌（MRSA）、万古霉素耐药肠球菌（VRE）、耐碳青霉烯鲍曼不动杆菌（CRAB）、耐碳青霉烯类铜绿假单胞菌（CRPA）。多重耐药菌感染发现率是指多重耐药菌感染患者（例次）数与同期住院患者总数的比例。

计算公式：多重耐药菌感染发现率 = 多重耐药菌感染患者（例次）数 × 100%/同期住院患者总数

5. 医务人员手卫生依从率

定义：受调查的医务人员实际实施手卫生次数占同期调查中应实施手卫生次数的比例。

计算公式：医务人员手卫生依从率 = 受调查的医务人员实际实施手卫生次数 × 100%/同期调查中应实施手卫生次数

6. I 类切口手术部位感染率

定义：I 类切口手术部位感染是指发生在 I 类（清洁）切口，即手术未进入炎症区，未进入呼吸、消化及泌尿生殖道，以及闭合性创伤手术符合上述条件的手术切口的感染，包括无植入物手术后 30 天内、有植入物手术后 1 年内发生的手术部位感染。I 类切口手术部位感染率，是指发生 I 类切口手术部位感染病例数占同期接受 I 类切口手术患者总数的比例。

计算公式：I 类切口手术部位感染率 = 发生 I 类切口手术部位感染病例数 × 100%/同期接受 I 类切口手术患者总数

7. 手术部位感染率

定义：手术后出现切口浅部组织感染、切口深部组织感染、器官/腔隙感染。

计算公式：手术部位感染率 = 手术发生手术部位感染病例数 × 100%/同期手术患者总数

8. 血管内导管相关血流感染发病率

定义：使用血管内导管住院患者中新发血管内导管相关血流感染的发病频率。单位：例/千导管日。

计算公式：血管内导管相关血流感染发病率 = 血管内导管相关血流感染例 ×1000‰/同期患者使用血管内导管留置总天数

9. 呼吸机相关肺炎发病率

定义：使用呼吸机住院患者中新发呼吸机相关肺炎的发病频率。单位：例/千机械通气日。

计算公式：呼吸机相关肺炎发病率 = 呼吸机相关肺炎例次数 ×1000‰/同期患者使用呼吸机总天数

10. 导尿管相关泌尿系感染发病率

定义：使用导尿管住院患者中新发导尿管相关泌尿系感染的发病频率。单位：例/千导尿管日。

计算公式：导尿管相关泌尿系感染发病率 = 导尿管相关泌尿系感染例次数 ×1000‰/同期患者使用导尿管总天数

（三）重点部门医院感染管理质量考评

医院感染涉及医院方方面面，医院各部门及各诊疗环节均涉及医院感染的防控问题，凡是与患者有关的诊疗或生活服务活动，都需要进行医院感染管理与预防控制工作。但如果不分重点地进行，不仅在人力、物力上难以集中优势力量，而且在时间上难以落实，监控质量也难以保证。因此日常的管理与监测工作，就必须突出抓好重点部门的管控工作，坚持以点促面，实现医院感染管理与预防控制措施的全面落实，从根本上降低医院感染发生率，促进医疗质量不断提高，确保患者就医安全。重点部门是医院感染管理的重要组成部分，所谓的医院感染管理的重点部门，主要是指危重症患者多，侵入性操作多，各种诊疗活动集中，存在医院感染危险因素多，且与患者接触广泛的科室和部门，包括重症监护室、手术室、新生儿病室、血液透析室、消毒供应中心、产科、口腔科、内镜室、介入导管室等部门。由于重点部门具有感染高风险的特性，发生感染的危害性大，在感染控制上，除常规做好消毒隔离、手卫生、医疗废物管理、职业暴露与防护、抗菌药物管理等之外，这些部门在医院感染预防与控制措施上比普通部门有着更高的要求。以下着重列举重症监护室、手术室、新生儿病室、血液透析室4个部门的医院感染管理质量考评要求。

（1）重症监护室医院感染管理质量考评要求：①重症监护室布局合理、分区明确、标识清楚，符合功能流程合理和洁污分开的原则。②每床使用面积不少于15平方米，床间距大于1米；每个房间最少配备一个单间病房，使用面积不少于18平方米，用于收治隔离病人。③非感染性重症患者与感染性重症患者分区、分组、固定人员护理；感染性患者做好消毒措施。④医务人员及相关人员遵循手卫生规范，有相应的设备。按《医务人员手卫生规范》实施手部卫生管理及其规范的规定。⑤为医务人员提供符合国家规定的防护用品。⑥有消毒剂管理的相关规定，有效浓度范围、物品浸泡时间等。⑦有预防呼吸机相关肺炎、导管相关性血流感染、留置导尿管相关性感染等相关制度及措施。⑧开展呼吸机相关肺炎、导管相关性血流感染、导尿管相关泌尿系统感染目标监测，至少每季度进行监测资料的分析与讨论，感染预防控制有效。⑨定期公布医院内医院感染病原微生物名称及耐药情况，重症医学科医务人员应了解其前五位的医院感染病原微生物名称及耐药情况。⑩无菌物品与非无菌物品分区存放，标识清楚，包装清洁、完好，无污迹、无松散、无破损、无过期。⑪重症医学科有严格的探视制度，限制探视人数，患感染性疾病者禁止入内。⑫重症医学科的医疗废物管理应当按照《医疗废物管理条例》及有关规定进行分类、处理。⑬开展环境卫生学监测和感染病例监测，监测资料齐全。⑭科内对感染控制制度与措施有监管，记录存在的问题与缺陷。

（2）手术室医院感染管理质量考评要求：①手术室布局合理、分区明确、标识清楚，符合功能流程合理和洁污分开的原则。②综合医院必须设置一间以上的感染或急诊手术间，其设置应近手术室洁净区或无菌区入口处或直接与室外走道相通。③洁净手术部的设计与建设应符合国家住建部《医院洁净手术部建筑技术规范》及国家其他标准、规范的要求。④具备足够的刷手间和水龙头数量，应采用非接触性洗手方式，洗手设施齐全，数量充足。⑤有手术室感染预防与控制管理制度及质量控制标准，对工作人员进行培训、考核及监督、并做好记录。⑥定期开展医院感染环境监测、空气质量控制，并做好监测记录。⑦有医疗设备、手术器械及物品的清洁、消毒、灭菌及存放规定。⑧手术室工作区域，每24小时清洁消毒一次。连台手术之间、当天手术全部完毕后，对手术间及时进行清洁消毒处理。⑨医务人员在实施手术过程中，必须遵守无菌技术原则，严格执行手卫生规范，实施标准预防。⑩有医务人员职业卫生安全防护制度及必要的防护用品，医务人员防护措施落实到位。⑪手术室的医疗废物管理应当按照《医疗废物管理条例》及有关规定进行分类、处理。⑫无菌物品及一次性物品存放符合要求。⑬特殊感染手术病人尽可能使用一次性手术器械，重复使用的器械应做好标识密闭运送到消毒供应室，根据相关规定统一处理。⑭科内对感染控制制度与措施有监管，记录存在的问题与缺陷。

（3）新生儿病室医院感染管理质量考评要求：①布局合理、分区明确、标识清楚，符合功能流程合理和洁污分开的原则。②每床净使用面积不少于3平方米，床间距不小于1米。③有单独的隔离房间，隔离工作符合WS/T 311－2009的要求。④配备必要的洗手设施，每个房间内至少设置1套洗手设施、干手设施或干手物品，洗手设施应当为非手触式。⑤有新生儿医院感染预防与控制制度，包括具体落实措施。⑥有新生儿暖箱、奶瓶、奶嘴清洁消毒规范，并定期有消毒效果监测，有记录。⑦有传染病患儿消毒隔离制度，对高危新生儿和疑似传染病的新生儿采取隔离措施，标识清晰。⑧有严格的探视制度，应限制探视人数，患感染性疾病者严禁入室。⑨新生儿专用沐浴、配奶区域、沐浴用具、衣物消毒、配奶操作及奶瓶、奶嘴、蓝光箱、温箱、吸氧用物等物品清洗与消毒符合要求。⑩定期对工作人员进行院感知识培训、考核及监督，并做好记录。⑪医务人员在诊疗过程中应当实施标准预防，并严格执行手卫生规范和无菌操作技术。⑫重症新生儿监护病房开展呼吸机相关性肺炎、导管相关血流感染目标性监测，至少每季度进行监测资料的分析与讨论，确保感染预防与控制有效。⑬新生儿医疗废物管理应当按照《医疗废物管理条例》及有关规定进行分类、处理。⑭开展环境卫生学监测和感染病例监测，监测资料齐全。⑮科内对感染控制制度与措施有监管，记录存在的问题与缺陷。

（4）血液透析室医院感染管理质量考评要求：①布局合理、分区明确、标识清楚，符合功能流程合理和洁污分开的原则。具备相应的工作区，包括普通透析治疗区、隔离透析治疗区、水处理间、治疗室、候诊区、接诊区、储存室、污物处理区和医务人员办公区等基本区域，开展透析器复用的，还应设置复用间。有满足工作需要的设备及物品，如水处理、复用设备、职业防护物品等。②有血液透析室医院感染预防与控制制度，包括传染病患者隔离制度与具体措施。③对工作人员进行院感知识培训、考核及监督，并做好记录。④有医院感染紧急情况的处理预案，并能定期演练，并做好记录。⑤建立医院感染控制监测制度，设定感染控制指标，开展环境卫生学监测和感染病例监测。⑥有患者管理制度，对所有初次透析的患者进行乙型肝炎病毒、丙型肝炎病毒、梅毒、艾滋病病毒感染的相关检查，每半年复查一次。⑦乙型肝炎病毒、丙型肝炎病毒、梅毒及艾滋病病毒感染的患者应当分别在各自隔离透析治疗间或隔离透析治疗区进行专机透析，治疗间或治疗区、血液透析机相互不能混用，应配备专门的治疗用品和相对固定的工作人员。⑧每次透析结束后，应对透析单元内透析机等设备设施表面、物品表面及地面进行清洁消毒，对透析机内部进行有效的水路消毒。⑨根据设备要求定期对水处理系统进行冲洗消毒，每次冲洗消毒后应当测定管路中消毒液残留量，并做好记录。⑩有透析液和透析用水质量监测制度与执行的流程。⑪医务人员在诊疗过程中应当实施标准预防，并严格执行手卫生规范和无菌操作技术。⑫血液透析室的医疗废物管理应当按照《医疗废物管理条例》及有关规定进行分类、处理。⑬科内对感染控制制度与措施有监管，记录存在的问题与缺陷。

第五节　以临床路径为导向的诊疗规范

一、临床路径的定义、理论基础和发展

1. 临床路径的定义和内涵

临床路径是指医护及其他专业人员针对某些病种、手术或治疗，以循证医学证据和指南为指导建立的一整套有明确时间要求的标准化治疗模式与治疗程序，通过规范化实施和持续改进，从而达到提高医疗质量、规范医疗行为、降低医疗风险和成本、使患者获得适宜的医疗服务的目的。

临床路径最初是20世纪80年代美国医疗机构为应对医疗费用上涨过快而变革所产生的一种新型的医疗服务模式。随着临床路径的发展，其内涵也在逐渐丰富，从狭义上讲：临床路径是预先建立的以时间为参照的针对特定疾病和治疗的标准化流程，注重治疗过程中各专科人员的合作，其相对于诊治指南来讲，内容更简洁、实用，适用于多学科、多部门具体操作；从广义上讲：临床路径是一种新型的标准化的医院管理模式，它以循证医学和管理学为指导进行持续医疗质量改进，正在从单纯的临床医疗质量管理向医院全面管理、从院内医疗服务向社区医疗服务扩展，这在我国目前已经成为公立医院改革的核心内容之一。

2. 临床路径的理论基础

临床路径的提出和成功实施是医学、管理学和数学等多学科交叉融合的重要成果。临床路径的理论基础主要包括如下四个方面：

（1）循证医学：临床路径文本制定和实施需要基于循证医学，制定路径的专家组通过对具体临床问题全面高效地检索有关循证医学证据，严格评价证据的质量，根据实践经验临床证据和患者期望做出最佳临床决策并对临床实践进行追踪和后期效果评价，确定临床路径。

（2）数据化与统计分析：制定临床路径的标准需要建立医院信息系统和病种数据库，运用多种统计工具和方法进行回顾性病案调查，基于数据分析确定临床路径的核心数据，用以制定临床路径。

（3）持续质量改进理论：该理论是美国管理学家戴明提出的，又称 PDCA 循环，PDCA 循环就是质量计则的制定和组织实现的过程，周而复始地运转。在临床路径中应用包括对临床路径本身和临床路径标准两方面的持续改进。

（4）组织再造和业务流程重组：该理论由美国人哈默（Hammer）和查米皮（Champy）提出，是以顾客为导向，以业务流程重组为核心，对组织的整个运营进行根本性的再思考和组织再造，从而创造出一个全新的以顾客为核心的业务流程。

在我国，临床路径的制定和实施已经成为政府主导的、以患者为中心、以持续改进医疗质量为目标的医疗流程重组，并随着科技发展而不断发展。

3. 临床路径在国外的发展状况

20 世纪 60 年代到 80 年代，美国人均医疗费用上涨了 21 倍，为了遏制医疗费用的不断上涨，美国政府以法律的形式实行了耶鲁大学提出的以诊断相关分类（DRGs）为付款基础的定额预付款制度（DRGs - PPs，医院在提供该类疾病的医疗服务前就已知道付款的金额，即 DRGs 标准费用）。这给参加 DRGs - PPs 的医院带来了明显的经济压力和风险，医院收治 DRGs 类患者，只有当提供的实际服务成本低于 DRGs 标准费用时才能盈利，否则只能亏损，所以医院必须在保证医疗质量的前提下优化每一项诊疗服务的成本，同时探索出低于 DRGs 标准费用的服务方法与模式才能生存。

20 世纪 80 年代，美国新英格兰医疗中心医院的护士 Karen Zander 和她的助手们运用护理程序与路径的概念，大胆尝试以护理为主的临床路径服务计划，将路径应用于医院的急救护理，结果发现这种方式既可缩短住院天数，节约护理费用，又可以达到预期的治疗效果，随后该中心选择了 DRGs 中的某些病种，在住院期间按照预定的既可缩短平均住院日和降低费用、又能达到预期治疗效果的医疗护理计划为患者实施诊疗，此种模式提出后受到了美国医学界的高度重视，后来被较为普遍地称为临床路径。到20世纪90年代初，临床路径已经成为类似于工业标准的医疗程序，逐步得到应用和推广。

近些年来，随着世界各国医疗费用的快速增长，临床路径在欧洲以及部分亚洲国家的医院中得到广泛应用，已经成为这些国家在医疗服务中用来保证医疗质量和控制医疗费用的一种成功手段，其应用的广度和深度也在逐渐扩大，已经突破外科手术种类的限制，从外科向内科、从急性病向慢性病、从单一疾病向疑难复杂疾病扩展。

4. 我国目前开展临床路径概况

1998年以后，我国部分省市三甲医院开始引入临床路径这一概念，开展研究和试点。2009年中国出台新医改方案后，同年原国家卫生部开始临床路径的制定并在全国部分医院开设试点；2010年原国家卫生部指出：临床路径管理是公立医院改革的核心内容，从2010年起中国50家医院开始推行仿照工业流水线设计的“临床路径管理”，112个病种有了“标准流程图”，可望实现“同病同治”，旨在探讨一种“规范医疗行为、控制医疗成本、提高患者满意度”的医疗模式。历经5年，截至2015年11月底，全国有1 599家三级医院、4 563家二级医院开展了临床路径管理（全国共有三级医院2 123家、二级医院7 494家）。

自2009年原国家卫生部在中国临床路径网上陆续发布主要病种（手术）的临床路径，截至2013年先后制定和发布了400多个病种（手术）的路径，截至2016年12月8日，原国家卫计委委托中华医学会组织专家共制（修）定（订）了1 010个临床路径，授权中华医学会在网上发布，供卫生计生行政部门和医疗机构参考使用。2015年1月28日，原国家卫计委发布的《关于印发进一步改善医疗服务行动计划的通知》中，对推广临床路径提出了明确的要求：大力推行临床路径，截至2017年底，所有三级医院和80%的二级医院实行临床路径管理，三级医院50%的出院患者和二级医院70%的出院患者按照临床路径管理，提高了诊疗行为透明度，实现了患者明明白白就诊。

二、中山市人民医院临床路径的管理架构

中山市人民医院根据原国家卫生部及省相关部门文件的指导精神，从2010年4月开始，全面启动临床路径管理工作，成立临床路径的管理组织。

（1）成立临床路径管理委员会。管理委员会由医院院长和分管医疗工作的

副院长分别担任正、副主任，以及相关职能部门负责人和临床专家任成员。管理委员会履行以下职责：制定本医疗机构临床路径开发与实施的规划和相关制度；协调临床路径开发与实施过程中遇到的问题；确定实施临床路径的病种；审核临床路径文本；组织临床路径的相关培训工作；审核临床路径的评价结果与改进措施。

（2）成立临床路径指导评价小组。指导评价小组由分管医疗工作的副院长任组长，相关职能部门负责人任成员。指导评价小组履行以下职责：对临床路径的开发、实施进行技术指导；制定临床路径的评价指标和评价程序；对临床路径的实施过程和效果进行评价和分析；根据评价分析结果提出临床路径管理的改进措施。

（3）成立临床路径实施小组。实施小组由实施临床路径的临床科室主任任组长，该临床科室医疗、护理人员和相关科室人员为成员。临床路径实施小组履行以下职责：负责临床路径相关资料的收集、记录和整理；负责提出科室临床路径病种选择建议，会同药学、临床检验、影像及财务等部门制定临床路径文本；结合临床路径实施情况，提出临床路径文本的修订建议；参与临床路径的实施过程和效果的评价与分析，并根据临床路径实施的实际情况对科室医疗资源进行合理调整。

（4）实施小组设立个案管理员，由临床科室具有副高级以上技术职称的医师担任。个案管理员履行以下职责：负责实施小组与管理委员会、指导评价小组的日常联络；牵头临床路径文本的起草工作；指导每日临床路径诊疗项目的实施，指导经治医师分析、处理患者变异，加强与患者的沟通；根据临床路径实施情况，定期汇总、分析本科室医护人员对临床路径修订的建议，并向实施小组报告。

三、中山市人民医院临床路径开展初期概况

（一）以心血管内科、神经内科为试点实施临床路径的管理

2011 年中山市人民医院成为广东省临床路径管理试点工作试点医院，心血管内科及神经内科成为首批开展临床路径试点的专科。心血管内科及神经内科根据医院管理的规定，成立了临床路径管理小组，制定了医师版、护士版、病人版临床路径文本。2011 年神经内科开展缺血性卒中的临床路径，完成临床路径的缺血性卒中病人 400 例，实施临床路径后该病种住院时间平均缩短 0.6 天，

住院费用平均下降200～300元，病人满意度提高到99%以上。心血管内科开展急性心肌梗死、心力衰竭的临床路径，截至2011年底完成临床路径的急性心肌梗死病人222例，实施临床路径后该病种住院时间平均缩短0.7天，住院费用平均下降200～250元，病人满意度提高到99%以上。截至2011年底完成临床路径的心力衰竭病人82例，实施临床路径后该病种住院时间平均缩短0.5天，住院费用平均下降100～200元，病人满意度提高到99%以上。

（二）结合医院实际逐步开展临床路径管理

2012年起，中山市人民医院贯彻落实原国家卫生部《关于“十二五”期间推进临床路径管理工作的指导意见》文件要求，并根据原国家卫生部发布的临床路径病种，结合该院实际，确定了胃十二指肠溃疡、轻症急性胰腺炎、大肠息肉、社区获得性肺炎、2型糖尿病、短暂性脑缺血发作、股骨干骨折、踝关节骨折、胫骨平台骨折、剖宫产、宫颈癌、鼻咽癌、结节性甲状腺肿瘤、子宫腺肌症、中孕引产、卵巢良性肿瘤等29个专业88个病种实施临床路径工作。实施临床路径期间科室对病种相关指标进行收集、整理，对中途退出路径的病例，科室临床路径管理小组组织对相关病例进行讨论，分析其退出临床路径原因及存在问题。对成功实施的病例，通过分析治疗过程、患者转归情况、总体费用对比情况、患者满意度及认可度等指标实施效果评价。其间，医院多次召开全院临床路径专题会议，医务科组织临床路径科室之间进行经验交流和培训，外派骨干人员参加省级临床路径学习培训等。通过不断的学习探索和科学管理，医院临床路径管理的总体水平有所提高，科室医护人员在临床路径的理论知识方面、思想认识方面、业务技巧方面均有大幅度提升。

四、中山市人民医院全面推行临床路径信息化概况

（一）临床路径信息化全面推进

中山市人民医院开展临床路径初期以纸质表单、手工填报为主，管理和统计工作也以手工收集、汇总，尚不能做到对临床路径实施过程的实时监控和数据分析。对此，该院对临床路径信息化开发高度重视，于2017年底开始进行临床路径信息化建设，2018年初，全面推进临床路径信息化，进一步实化、细化临床路径的实施。

2018年该院医务科多次召开临床路径管理员会议，分批对临床路径管理员

进行临床路径字典制作的培训。科室的临床路径建立后，医务科再分批到各科室对全体临床医生进行临床路径信息系统使用的培训，落实推动临床路径信息化的实施。2018 年 1 月临床路径信息化从内分泌科及儿科开始试点上线，其后妇科、普外二科、消化内科、血液内科等科室的临床路径陆续上线，经过半年的推行，截至 2018 年 7 月，该院 40 个科室全面实现临床路径信息化。

（二）完善和健全临床路径工作制度，加强临床路径质量管理

为完善临床路径工作制度，推动临床路径信息化的持续开展，2018 年 6 月，该院颁布了《中山市人民医院临床路径管理办法（试行）》，进一步规范和完善临床路径工作的管理。同时，该院将临床路径的年度目标值（入径率 35%）纳入每月的医疗质量检查及绩效考核，由院、科两级定期对临床路径执行情况和完成效果进行审核把关，形成了统一的临床路径评价方案，保障了临床路径工作的实施质量。对临床路径推行不力、连续 3 月不达标的科室进行反馈及整改，找出对策提高临床路径入径率，持续优化临床路径内容，提高临床路径质量。

（三）临床路径信息化取得的成效

1. 临床路径入径率大幅提高

随着临床路径信息化的推进，该院临床路径病种的比例逐步上升，截至 2018 年底，该院实现在线使用的信息化临床科室达 40 个，信息化临床路径病种达 213 个，制作并使用的临床路径数达 400 多条。随着临床路径信息化的开展，该院临床路径的入径率得到大幅增长。2018 年上半年该院临床路径平均入径率为 10.34%，而 2018 年 12 月份入径率已上升至 42.78%。心血管介入、神经血管介入、骨关节植入治疗和肿瘤性疾病等病种均有开展。2018 年 7 月该院 40 个科室全面实现临床路径信息化。该院 2018 年下半年的临床路径入径率较上半年明显提高（见图 5－1）。

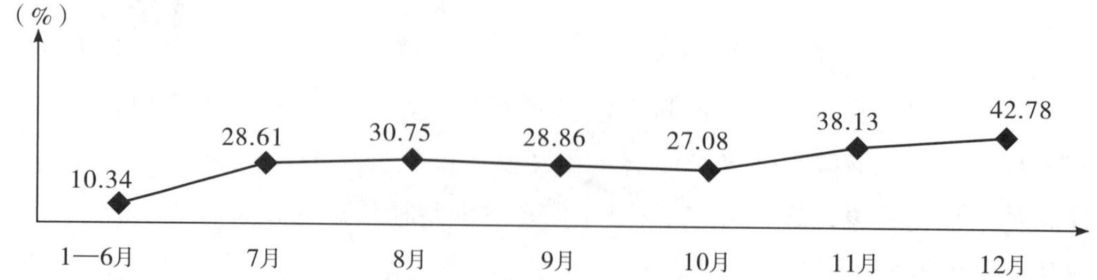

图 5－1　2018 年中山市人民医院临床路径入径率

2. 通过临床路径的开展提高了工作效率，缩短了平均住院日，控制了医疗费用的不合理增长

临床路径通过明确工作职责，减少了治疗环节的瓶颈，提高了工作效率。另外，临床路径使临床过程标准化，明确规定了患者检查与治疗的时间安排，避免了各种原因造成的时间浪费，从而有效地缩减了无价值住院日。

以妇科病区子宫肌瘤腹腔镜子宫肌瘤剔除为全路径病例，对比分析 2018 年下半年完径的病人与 2017 年下半年未入径病人数据，妇科病区 2018 年下半年入径率 35.5%，子宫肌瘤腹腔镜子宫肌瘤剔除完径病人平均住院天数及平均住院费用、药比均有所下降（见表 5－2，图 5－2，图 5－3）。

表 5－2　子宫肌瘤腹腔镜子宫肌瘤剔除病人完径与未入径对比

项目	2018 年下半年 91 例（完径）	2017 年下半年 117 例（未入径）
平均住院天数（天）	6.63	6.76
平均住院费用（元）	17 713.7	18 520.26
药费（元）	2 296.27	2 550.4
药比（%）	12.96	13.77
完径治疗用一次性医用材料费（元）	219.97	202.75
完径手术用一次性医用材料费（元）	3 054.89	2 918.19
耗材比（%）	18.49	16.86

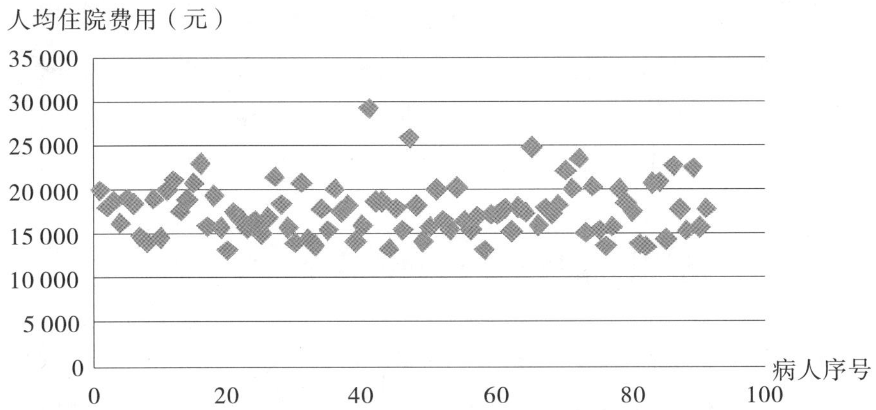

图 5－2　2018 年下半年子宫肌瘤腹腔镜子宫肌瘤剔除人均住院费用（剔除人均住院费 17 713.7 元）

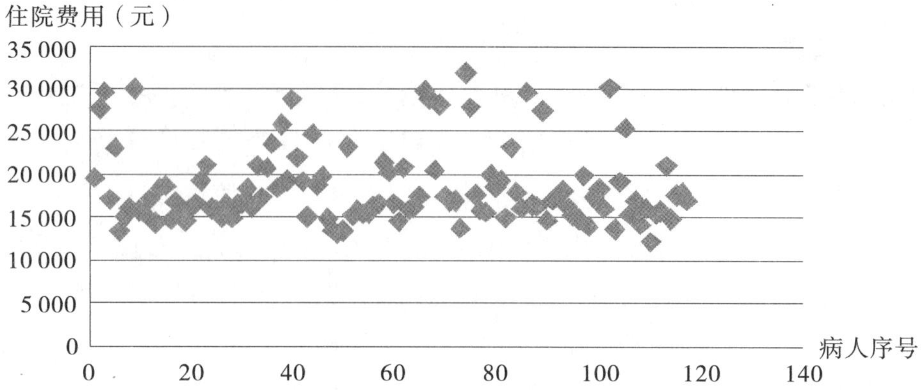

图 5－3　2017 年下半年子宫肌瘤腹腔镜子宫肌瘤剔除人均住院费用（剔除人均住院费 18 520.26 元）

3．规范了医疗行为，保证了医疗质量和医疗安全

传统的医疗模式是每一位医师依据自己的“路径”进行医疗工作，容易产生不同的结果，而由于没有统一的标准，结果是良莠不齐。而临床路径是同行及相关学科专家，吸纳最新研究成果，针对病种制定的一个最佳的标准诊断治疗路径。临床路径的严格实施，有助于规范各级医师的医疗行为，帮助不同层次、不同水平的各级医师尽快提高医疗水平，从而提高医疗质量。

4．促进了医患沟通，提高了患者满意度

通过问卷调查，该院开展临床路径治疗的患者，比对照组患者满意度高出很多，反映了患者对于医院的信赖感得到了直接增强，有助于推动和谐医患关系的建立。

5．促进了相关科室改进流程，提高整体服务质量

临床路径是临床科室与相关辅助科室如检验科、放射科、麻醉科等共同制定的，从而在最大程度上优化了工作流程，减少了不必要的等候时间，促进了相关辅助科室改进工作流程，提高了整体服务质量。同时对相关辅助科室的工作流程起到了有效的督促作用。

五、中山市人民医院临床路径工作的持续改进

临床路径信息化全面实现后，中山市人民医院的临床路径入径率持续上升，但变异率及退径率偏高。通过对临床路径的变异及退径原因分析，发现退出临床路径的前四个原因主要是不符合入径条件、出现合并症以及患者病情变化、

医生操作不当等，共占退径原因的57%。为了对临床路径进一步优化，该院实施临床路径精细化管理。主要包括以下六个方面：

（1）临床路径规范化。①临床路径字典规范化：科室对临床路径字典进行优化，去除辅助用药。②临床路径名称规范化：科室根据国家版临床路径的病种要求，对路径名称进行规范并修改。③临床路径住院标准流程规范化：科室根据国家版临床路径及最新的诊疗指南或专家共识，经过科内临床路径小组的讨论，对临床路径的住院标准流程进行修订，严把入径标准，减少不符合入径标准者入径、医生操作不当的情况发生。

（2）临床路径变异原因精细化。针对该院临床路径字典变异原因过于单一的情况，通过对2018年临床路径变异原因进行汇总、分析，在临床路径信息系统中细化临床路径变异原因，并强制医生在路径变异时填写变异原因，从而建立临床路径的变异原因数据库，为下一步围绕变异原因进行经常优化的持续改进奠定基础。

（3）以DRGs为导向持续优化临床路径。①以DRGs分组病种为导向细化临床路径病种。为进一步配合医院DRGs工作的推进，该院以2018年度科室DRGs疾病分组前十位病种为导向指导科室调整临床路径病种，为科室全面推广临床路径提供方向。②以2018年全省DRGs分组费用为标杆，指导科室优化临床路径字典，优化临床路径内容标准，加强控费功能。③强化临床路径管理与临床实际工作的融合，根据DRGs的理念，同时将主要疾病基础上伴随常见的并发症及合并症纳入临床路径管理，细分临床路径病种，医师可根据患者实际情况进入不同路径，在规范医疗行为、提高医疗质量、降低医疗风险和合理控制医疗费用等大的原则下，使更多的病例能进入路径管理，扩展了临床路径宽度。

（4）以临床路径变异原因分析为核心，加强对变异病例的管理，定期组织对变异原因进行分析、评估，发现问题并加以改进，逐步完善临床路径管理持续改进体系，进一步降低变异率。通过临床路径变异率的动态监测，对临床路径各流程节点进行监控，促进医院管理流程再造，提高医疗管理质量，规范医生诊疗行为，控制医疗费用，提高患者满意度。

（5）加强医护人员的临床路径培训，提升临床路径实施能力。医教部定期下科室进行巡查，向科室反馈临床路径存在的问题和培训临床路径的实施方法，与科室共同参与临床路径优化。另外，该院定期举办临床路径培训班，向医护人员普及临床路径基本知识及临床路径电子化操作技能，提升临床路径实施小组的优化能力。

（6）临床路径信息系统优化升级。该院的临床路径信息化的医嘱系统较旧，运行速度较慢，夜间全院服务器进行大量数据传输时医生无法入径，为进一步提高临床路径的效率，以及进一步扩大临床路径的功能，该院积极进行信息化系统更新换代，提升临床路径实施功能，拟建立一套完整的实时质量控制模式以及预警模式的智能化临床路径，如前馈控制、反馈控制、现场控制等，对患者诊疗全过程中影响医疗质量的主要因素（包括合理用药、高值耗材、医技检查、手术麻醉、医疗环节、病案质量等多种指标）进行控制。通过医院信息系统的更新进一步提高临床路径统计的准确性、及时性，满足临床医生工作的需求，全面提升临床路径的实施及管理水平。

该院通过临床路径的精细化管理，临床路径以循证医学为依托，促使临床诊疗行为更加规范化、标准化、精细化，既能提升医疗质量和保障医疗安全，又能科学、合理地控制医疗费用、缩短住院时间，提升患者满意度，为患者和医院实现共赢奠定坚实的基础。

第六章

病案信息管理

第一节　病案信息管理体系

一、病案信息管理的重要性

病案信息是医疗大数据最为重要的来源，以病案信息为基础的按病种管理与付费也已成为我国新一轮医改推进的重要抓手。按病种管理与付费，如单病种收付费、疾病诊断相关分组（DRGs）付费等可以提高医疗资源的合理分配与利用，有效控制医疗费用的不合理增长，促进医疗质量提升，但是准确的病案信息，特别是疾病诊断编码是医院精细化管理以及按病种收付费实施的前提。

二、病案信息管理的国家标准体系

为进一步提高医疗机构科学化、精细化、信息化管理水平，完善病案管理，进一步提高病案首页数据利用率，实现对病案首页数据的规范化、同质化管理，为医疗付费方式改革提供技术基础，2016 年 6 月 27 日，原国家卫计委印发了《住院病案首页数据填写质量规范（暂行）》（简称《规范》）和《住院病案首页数据质量管理与控制指标（2016 版）》对加强医疗机构病案首页数据质量的管理提出明确要求。

（1）明确对病案首页数据填写的原则性要求。根据《中华人民共和国统计法》和《病历书写基本规范》等相关法律法规的要求，《规范》对病案首页的信息项目、数据标量及疾病诊断和手术操作名称编码依据等进行了明确规范，以利于医疗机构及医务人员掌握病案首页数据填写的基本原则。同时，要求医疗机构应建立质量管理与控制的工作制度，确保住院病案首页数据质量。

（2）明确诊断名称等选择规范。随着医疗付费方式改革、单病种质控等工作的进一步深入，相关数据统计工作对住院病案首页中疾病诊断和手术（操作）名称等关键信息的科学性、准确性提出了越来越高的要求。基于现实工作的实际需求，并为了实现未来对病案首页数据进行精准的自动化获取，《规范》以临床医学基本原则为依据，对病案首页出院诊断和手术（操作）名称选择的一般性原则及特殊情况下的选择原则均进行了详细阐述，确保相关信息项目内容的规范性和数据的同质性。

（3）明确病案首页数据填写人员职责。为加强对病案首页数据结构质量的管理，《规范》对医疗机构及其临床医生、编码员及信息管理人员等涉及的病案首页数据质量管理职责进行了明确规定，对涉及病案首页数据质量控制的相关环节实现精细化管理，以利于推动病案首页数据质量持续改进。

（4）明确病案首页数据质控指标及评分标准。《规范》制定了关于住院病案首页数据质量的10项质控指标，对各项指标的定义、计算方法及意义和功能等进行了详细阐述，并明确提出住院病案首页必填项目范围及病案首页数据质量评分标准，为各级质控组织、医疗机构等指明了病案首页数据质控工作的着力点和考评标准，有利于从实践层面推动病案首页数据质量管理与控制工作的持续改进。

住院病案首页相关文件见本节附录。

附　录

《住院病案首页数据填写质量规范（暂行）》（国卫办医发〔2016〕24号）

第一章　基本要求

第一条　为提高住院病案首页数据质量，促进精细化、信息化管理，为医院、专科评价和付费方式改革提供客观、准确、高质量数据，提高医疗质量，保障医疗安全，依据《中华人民共和国统计法》《病历书写基本规范》等相关法律法规，制定本规范。

第二条　住院病案首页是医务人员使用文字、符号、代码、数字等方式，将患者住院期间相关信息精炼汇总在特定的表格中，形成的病例数据摘要。

住院病案首页包括患者基本信息、住院过程信息、诊疗信息、费用信息。

第三条　住院病案首页填写应当客观、真实、及时、规范，项目填写完整，准确反映住院期间诊疗信息。

第四条　住院病案首页中常用的标量、称量应当使用国家计量标准和卫生行业通用标准。

第五条　住院病案首页应当使用规范的疾病诊断和手术操作名称。诊断依据应在病历中可追溯。

第六条　疾病诊断编码应当统一使用ICD－10，手术和操作编码应当统一使用ICD－9－CM－3。

使用疾病诊断相关分组（DRGs）开展医院绩效评价的地区，应当使用临床版ICD－10和临床版ICD－9－CM－3。

第七条 医疗机构应当建立病案质量管理与控制工作制度，确保住院病案首页数据质量。

第二章 填写规范

第八条 入院时间是指患者实际入病房的接诊时间；出院时间是指患者治疗结束或终止治疗离开病房的时间，其中死亡患者是指其死亡时间；记录时间应当精确到分钟。

第九条 诊断名称一般由病因、部位、临床表现、病理诊断等要素构成。

出院诊断包括主要诊断和其他诊断（并发症和合并症）。

第十条 主要诊断一般是患者住院的理由，原则上应选择本次住院对患者健康危害最大、消耗医疗资源最多、住院时间最长的疾病诊断。

第十一条 主要诊断选择的一般原则：

（一）病因诊断能包括疾病的临床表现，则选择病因诊断作为主要诊断。

（二）以手术治疗为住院目的的，则选择与手术治疗相一致的疾病作为主要诊断。

（三）以疑似诊断入院，出院时仍未确诊，则选择临床高度怀疑、倾向性最大的疾病诊断作为主要诊断。

（四）因某种症状、体征或检查结果异常入院，出院时诊断仍不明确，则以该症状、体征或异常的检查结果作为主要诊断。

（五）疾病在发生发展过程中出现不同危害程度的临床表现，且本次住院以某种临床表现为诊治目的，则选择该临床表现作为主要诊断。

疾病的临终状态原则上不能作为主要诊断。

（六）本次住院仅针对某种疾病的并发症进行治疗时，则该并发症作为主要诊断。

第十二条 住院过程中出现比入院诊断更为严重的并发症或疾病时，按以下原则选择主要诊断：

（一）手术导致的并发症，选择原发病作为主要诊断。

（二）非手术治疗或出现与手术无直接相关性的疾病，按第十条选择主要诊断。

第十三条 肿瘤类疾病按以下原则选择主要诊断：

（一）本次住院针对肿瘤进行手术治疗或进行确诊的，选择肿瘤为主要诊断。

（二）本次住院针对继发肿瘤进行手术治疗或进行确诊的，即使原发肿瘤依然存在，选择继发肿瘤为主要诊断。

（三）本次住院仅对恶性肿瘤进行放疗或化疗时，选择恶性肿瘤放疗或化疗为主要诊断。

（四）本次住院针对肿瘤并发症或肿瘤以外的疾病进行治疗的，选择并发症或该疾病为主要诊断。

第十四条　产科的主要诊断应当选择产科的主要并发症或合并症。没有并发症或合并症的，主要诊断应当由妊娠、分娩情况构成，包括宫内妊娠周数、胎数（G）、产次（P）、胎方位、胎儿和分娩情况等。

第十五条　多部位损伤，以对健康危害最大的损伤或主要治疗的损伤作为主要诊断。

第十六条　多部位灼伤，以灼伤程度最严重部位的诊断为主要诊断。在同等程度灼伤时，以面积最大部位的诊断为主要诊断。

第十七条　以治疗中毒为主要目的的，选择中毒为主要诊断，临床表现为其他诊断。

第十八条　其他诊断是指除主要诊断以外的疾病、症状、体征、病史及其他特殊情况，包括并发症和合并症。

并发症是指一种疾病在发展过程中引起的另一种疾病，后者即为前者的并发症。

合并症是指一种疾病在发展过程中出现的另外一种或几种疾病，后发生的疾病不是前一种疾病引起的。合并症可以是入院时已存在，也可以是入院后新发生或新发现的。

第十九条　填写其他诊断时，先填写主要疾病并发症，后填写合并症；先填写病情较重的疾病，后填写病情较轻的疾病；先填写已治疗的疾病，后填写未治疗的疾病。

第二十条　下列情况应当写入其他诊断：

入院前及住院期间与主要疾病相关的并发症；现病史中涉及的疾病和临床表现；住院期间新发生或新发现的疾病和异常所见；对本次住院诊治及预后有影响的既往疾病。

第二十一条　由于各种原因导致原诊疗计划未执行、且无其他治疗出院的，原则上选择拟诊疗的疾病为主要诊断，并将影响原诊疗计划执行的原因（疾病或其他情况等）写入其他诊断。

第二十二条　手术及操作名称一般由部位、术式、入路、疾病性质等要素构成。

多个术式时，主要手术首先选择与主要诊断相对应的手术。一般是技术难度最大、过程最复杂、风险最高的手术，应当填写在首页手术操作名称栏中第一行。

既有手术又有操作时，按手术优先原则，依手术、操作时间顺序逐行填写。

仅有操作时，首先填写与主要诊断相对应的、主要的治疗性操作（特别是有创的治疗性操作），后依时间顺序逐行填写其他操作。

第三章　填报人员要求

第二十三条　临床医师、编码员及各类信息采集录入人员，在填写病案首页时应当按照规定的格式和内容及时、完整和准确填报。

第二十四条　临床医师应当按照本规范要求填写诊断及手术操作等诊疗信息，并对填写内容负责。

第二十五条　编码员应当按照本规范要求准确编写疾病分类与手术操作代码。临床医师已作出明确诊断，但书写格式不符合疾病分类规则的，编码员可按分类规则实施编码。

第二十六条　医疗机构应当做好住院病案首页费用归类，确保每笔费用类别清晰、准确。

第二十七条　信息管理人员应当按照数据传输接口标准及时上传数据，确保住院病案首页数据完整、准确。

《住院病案首页数据质量管理与控制指标（2016版）》（国卫办医发〔2016〕24号）

一、住院病案首页填报完整率

定义：住院病案首页填报完整率是指首页必填项目完整填报的病案份数占同期出院病案总数的比例。

住院病案首页项目填报完整率是指n份病案首页填报的必填项目之和占n份病案首页全部必填项目总数的比例。

计算公式：

病案首页填报完整率＝首页必填项目完整填报的病案份/检查出院病案总数×100%

病案首页项目填报完整率＝n份病案首页填报的必填项目之和/n份病案首页全部必填项目总数×100%

意义：反映医疗机构填报住院病案首页的总体情况，是衡量住院病案首页数据质量的基础指标，是应用首页数据客观评价医院服务能力和医疗质量的工作基础。

二、主要诊断选择正确率

定义：主要诊断选择正确的病案数占同期出院病案总数的比例。

计算公式：

主要诊断选择正确率＝病案首页主要诊断选择正确的病案数/检查出院病案总数×100%

意义：主要诊断是病种质量管理、临床路径管理的数据基础，也是应用DRGs这一评价工具对医院进行绩效评估的重要依据。主要诊断选择正确率是评估诊疗措施适宜性的重要指标，反映医疗机构及其医师的临床能力及诊治水平。

三、主要手术及操作选择正确率

定义：主要手术及操作选择正确的病案数占同期有手术及操作的出院病案总数的比例。

计算公式：

主要手术及操作选择正确率＝主要手术及操作选择正确的病案数/检查有手术及操作的出院病案总数×100%

意义：主要手术及操作信息是病种质量管理、临床路径管理的数据基础，也是对医院进行技术能力及绩效评价的重要依据。

四、其他诊断填写完整正确率

定义：其他诊断填写完整正确的病案数占同期出院病案总数的比例。

计算公式：

其他诊断填写完整正确率＝其他诊断填写完整正确的病案数/检查出院病案总数×100%

意义：其他诊断（包括并发症和合并症）体现患者疾病的危重及复杂程度，是保障诊断相关分组（DRGs）客观准确的重要数据。其他诊断填写完整正确率能够更客观地反映医疗机构及其医师的临床能力及诊治水平。

五、主要诊断编码正确率

定义：主要诊断编码正确的病案数占同期出院病案总数的比例。

计算公式：

主要诊断编码正确率 = 主要诊断编码正确的病案数/检查出院病案总数 ×100%

意义：主要诊断编码正确率是反映医疗机构病案编码质量的重要指标，对正确统计医院及地区疾病谱、支撑 DRGs 分组和医疗机构绩效评估均具有重要意义。

六、其他诊断编码正确率

定义：其他诊断编码正确的病案数占同期出院病案总数的比例。

计算公式：

其他诊断编码正确率 = 其他诊断编码正确的病案数/检查出院病案总数 ×100%

意义：其他诊断编码正确率是反映医疗机构病案编码质量的重要指标，对正确统计医院及地区疾病谱、支撑 DRGs 分组和医疗机构绩效评估均具有重要意义。

七、手术及操作编码正确率

定义：手术及操作编码正确的病案数占同期有手术及操作记录的出院病案总数的比例。

计算公式：

手术及操作编码正确率 = 手术及操作编码正确的病案数/检查有手术及操作记录的出院病案总数 ×100%

意义：手术及操作编码正确率是反映医疗机构病案编码质量的重要指标，对重要病种质量评价、临床路径质量分析具有重要意义。编码员应当根据国际疾病分类规则对临床实施的手术操作准确编写 ICD－9－CM－3 手术操作代码。

八、病案首页数据质量优秀率

定义：病案首页数据质量优秀的病案数占同期出院病案总数的比例。

计算公式：

病案首页数据质量优秀率 = 病案首页数据质量优秀的病案数/检查出院病案总数 ×100%

意义：病案首页数据质量优秀率是全面反映病案首页数据填报质量的主要指标。医疗机构应当对住院病案首页数据质量进行全面管理，使首页内容填报全面、准确。

九、医疗费用信息准确率

定义：医疗费用信息准确的病案数占同期出院病案总数的比例。

计算公式：

医疗费用信息准确率 = 医疗费用信息准确的病案数/检查出院病案总数 ×100%

意义：医疗费用信息准确率是医疗费用分析的重要指标，用于评价医院是否启用标准收费字典库及按照收费分类要求进行信息系统改造，并对照接口标准准确上传住院医疗费用信息。

十、病案首页数据上传率

定义：上传首页数据的病案数占同期出院病案总数的比例。

计算公式：

病案首页信息上传率 = 上传首页数据的病案数/同期出院病案总数 ×100%

意义：病案首页数据上传率是反映医疗机构首页数据导出及信息上传的完整性，是利用首页数据客观评价医院服务能力和医疗质量的工作基础。

《住院病案首页部分项目填写说明》（卫医政发〔2011〕84 号）

…………

二、部分项目填写说明

（一）“医疗机构”指患者住院诊疗所在的医疗机构名称，按照《医疗机构执业许可证》登记的机构名称填写。卫生机构（组织）代码由 22 位数字（或英文字母）组成，包括9位组织机构代码和13位机构属性代码。卫生机构（组织）代码由行政区划代码（6位）、经济类型代码（2位）、卫生机构（组织）类别代码（4位）和机构分类管理代码（1位）四部分组成。卫生机构（组织）代码表示形式如下：

××××××××－×	××××××	××	××××	×
组织机构代码	行政区划代码	经济类型代码	卫生机构（组织）类别代码	机构分类管理代码

例：某单位组织机构代码为47000000－1，行政区划码为440103，经济类型为国有，机构类别为综合性医院，属非营利性医院，则卫生机构（组织）代码为4700000144010311A1001。

（二）医疗付费方式分为：1. 城镇职工基本医疗保险；2. 城镇居民基本医疗保险；3. 新型农村合作医疗；4. 贫困救助；5. 商业医疗保险；6. 全公费；7. 全自费；8. 其他社会保险；9. 其他。应当根据患者付费方式在“□”内填写相应阿拉伯数字。其他社会保险指生育保险、工伤保险、农民工保险等。

（三）健康卡号：在已统一发放“中华人民共和国居民健康卡”的地区填写健康卡号码，尚未发放“健康卡”的地区填写“医保号”或暂不填写。

（四）“第N次住院”指患者在本医疗机构住院诊治的次数。

（五）病案号：指本医疗机构为患者住院病案设置的唯一性编码。原则上，同一患者在同一医疗机构多次住院应当使用同一病案号。

（六）性别：对未知性别，性别不单纯为男或女的，按照身份证或户口簿上体现的社会性征填为男或女。

（七）年龄：指患者的实足年龄，为患者出生后按照日历计算的实际年龄。大于1岁的用“Y＋周岁”表示，不足1岁大于1个月的用“M＋月份”表示，不足一个月的用“D＋天数”表示。如28岁写为Y28，3个月的婴儿写为M3，18天的新生儿写为D18。

（八）从出生到28天为新生儿期。出生日为第0天。产妇病历应当填写“新生儿出生体重”；新生儿期住院的患儿应当填写“新生儿出生体重”“新生儿入院体重”。新生儿出生体重指患儿出生后第一小时内第一次称得的重量，要求精确到10克；新生儿入院体重指患儿入院时称得的重量，要求精确到10克。

（九）出生地：指患者出生时所在地点。

（十）籍贯：指患者祖居地或原籍。

（十一）身份证号：除无身份证号或因其他特殊原因无法采集者外，住院患者入院时要如实填写 18 位身份证号，未领取 18 位身份证的允许填写 15 位身份证号码。没有身份证的军官填写军官证，港澳台居民填写港澳台居民通行证号码，外籍人士填写护照号码。

（十二）职业：按照国家标准《个人基本信息分类与代码》（GB/T2261.4）要求填写，共 13 种职业：11. 国家公务员、13. 专业技术人员、17. 职员、21. 企业管理人员、24. 工人、27. 农民、31. 学生、37. 现役军人、51. 自由职业者、54. 个体经营者、70. 无业人员、80. 退（离）休人员、90. 其他。根据患者情况，填写职业名称，如：职员。婴儿或学龄前儿童统一填写为“70 无业人员”。

（十三）婚姻：指患者在住院时的婚姻状态。可分为：1. 未婚；2. 已婚；3. 丧偶；4. 离婚；9. 其他。应当根据患者婚姻状态在“□”内填写相应阿拉伯数字。

（十四）现住址：指患者来院前近期的常住地址。

（十五）户口地址：指患者户籍登记所在地址，按户口所在地填写。

（十六）工作单位及地址：指患者在就诊前的工作单位及地址。

（十七）联系人“关系”：指联系人与患者之间的关系，参照《家庭关系代码》国家标准（GB/T4761）填写：1. 配偶、2. 子、3. 女、4. 孙子、孙女或外孙子、外孙女、5. 父母、6. 祖父母或外祖父母、7. 兄、弟、姐、妹、8. 家庭内其他关系、9. 非家庭关系成员。根据联系人与患者实际关系情况填写，如：孙子。对于非家庭关系人员，统一使用“其他”，并可附加说明，如：同事。

（十八）入院途径：指患者收治入院治疗的来源，经由本院急诊、门诊诊疗后入院，或经由其他医疗机构诊治后转诊入院，或其他途径入院。

（十九）实际住院天数：入院日与出院日只计算一天，例如：2011 年 6 月 12 日入院，2011 年 6 月 15 日出院，计住院天数为 3 天。

（二十）门（急）诊诊断：指患者在住院前，由门（急）诊接诊医师在住院证上填写的门（急）诊诊断。

（二十一）出院诊断：指患者出院时，临床医师根据患者所做的各项检查、治疗、转归以及门（急）诊诊断、手术情况、病理诊断等综合分析得出的最终诊断。

1. 主要诊断：指患者出院过程中对身体健康危害最大，花费医疗资源最多，住院时间最长的疾病诊断。外科的主要诊断指患者住院接受手术进行治疗的疾病；产科的主要诊断指产科的主要并发症或伴随疾病。

2. 其他诊断：除主要诊断外的其他诊断，包括并发症和合并症。

（二十二）病例分型：

a. 一般：病种单纯，诊断明确，病情较稳定，不需紧急处理的一般住院病人。

b. 急：病种单纯，病情较急而需紧急处理，但生命体征尚稳定，不属疑难危重病例。

c. 疑难：病情复杂，诊断不明或治疗难度大，有较严重并发症发生，预后较差的疑难病例。

d. 危重：病情危重复杂，生命体征不稳定或有重要脏器功能衰竭，需做紧急处理的疑难危重病例。

（二十三）抢救：指对具有生命危险（生命体征不平稳）病人的抢救，每一次抢救都有特别记录和病程记录（包括抢救起始时间和抢救经过）。无“抢救记录”者不计算抢救次数。

抢救成功次数标准：

a. 危重患者的连续性抢救，使其病情得到缓解，按一次抢救成功计算。

b. 经抢救的病人，病情稳定24小时以上再次出现危急情况需要抢救，按第二次抢救计。

c. 如果病人有数次抢救，最后一次抢救失败而死亡，则前几次抢救计为抢救成功，最后一次为抢救失败。

d. 慢性消耗性疾病患者的临终前救护，不按抢救计算。

（二十四）入院病情：指对患者入院时病情评估情况。将“出院诊断”与入院病情进行比较，按照“出院诊断”在患者入院时是否已具有，分为：1. 有；2. 临床未确定；3. 情况不明；4. 无。根据患者具体情况，在每一出院诊断后填写相应的阿拉伯数字。

1. 有：对应本出院诊断在入院时就已明确。例如，患者因“乳腺癌”入院治疗，入院前已经钼靶、针吸细胞学检查明确诊断为“乳腺癌”，术后经病理亦诊断为乳腺癌。

2. 临床未确定：对应本出院诊断在入院时临床未确定，或入院时该诊断为可疑诊断。例如：患者因“乳腺恶性肿瘤不除外”“乳腺癌”或“乳腺肿物”入院治疗，因缺少病理结果，肿物性质未确定，出院时有病理诊断明确为乳腺癌或乳腺纤维瘤。

3. 情况不明：对应本出院诊断在入院时情况不明。例如：乙型病毒性肝炎的窗口期、社区获得性肺炎的潜伏期，因患者入院时处于窗口期或潜伏期，故入院时未能考虑此诊断或主观上未能明确此诊断。

4. 无：在住院期间新发生的，入院时明确无对应本出院诊断的诊断条目。例如：患者出现围术期心肌梗死。

（二十五）损伤、中毒的外部原因：指造成损伤的外部原因及引起中毒的物质，如：意外触电、房屋着火、公路上汽车翻车、误服农药。不可以笼统填写车祸、外伤等。应当填写损伤、中毒的标准编码。

（二十六）病理诊断：指各种活检、细胞学检查及尸检的诊断，包括术中冰冻的病理结果。病理号：填写病理标本编号。选择与主要诊断相关的病理诊断填写。

（二十七）药物过敏：指患者在本次住院治疗以及既往就诊过程中，明确的药物过敏史，并填写引发过敏反应的具体药物，如：青霉素。

（二十八）死亡患者尸检：指对死亡患者的机体进行剖验，以明确死亡原因。非死亡患者应当在“□”内填写“－”。

（二十九）血型：指在本次住院期间进行血型检查明确，或既往病历资料能够明确的患者血型。根据患者实际情况填写相应的阿拉伯数字：1. A；2. B；3. O；4. AB；5. 不详；6. 未查。如果患者无既往血型资料，本次住院也未进行血型检查，则按照“6. 未查”填写。“Rh”根据患者血型检查结果填写。

（三十）签名。

1. 医师签名要能体现三级医师负责制。三级医师指住院医师、主治医师和具有副主任医师以上专业技术职务任职资格的医师。在三级医院中，病案首页中“科室主任”栏签名可以由病区负责医师代签，其他级别的医院必须由科室主任亲自签名，如有特殊情况，可以指定主管病区的负责医师代签。研究生如已取得医师资格证书者应在进修医师栏签名；如无取得医师资格证书者应在实习医师栏签名。

2. 责任护士：指在已开展责任制护理的科室，负责本患者整体护理的责任护士。

3. 编码员：指负责病案编目的分类人员。

4. 质控医师：指对病案终末质量进行检查的医师。

5. 质控护士：指对病案终末质量进行检查的护士。

6. 质控日期：由质控医师填写。

（三十一）手术及操作编码：目前按照全国统一的 ICD－9－CM－3 编码执行。表格中第一行应当填写本次住院的主要手术和操作编码。

（三十二）手术级别：指按照《医疗技术临床应用管理办法》（卫医政发〔2009〕18 号）要求，建立手术分级管理制度。根据风险性和难易程度不同，手术分为四级，填写相应手术级别对应的阿拉伯数字：

1. 一级手术（代码为 1）：指风险较低、过程简单、技术难度低的普通手术；

2. 二级手术（代码为 2）：指有一定风险、过程复杂程度一般、有一定技术难度的手术；

3. 三级手术（代码为 3）：指风险较高、过程较复杂、难度较大的手术；

4. 四级手术（代码为 4）：指风险高、过程复杂、难度大的重大手术。

（三十三）手术及操作名称：指手术及非手术操作（包括诊断及治疗性操作，如介入操作）名称。表格中第一行应当填写本次住院的主要手术和操作名称。

（三十四）切口愈合等级，按以下要求填写：

切口分组	切口类别/愈合等级	内涵
0 类切口		有手术，但体表无切口或腔镜手术切口
Ⅰ类切口	Ⅰ/甲	无菌切口/切口愈合良好
	Ⅰ/乙	无菌切口/切口愈合欠佳
	Ⅰ/丙	无菌切口/切口化脓
	Ⅰ/其他	无菌切口/出院时切口愈合情况不确定
Ⅱ类切口	Ⅱ/甲	沾染切口/切口愈合良好
	Ⅱ/乙	沾染切口/切口愈合欠佳
	Ⅱ/丙	沾染切口/切口化脓
	Ⅱ/其他	沾染切口/出院时切口愈合情况不确定
Ⅲ类切口	Ⅲ/甲	感染切口/切口愈合良好
	Ⅲ/乙	感染切口/切口欠佳
	Ⅲ/丙	感染切口/切口化脓
	Ⅲ/其他	感染切口/出院时切口愈合情况不确定

1. 0 类切口：指体表无切口或经人体自然腔道进行的手术以及经皮腔镜手术，如经胃腹腔镜手术、经脐单孔腹腔镜手术等。

2. 愈合等级“其他”：指出院时切口未达到拆线时间，切口未拆线或无须拆线，愈合情况尚未明确的状态。

（三十五）择期手术：容许术前充分准备，达到一定的标准条件，再选择最有利的时机施行手术。如甲状腺腺瘤、疝修补、畸形的矫正等，在一段不太长的时间内，手术的迟早不致影响治疗效果。

（三十六）麻醉方式：指为患者进行手术、操作时使用的麻醉方法，如全麻、局麻、硬膜外麻等。

（三十七）离院方式：指患者本次住院出院的方式，填写相应的阿拉伯数字。主要包括：

1. 医嘱离院（代码为1）：指患者本次治疗结束后，按照医嘱要求出院，回到住地进一步康复等情况。

2. 医嘱转院（代码为2）：指医疗机构根据诊疗需要，将患者转往相应医疗机构进一步诊治，用于统计“双向转诊”开展情况。如果接收患者的医疗机构明确，需要填写转入医疗机构的名称。

3. 医嘱转社区卫生服务机构/乡镇卫生院（代码为3）：指医疗机构根据患者诊疗情况，将患者转往相应社区卫生服务机构进一步诊疗、康复，用于统计“双向转诊”开展情况。如果接收患者的社区卫生服务机构明确，需要填写社区卫生服务机构/乡镇卫生院名称。

4. 非医嘱离院（代码为4）：指患者未按照医嘱要求而自动离院，如：患者疾病需要住院治疗，但患者出于个人原因要求出院，此种出院并非由医务人员根据患者病情决定，属于非医嘱离院。

5. 死亡（代码为5）：指患者在住院期间死亡。

6. 其他（代码为9）：指除上述5种出院去向之外的其他情况。

（三十八）是否有出院31天内再住院计划：指患者本次住院出院后31天内是否有诊疗需要的再住院安排。如果有再住院计划，则需要填写目的，如：进行二次手术。

（三十九）颅脑损伤患者昏迷时间：指颅脑损伤的患者昏迷的时间合计，按照入院前、入院后分别统计，间断昏迷的填写各段昏迷时间的总和。只有颅脑损伤的患者需要填写昏迷时间。

（四十）住院费用：总费用指患者住院期间发生的与诊疗有关的所有费用之和，凡可由医院信息系统提供住院费用清单的，住院病案首页中可不填写。已实现城镇职工、城镇居民基本医疗保险或新农合即时结报的地区，应当填写“自付金额”。

住院费用共包括以下 10 个费用类型：

1. 综合医疗服务类：各科室共同使用的医疗服务项目发生的费用。

（1）一般医疗服务费：包括诊查费、床位费、会诊费、营养咨询等费用。

（2）一般治疗操作费：包括注射、清创、换药、导尿、吸氧、抢救、重症监护等费用。

（3）护理费：患者住院期间等级护理费用及专项护理费用。

（4）其他费用：病房取暖费、病房空调费、救护车使用费、尸体料理费等。

2. 诊断类：用于诊断的医疗服务项目发生的费用。

（1）病理诊断费：患者住院期间进行病理学有关检查项目费用。

（2）实验室诊断费：患者住院期间进行各项实验室检验费用。

（3）影像学诊断费：患者住院期间进行透视、造影、CT、磁共振检查、B 超检查、核素扫描、PET 等影像学检查费用。

（4）临床诊断项目费：临床科室开展的其他用于诊断的各种检查项目费用。包括有关内镜检查、肛门指诊、视力检测等项目费用。

3. 治疗类：

（1）非手术治疗项目费：临床利用无创手段进行治疗的项目产生的费用。包括高压氧舱、血液净化、精神治疗、临床物理治疗等。临床物理治疗指临床利用光、电、热等外界物理因素进行治疗的项目产生的费用，如放射治疗、放射性核素治疗、聚焦超声治疗等项目产生的费用。

（2）手术治疗费：临床利用有创手段进行治疗的项目产生的费用。包括麻醉费及各种介入、孕产、手术治疗等费用。

4. 康复类：对患者进行康复治疗产生的费用。包括康复评定和治疗。

5. 中医类：利用中医手段进行治疗产生的费用。

6. 西药类：包括有机化学药品、无机化学药品和生物制品费用。

（1）西药费：患者住院期间使用西药所产生的费用。

（2）抗菌药物费用：患者住院期间使用抗菌药物所产生的费用，包含于“西药费”中。

7. 中药类：包括中成药和中草药费用。

（1）中成药费：患者住院期间使用中成药所产生的费用。中成药是以中草药为原料，经制剂加工制成各种不同剂型的中药制品。

（2）中草药费：患者住院期间使用中草药所产生的费用。中草药主要由植物药（根、茎、叶、果）、动物药（内脏、皮、骨、器官等）和矿物药组成。

8．血液和血液制品类：

（1）血费：患者住院期间使用临床用血所产生的费用，包括输注全血、红细胞、血小板、白细胞、血浆的费用。医疗机构对患者临床用血的收费包括血站供应价格、配血费和储血费。

（2）白蛋白类制品费：患者住院期间使用白蛋白的费用。

（3）球蛋白类制品费：患者住院期间使用球蛋白的费用。

（4）凝血因子类制品费：患者住院期间使用凝血因子的费用。

（5）细胞因子类制品费：患者住院期间使用细胞因子的费用。

9．耗材类：当地卫生、物价管理部门允许单独收费的耗材。按照医疗服务项目所属类别对一次性医用耗材进行分类。"诊断类"操作项目中使用的耗材均归入"检查用一次性医用材料费"；除"手术治疗"外的其他治疗和康复项目（包括"非手术治疗""临床物理治疗""康复""中医治疗"）中使用的耗材均列入"治疗用一次性医用材料费"；"手术治疗"操作项目中使用的耗材均归入"手术用一次性医用材料费"。

（1）检查用一次性医用材料费：患者住院期间检查检验所使用的一次性医用材料费用。

（2）治疗用一次性医用材料费：患者住院期间治疗所使用的一次性医用材料费用。

（3）手术用一次性医用材料费：患者住院期间进行手术、介入操作时所使用的一次性医用材料费用。

10．其他类：

其他费：患者住院期间未能归入以上各类的费用总和。

（四十一）"产科分娩婴儿记录表"和"肿瘤专科病人治疗记录表"为广东省推荐附表，各医疗机构可根据自己的情况选择使用。

（四十二）各医疗机构可根据实际工作需要，利用扩展字段，在首页后面增加统计指标栏目，供医院管理查用。

第二节　我国医院病案管理现状

我国医院病案管理工作起步较晚，部分医院管理意识较差，领导层对病案管理重视程度不够，没有专业的管理人员，病案管理流于形式，忽略了病案信息的真正价值。

一、病案管理意识薄弱

医院管理者对病案管理意识薄弱，大部分存在"重经营、轻病案"的意识，认为病案管理工作技术性不强，工作量少，无足轻重，什么人都可以胜任，并且不能给医院带来利润。他们简单地认为病案管理工作仅仅是对资料的回收、整理、装订、编号、归档等，忽视了病案在科教研及经济、社会利用等方面的作用。

二、病案管理制度不完善

对于任何一种工作而言，制度都是其发展的根本保证，只有在科学合理的制度下开展工作，保证工作有规则可依，工作才可以真正地落到实处。但是，大部分医院的病案管理工作并没有形成完善的病案管理制度，病案的使用非常不方便，病案的管理也存在很多问题。还有一部分医院没有配备足够的管理人员，从而影响了病案管理工作的开展。

三、病案信息化水平有待提高

用数据说话的时代，病案信息必将在医院规范化、标准化、信息化、精细化管理工作中发挥重要的作用。病案首页的信息读取离不开与医院 HIS、LIS、PACS 等信息数据的集成和对接，只有充分利用信息系统的自动提取和逻辑校对功能，才能更有效地提升住院病案首页信息填写质量，促使病案信息的使用更好地服务于医院的临床和科研工作。

在医院病案管理的过程中，不仅要完善相应的医院管理制度，还要将其落实到每一个医护人员身上。在管理的过程中，医护人员作为第一负责人，只有医护人员提高对医疗管理的认识，认识到病案管理的重要性，才能够在完善制度的同时，实现良好有效的病案管理。

第三节　中山市人民医院病案质量监控系统

一、电子病历病案管理系统介绍

随着医院信息化建设的发展，以病人信息为中心、为临床医疗服务的电子病历已成为医院信息化建设的核心。充分利用电子病历的特点对病案进行流程化的管理，实现病案回收、保存、编码、质控，充分挖掘病案信息数据，是中山市人民医院电子病历病案管理系统的特色。

（一）电子病历和电子病历系统

1. 电子病历

电子病历（electronic medical record，EMR）是以电子化方式管理的有关个人终身健康状态和医疗保健行为信息的载体模式。电子病历集成了来自医疗、护理、检查、影像等各方面的医疗信息，在医疗中作为主要的信息源取代纸张病历，提供超纸张病历的服务，满足所有的医疗、法律和管理需求。电子病历依靠电子病历系统提供服务。

2. 电子病历系统

电子病历系统是包括支持病历信息的采集、储存、处理、传递、保密和表现服务的所有元素。电子病历的数据是电子病历系统与其他子系统进行交换的数据集合。病人的基本信息来源于医院信息系统（HIS），病人影像信息来源于图像处理系统（PACS），实验室检查数据来源于实验室信息管理系统（LIS）。电子病历系统需要在这些业务信息系统的基础上，综合采用不同的平台开发技术、不同数据库的各类信息，按统一的标准实现以病人为中心的信息集成。电子病历系统作为一个平台可以实现病历信息的长期管理及病历信息共享利用。因此电子病历不仅是收集、存放病人信息的仓库，更需要应用知识库、数据仓库和数据挖掘技术对信息做深层次的处理与分析，为临床医疗、医院管理提供有价值的医学信息。

（二）该院电子病历病案管理系统的特色功能

病案管理属于电子病历系统中的管理功能模块，其作用是对电子病历进行全面管理及综合应用。目前很多医院已经开始使用电子病历，但大多数仅局限于在医生工作站、护士工作站使用，即使用模板和电子字典等工具，实现输入病历、下达医嘱等基本业务操作功能，而多数医院电子病历病案管理系统的功能均不完善。该院电子病历病案管理系统根据该院病案管理需求而设计，具体有以下特色功能：

1. 病案回收

以病人的出院时间为节点，患者出院24小时后病历自动回收，电子病历由待归档状态转为归档状态。该院2010年起实行无纸化病案管理，电子病历、PACS检查单、LIS检验单、重症监护表、手术麻醉资料等项目均以电子数据形式储存于数据库。知情同意书、外院检查单、外院检验单等纸质病历，通过高清拍摄的形式生成电子图片储存于数据库，以便后期进行病历导出。纸质病历回收归档时自动生成以出院时间为序号的归档号，该纸质病历存储于病案库房时将以归档号的次序排列，打破传统病案管理以病案号为归档次序的习惯，节省病案人员腾仓库、存放病历的空间和时间。

2. 病案编码

对每份归档病案首页的疾病诊断名称（ICD－10）及手术、操作名称（ICD－9－CM－3）按国际疾病分类标准进行分类编码，疾病诊断包括门诊诊断、入院诊断、出院诊断（包括主要诊断、附属诊断及其他诊断），手术名称包括手术、操作名称。该院已建成临床诊断编码库和临床手术操作编码库供医生使用，并实现了临床诊断编码库、中山市医保病种分值库、临床诊断库三库合一，临床手术操作编码库、中山市医保病种分值库、临床手术操作库三库合一。编码时系统自动显示医生所下达的诊断和手术操作及其对应的ICD编码，编码员可检索字典进行审核编辑。其编码逻辑性是根据广东省卫计委《住院病案首页数据质量评估指标体系》编码相关逻辑进行校验，既方便了临床医生更规范地书写诊断，又方便了病案管理科更高效准确地编码病案。

3. 病案质控

对归档病案随机抽查，查阅病案的详细资料进行质控，若病案存在问题，可通过质控录入模块将存在问题录入系统中，系统会自动、实时将质控结果反馈给相关医护人员，医护人员登录到系统后，可查看与自己相关的病案缺陷，上级医师（护士）可查看同组下级医师（护士）的病案缺陷，科室主任（护士长）可查看全科室的病案缺陷，以便科室督促相关人员及时完善病历。

4．病案首页上传

电子病历病案管理系统与广东省统计病案系统做好对接，病案人员无须在广东省统计病案系统逐份录入首页信息。病案人员只需在“病案首页上传”页面进行病案首页数据“上传”即可，上传时电子病历病案管理系统智能检测该病案首页是否已编码，科室主任、主治医师、住院医师等是否已签名。未能通过智能检测的病案首页将不能上传至广东省统计病案系统，并且电子病历病案管理系统给出“上传失败”提示，以便病案人员跟进处理该首页的问题。

5．病案导出

该院结合电子病历文档管理和病历资源开发利用两方面需求，开发了电子病历文档管理系统，在电子病历病案管理系统对已完成归档、编码、质控、扫描纸质病历等流程操作的病案进行导出管理，根据需求能通过后台线段自动批量导出一份份包含电子病历、PACS 检查单、LIS 检验单、重症监护表、手术麻醉资料、扫描纸质病历等项目的完整电子病历 PDF 文件，以及针对所导出的 PDF 文件的完整性进行检查。完成电子病历的自动导出后，电子病历实行锁定储存，任何人员都不能对导出的电子病案进行修改，在一定程度上保证了电子病案信息的可靠性。

6．病案打印

对外提供病案打印服务的工作人员，可在系统打印病历资料给患者，后台处理程序中能够自动记录病案打印的相关信息，包括打印人、打印时间、打印机 IP 地址、打印内容。这些复印信息均在病案管理科工作站、临床工作站等有醒目的标记。

7　病案查阅

对再入院、教学、会诊及科研病历，临床医护人员可通过工作卡号及密码登录电子病历系统，随时查阅病人住院的病历资料。所提供的病案仅可阅览，而不能对其进行修改。被查阅过的资料后台均会登记查阅人、查阅时间、查阅内容、查阅计算机的 IP 地址等信息，确保病历的隐私性。

8．病案示踪功能

病案管理系统中，对所有病历添加电子病案示踪功能，对病历的回收、归档、借阅、归还、编码、质控等具体流转记录，在系统中进行展示，对每一份病历的流转情况进行完整展现。

9．工作量统计

可根据日期、工号、姓名等条目，统计病案人员编码、质控、打印等相关工作量。

10. 病案综合查询

根据查询条件设立出院病案查询及统计功能。引入国家统一的病案首页各项检索查询功能，如以疾病诊断名称（ICD - 10）及手术、操作名称（ICD - 9 - CM - 3）的检索查询等功能。同时设立以各种辅助检查项目如影像检查（包括 CT、MR、X 线、B 超）、病理检查、化验检查（如肝功、肾功、血糖、血脂、血气分析等）的检索查询功能，以医疗服务项目如科室会诊、病例讨论、术前讨论、抢救等的检索查询功能。查询的结果可以 Excel 文件形式保存或输出打印，为临床、科研及教学提供方便、快捷的信息资料。

11. 充当医学情报检索的作用

医院的病案资料是医疗、教学、科研的宝贵财富，充分发挥其应有的信息库作用，建立该院内部的病案资料信息查询系统，可为临床医疗、循证医学提供诊疗依据。

二、中山市人民医院电子病历文档管理系统的设计与应用

《电子病历应用管理规范》第十八条规定："医疗机构因存档等需要可以将电子病历打印后与非电子化的资料合并形成病案保存。具备条件的医疗机构可以对知情同意书、植入材料条形码等非电子化的资料进行数字化采集后纳入电子病历系统管理，原件另行妥善保存。"为实现病历电子化长期归档，可以从电子病历系统中离线生成基于 PDF 格式的电子病历文档，建立电子病历文档管理系统存储和管理电子病历文档，建立病历文档索引信息库，实现电子病历文档归档管理、网络化查阅管理、自动完成数据审核校验，力求做到无纸化存储、一体化展示、智能化应用，最终实现提高工作效率、改善病案归档准确率和完整率、提高病案利用率的目的。

该院结合电子病历文档管理和病历资源开发利用两方面需求，选用了 Microsoft SQL Server 2000 数据库管理系统作为数据库管理平台，运用软件工程系统理论实现系统设计，实现电子病历文档收集整理、索引建立、数据审核、数据存储、检索浏览、查阅管理、权限控制与管理，满足医院电子病历文档一体化管理和病案资源开发利用的需要。

1. 系统架构设计

中山市人民医院采用了 Net Web Service 三层构架，其中第一层客户端用于

病历文档归档管理、查阅管理和系统管理功能，同时，客户端还要提供和其他应用软件（如电子病历系统）的集成接口，客户端和数据库、文档库之间通过 Webservice 数据访问层进行通讯；第二层数据访问层以面向服务的方式提供对数据库和文档库的操作，并进行用户验证和访问控制；第三层为数据库和文档库，数据库采用传统关系型数据库 Microsoft SQL Server 2000 记录事务管理数据，比如病历文档的归档状态、文档大小、数量等，文档库基于文件目录方式保存电子病历文档，并在其中建立病历文档索引信息库。

2. 系统功能设计

（1）归档管理模块。电子病历文档从电子病历系统中离线生成，并保存在本地计算机上，系统采集电子病历文档，自动生成文档索引信息，并把电子病历文档以文件形式存储到文件服务器上，主要包括以下四步：

①自动索引。每份病历文档包中均包括一个基于 PDF 格式的病历索引信息 ERL 文件，分析 ERL 文件，解析病历的基本信息和病历文档信息，包括：患者姓名、病案号、年龄、性别、入院科室、入院日期、出院科室、出院日期、病案页数及文件大小、病程记录页数及文件大小、检验报告页数及文件大小、影像报告单页数及文件大小、知情同意书页数及文件大小、护理记录页数及文件大小等，把解析结果保存到数据库中，为数据审核提供依据。

②文档整理。以病历文档的出院日期和病人 ID 号为病历文档建立目标文档存储目录规则，如病人 ID 号为 9888 的病历文档，出院日期为 2012 年 12 月 25 日，则该病历文档的存储目录为“2012/2012－12/2012－12－25/9888”，把电子病历文档包从源目录复制到目标文档存储目录中。

③数据审核。根据以上两步工作生成的病历信息进行数据校验审核，主要审核索引文件与采集的文档信息是否一致，以保证病历数据的完整性。

④文档上传。完成病历文档的数据完整性校验审核后，通过 FTP 文件传输协议，把病历文档上传到文件服务器中保存。

（2）查阅管理模块。系统为用户提供文档检索功能，用户通过查询功能能够查询到病案基本信息，如果需要查看完整病案，用户可以向系统管理员申请查看病案，用户取得系统管理员授权后，申请人可以查阅完整的病历文档，同时，系统自动记录申请人、审批人、病案、文档传输情况等信息。

①文档查询。主要是对电子病历文档信息进行检索，任何合法用户都具有此操作权限，系统提供病历文档基本查询接口，包括按患者 ID 号、按患者姓名、按出院科室、出院日期、归档状态、归档时间等病历文档基本信息多条件组合查询，用户通过文档查询，可以显示病历文档基本信息、归档情况及查阅

情况。

②查阅申请。由于病案的特殊性，病案内容的查阅必须经过严格的申请、审批和登记程序，普通用户没有查阅病案内容的权限，必须向系统管理员申请查阅病案，申请内容包括：患者姓名、病案号、出院日期、出院科室、申请人、申请人科室、申请查阅时间等。

③审批申请。系统管理员审批普通用户的病案查阅申请，对符合条件的申请授权阅读，不符合条件的申请则驳回处理，系统后台记录申请、审批情况。

④文档查阅。授权用户可以通过网络查阅完整病历文档资料，实现病案一体化展示，同时，还必须防止病历文档被非法下载、复制。

（3）系统管理模块。

①用户登录。用户可以通过输入用户名和密码登录系统，并按照用户权限登录对应功能模块，非法用户不给予通过验证。

②用户管理。主要实现系统用户的增删改操作。按照业务功能分配用户权限，管理员具有对系统用户的增删改操作权限，其他系统用户不具有此项功能权限。新增用户时，设置用户默认密码及默认权限。用户登录后，可以自行修改密码，同时还能根据系统赋予的权限进行相应操作。

③用户日志。主要是统计病案查阅情况、病案归档情况。

④系统设置。系统设置主要是对系统所涉及的参数进行增删改设置。系统管理员有此操作权限，其他普通用户则没有。系统设置内容主要是一些常用的操作参数定义，如文件服务器地址、数据库接口参数的定义。

3. 应用体会

中山市人民医院通过电子病历文档管理系统的设计和应用，实现了电子病历文档归档、查阅以及系统管理的功能，其应用体会如下：

（1）改变了病案归档方式、提高了工作效率。系统实现了电子病历获取、整理、建立索引、数据审核、上传等流程自动化，改变了病案归档方式，将病案管理员从日常繁重的手工作业中解脱出来，简化了工作流程，降低了病案管理员的劳动强度，促进了病案归档管理工作的规范化和信息化。

（2）使病案归档更加完整。数据审核功能实现了电子病历文档数据的准确性与完整性，比如，系统能够自动校验电子病历文档里的检验报告单页数是否与电子病历系统里的检验报告页数一致，当页数不一致时系统能自动提醒用户，并停止该病历文档的上传任务，能有效控制电子病历文档丢失、失效问题，确保电子病历归档完整。

（3）检索浏览病案更加方便。查询功能和一体化病案浏览为查询电子病历文档提供了方便、快捷的技术实现手段，方便了医务人员查看病案的速度、广度和深度，为医务人员临床诊治、科学研究、临床教学提供了完整资料，还可为患者保存资料、异地就诊提供医疗记录。

（4）实现了电子病历文档长期、安全存储。病案电子化归档，解决了纸质病案库存难题，防止病案丢失、毁坏，减少了库存成本，严密的查阅申请审批和日志管理功能，能有效杜绝病案被非法复制和下载，保护患者隐私。

三、病案首页全流程质控管理平台

为使病案首页填写更规范，数据指标更精确，中山市人民医院引入了第三方应用软件：病案首页全流程质控管理平台。该软件在专业化编码质控、分析的基础上，内嵌了 DRGs 分组逻辑，使每一批数据都可以通过排查而体现出病案存在问题的定位分析，并结合 DRGs 的入组结果，对未入组病案给出原因分析。系统旨在规范病案首页填报、质控排查工作赋能，从专业编码人员的角度，通过自助上传，过滤出本院当月病案首页所存在的问题：是否漏填、错填，特别是编码漏编、高码低编、低码高编等情况，使填报数据正确反映本院绩效指标，避免不良数据或错误数据反映错误的 DRGs 分组进而影响指标结果。

第四节　中山市人民医院病案质量管理手段

一、病案数据质量与编码规范

国际疾病分类是按照世界卫生组织的统一标准，将疾病名称转换成字母和数字形式的代码来实现医学交流、医学科研检索、各种医疗保险、病种付费等功能的标准分类方法。它既是国际分类标准，也是我国有关疾病与代码的国家标准。

（一）按病种分值付费与 ICD 编码

2010 年 7 月 1 日，中山市在广东省率先实施医保付费按病种分值结算的医保政策，颁布了《中山市社会医疗保险医疗费用结算办法》，正式实行住院医保付费按病种分值付费制度，并明确指出社保局与医疗机构的医疗费用结算方式，是按住院病案首页对应的出院临床主要诊断的 ICD－10 编码及诊治方式的 ICD－9－CM－3 编码所对应的分值，并按一定的参数制定相对应的价格，按这种价格对某疾病治疗全过程向医疗机构一次性付款。由此看来，按病种分值付费的数据主要来源于首页，而疾病和手术操作分类作为医保付费的重要依据，其准确性至关重要，只有提供准确的 ICD 编码，医疗机构才能得到与诊治相对应的医疗费用。

（二）传统的编码方法

传统的编码方法是由临床医师在病人出院后在住院病案首页填写疾病诊断和手术操作名称，再由编码员根据编码原则逐一进行编码，临床医师填写的诊断名称，多数以国际疾病命名（简称 IDN）、书刊（国际或国内）、各专业组织（国际或国内）普遍采用或社会广泛认可的命名形式为准，与 ICD 的分类轴心、命名规则不一致。ICD－10 是从统计学角度出发，强调病因、解剖部位、病理和临床表现。标准不一致，会造成临床医师和编码员对问题的看法不一致，从而影响疾病分类的准确性。再者，由于受地域不同、文化差异、书写习惯等因素的影响，临床医师对疾病诊断名称书写通常较随意，常见的问题有：以检查结果代替诊断名称，以症状体征代替诊断名称，中英文混杂书写，诊断名称口语化，诊断名称不准确等。比如将手术名称作为主要诊断，如门诊行“左侧乳腺肿物活检术，病理诊断乳腺导管癌”，主要诊断应为“左侧乳腺导管癌”，而非“乳腺肿物活检术”；以临床症状代替诊断，如“消化道出血”“梗阻性黄疸”；以检查结果代替诊断，如“肝脏占位”“肺部阴影”等；意向性诊断，如“头痛待查”“胸痛待查”等；随意命名，如鼾症术后（扁桃体切除术后）；部位不明确，如结肠息肉写为肠息肉；病因未写明，如股骨头坏死未写明是非创伤性还是创伤性；不规范缩写，如室间隔缺损写为“室缺”；已明确病因的合并书写诊断分开来书写，如输尿管结石并肾盂积水写成“第一诊断输尿管结石，第二诊断为肾积水”。不规范的诊断名称，使编码员不能给出正确的疾病分类编码，不利于对数据进行分析、管理和应用。

另一方面，ICD－10 更新较为缓慢，不能及时跟上医学的发展，不能完全满足临床医生对诊断的需要。再则，编码工作是在出院病历回收到病案管理科后才进行的，管理流程的滞后，使管理人员不能及时、准确地掌握医疗数据，不利于对数据进行分析、管理。如何规范临床医生医疗文书的书写行为，让临床医生关注诊疗信息的填写，提高病案首页数据质量，是医院面临的首要问题。提高病案首页数据质量，使医院在规范合理的范围内保证质量与效益并重，也是管理层面临的最现实的问题。只有将管理工作前移，才能在第一时间了解医保病种在医院内部的实际情况，对各个专科进行对比分析，对有差异的个体深入剖析，使医院在新的医保付费政策下，精准地获得分值。

（三）打破常规，开发智能自动编码系统

为了进一步规范医疗书写行为，提高病案首页数据质量，中山市人民医院病案管理科尝试以临床思维为导向，建立基于 ICD－10 的临床标准化诊断字典库，开发智能自动编码系统，同时与中山市医保病种分值库建立对应关系，并具备综合查询功能。

1．收集与整理疾病诊断数据

2010 年 7 月，由病案管理科编码员组成的工作小组在信息工作师和统计人员的配合下，调取电子病历系统的门诊医生工作站和住院医生工作站近 3 年的临床诊断名称，共约 3 万条记录，并通过信息技术手段对数据进行清洗，收录规范的诊断名称，废弃不规范的诊断名称，对一些不规则的诊断名称进行更正。如“房扑”更正为“心房扑动”，“肺 TB”更正为“肺结核”，经过清洗后，剩下 2 万条有效数据。

2．梳理疾病诊断

把清洗后的 2 万条有效数据，按专科进行分类，并与该院使用的广东省卫生厅统一标准的 ICD－10 字典库进行“N 对一”的绑定。如“乳房导管内乳头状瘤”和“乳房纤维腺瘤”绑定到“D24. X00 乳腺良性肿瘤”。

3．建立疾病诊断名称与 ICD－10 对照字典库

建立疾病诊断与 ICD－10 对照关系，以临床思维为导向，根据临床书写习惯，扩展诊断名称。如“角膜溃疡”扩展成“双眼角膜溃疡”“左眼角膜溃疡”“右眼角膜溃疡”。肿瘤诊断根据病理诊断和临床分期扩展，如“子宫颈恶性肿瘤”扩展成“子宫颈低分化鳞癌”“子宫颈中分化鳞癌”“子宫颈高分化鳞癌”“子宫颈中—低分化鳞癌”“子宫颈高—中分化鳞癌”“子宫颈类癌”“子宫颈腺鳞癌Ⅰb－Ⅱa 期”“子宫颈腺鳞癌Ⅱb－Ⅲa 期”等。

4．病因不明的诊断提供备注

针对某些病因不明的诊断，如“肝占位病变原因待查”或 ICD 诊断不能完全满足临床医师对诊断的需要等情况，系统提供“前备注”和“后备注”供临床医师对所选择的诊断进行有效补充。如“原发性肺动脉高压（中—重度）”，可先选择“肺动脉高压”前备注填“原发性”，后备注填“中—重度”。

（四）把字典库嵌入电子病历系统

把对照字典装载到电子病历系统中的临床诊断录入界面，废弃以往自由录入诊断功能，提供多元化智能录入功能，即可通过“诊断名中文检索”“拼音首字母检索”“诊断代码检索”等方式选择录入临床诊断，录入后，系统自动生成对应的 ICD－10 编码。如录入“冠心病”，临床医生可根据诊断名“冠心病”，或者拼音首字母“GXB”，或者诊断代码“I25. 103”的方式录入，系统将自动生成诊断名称和 ICD－10 代码，即冠心病 I25. 103，并自动载入住院病案首页。

（五）建立临床诊断字典库与中山市医保诊断病种分值库的对应关系

当临床医师录入临床诊断后，系统会自动提示该疾病和诊治方式在医保诊断病种分值库中对应的分值，使临床医师更规范地制订诊疗计划。

（六）及时做好字典库的维护工作

应建立临床医师和编码员的长效沟通机制。初期的字典库只限于临床常用疾病名称，涵盖的疾病种类仍不够全面。因此，临床各科室各专业方向的医师可根据临床实际需要，对照原有临床诊断字典库，将新增的详细具体的疾病名称及时与编码人员沟通。编码人员在原有字典库的基础上，增加疾病种类及其相对应的国际疾病分类编码。诊断名称在电子病历临床工作站界面实时展现，临床医师可以对字典库中不符合临床要求的诊断名称与编码员进行及时沟通。

另外，广东省卫健委每年都会对国际疾病分类编码字典库进行更新，院内字典库也应做到同步无缝衔接。编码员通过维护功能，严格按照 ICD－10 分类原则，实时对字典库进行增补或删减，对 ICD 诊断名称不符合临床实际应用的，应以规范标准的临床诊断名称进行编码，并及时对字典库中没有的临床诊断进行增补，提高诊疗信息和编码的准确性。

临床诊断字典库的建立，进一步规范临床诊断名称，减少了因临床医师手工录入造成的诊断不规范、诊疗信息不准确等问题，降低了病案首页诊断的返修率，优化了编码工作流程，编码员的工作逐步从编码过渡到审核编码，工作效率和工作质量大大提高。通过与医保诊断病种分值库的衔接，进一步规范了临床医师的诊疗行为，也为医院后继开展临床路径、数据挖掘等工作打下坚实的数据基础。

（七）整合临床手术分级分类字典库

有了《临床标准化诊断字典库》的开发经验，下一步要做的是整合《临床标准化手术分级分类字典库》，只有将“诊断”和“治疗”有效地结合起来，前面所说的“规范医疗书写行为，提高病案首页数据质量”才不是一句空话。

《临床标准化手术分级分类字典库》应做到与《临床标准化诊断字典库》功能一致，并且装载到电子病历系统，同样应废弃自由录入功能，临床医师必须从字典库中以选择的方式填写手术操作名称。字典库可以为临床医师准确地定义手术级别，对应医保病种的诊疗方式，使收费名称与手术操作名称同步，进一步规范医生的诊疗行为，为提升医院专科医疗服务能力提供数据支持。

二、日常质控手段

建立标准化字典库是规范首页诊疗信息的第一步，做到全员参与、全员重视，才是保障病案数据质量的关键。

（一）拟定培训计划

1. 编码员培训

加强编码员的培训，要求病案管理科编码员严把编码质量关。传统的编码方法是由临床医师在病人出院后在住院病案首页填写疾病诊断和手术操作名称，再由编码员根据编码原则逐一进行编码，整个编码过程，全由负责该专科编码的编码员一个人定夺。《临床标准化手术分级分类字典库》与《临床标准化诊断字典库》的建立，已经使编码工作前移，初编的工作交由临床医生完成，所以病案管理科应该改变传统的、固有的工作思维模式，寻求新的工作思路和方法。

经过不断的摸索，逐步建立起病案编码“三审”机制。一份出院病案的编码，要经过“初编”“交叉审核”“系统逻辑判断”“最终审核”四个阶段，做到层层筛查，层层把关，确保编码的准确性。编码员除了要掌握《住院病案首页数据填写质量规范》，按照规范要求进行编码审核外，还应关注与社保有关的规范要求和行为准则，例如《广东省基本医疗保险诊疗常规》《中山市社会保险定点医院医疗服务考核表》列明的轻症入院、升级诊断等，这些都是工作中绝对不能触碰的底线，如果在工作中遇到疑似问题，应主动跟临床医生进行沟通，向相关职能部门汇报，防患于未然。

2. 临床一线医务人员培训

为了规范院内社会保险医疗服务行为，强化全体医务人员的法律意识，增强法制观念，做到依法行医，防止医务人员触碰《中山市社会保险定点医疗机构医疗服务协议》的底线，帮助全院的医务人员更好地应用字典库，掌握住院病案首页主要诊断和手术操作的填写规范，合理获得医保分值，病案管理科每年组织全院医务人员参加至少1～2场关于病案管理规范和首页数据填写的培训，同时协助医保部进行全院关于社保相关政策及法律法规的学习，分析分解住院、挂床住院、诊断升级、不符合住院指征及分解处方等医保的认定标准。病案管理科编码员作为每个社保年度检查团专家组成员，根据各临床科室的专科特点，定期下病房，帮临床医生答疑解惑，解决医生在填写病案首页、书写病历时遇到的问题，听取他们的意见，大大增强临床科室对职能部门的信任感。

3. 新员工岗前培训

中山市人民医院是广东省全科医师规范化培训基地和医学教育基地，对新聘用人员和新毕业规范化培训学员进行岗前培训制度，强化病历书写的重要性，使他们在一开始就树立病历重要性的意识，使每一位来院的临床医师能尽快地熟悉病历书写规范，掌握病历书写的要点，为以后进入临床工作打下坚实的基础。

（二）建立沟通反馈机制

病案编码员与临床医师加强沟通交流，其目的与作用主要有两个方面，一个方面是及时发现病案中的错误，并且及时改正，以此保证病案质量。另外一个方面是病案管理人员与临床医师相互学习，不断提升病案管理质量。临床医师在与编码员进行沟通时，能够知晓最新的病案管理规范，了解病案书写的具体要求及病案诊断的编码原则。编码员与临床医师开展交流能够了解临床科室业务，了解和掌握临床诊断以及临床治疗等方面的专业术语。在与临床医师的沟通中也要有意识地向他们传达相关知识，让临床医师了解ICD的疾病诊断书写规范和编码原则，帮助其理解疾病分类的意义，促进临床工作与编码工作的有机结合。

（三）健全病案质量管理奖惩制度

完善的奖惩制度能有效地激发医务人员的责任心及质量意识，是实施病案质量监控必不可少的重要环节，是强化医务人员责任心的重要方法。为了提高病历书写质量，中山市人民医院实行病案质量与奖惩挂钩。

1. 与奖金挂钩

每月根据《中山市人民医院住院病历评分标准》对环节病历和终末病历进行质控评分，对评分≥96 分的“甲 +”病历发放每份 65 元的奖励，对扣分的病历项目根据评分标准予以相应的扣罚，对于出现丙级病历的科室取消当月所有病历奖励。

2. 奖励优秀质控员

各专科设有质控医生和质控护士。综合每月环节病历和终末病历扣罚情况，按一定比例评选出优秀质控医生和优秀质控护士，并给予相应的奖励。

3. 职称聘任加分

对取得中级职称的医生和护士，担任科室质控员的在职称聘任竞岗评分中加分。担任科室质控员满 1 年加 2 分，累计不超过 5 分。

4. 医院设立科室创先评优优秀病历奖

评审周期一年，设一等奖 2 个，二等奖 3 个，三等奖 5 个，共奖励 10 个科室。具体的评比细则如下：设立单项否决，出现终末病历评分≥15 分的科室取消评比资格。结合住院病历扣罚占比、病历回收率和病历完整率的综合得分，按排名颁发一、二、三等奖。获奖的科室给予相应的奖励，并在全院内进行表扬。

5. 住院病历扣罚纳入医院的绩效管理

运营管理部将住院病历扣罚纳入医院的绩效管理，实行专项扣罚，直接跟科室的绩效挂钩，跟临床科室主任的管理能力挂钩。

病案质量管理是一个持续的动态过程，是一项复杂的系统工程。通过强化医务人员的责任心、质量意识和实施奖惩制度，各级医务人员按标准进行自我监控，提高病历书写质量，减少病历质量缺陷发生，从根本上杜绝医疗纠纷的发生，从而提高医疗质量和医院的管理水平。

（四）完善质控体系与流程

建立健全四级病案监控体系，规范病案质控流程。医院在原有监控基础上健全了病案质量四级监控体系：一级质量监控：病案科秘书、质控小组，由科室主任、质控员（由主治医生以上担任）、护士长组成，负责把好各项质量达标关；二级质量监控：由质控办、医务科、门诊部、护理部保证质控工作正常运行；三级质量监控：病案管理科管理人员对终末病历的系统性、完整性、及时性进行全面质控；四级质量监控：由主管院长直接负责分管病案质量管理委员会，具体研究、处理病案质量管理的重大问题。

三、智能质控手段

受技术等现实条件所限，传统的病历质控通常为终末控制，多为“事后诸葛亮”。而电子病历通过警示、决策支持等介入诊疗全过程，使整个医疗过程处于受控状态，能较好地实现医疗质量过程控制，所以电子病历的应用为通过信息化管控病历质量带来了可能，同时也使医院有机会改变原有的病历质控模式。随着信息技术的发展，医院信息系统得到广泛应用，为医院医疗质量管理和监控提供了技术支撑与保证。使病历质量实时监控管理成为可能。

（一）病案首页数据质量评价模型的构建和应用

病案首页是住院患者个人信息与医疗信息的集中体现，是医院统计部门统计数据的依据，也是整个住院病案中最重要的原始数据，更是患者报销住院费用的凭证。一直以来，病案首页信息的填写质量受到广泛关注，大量研究发现病案首页填写存在问题，从而提出质控建议。目前，国外多采用多维评价方法较全面地衡量病案首页数据质量。中山市人民医院通过构建病案首页数据质量评价模型，对病案首页数据进行分析，提出质控方法，以利于科学控制和提高病案首页数据质量。

1. 病案首页数据质量评价模型的构建

基于对病案首页信息项的分析，该模型的构建从数据层、控制层、评价层、用户层 4 个层级出发来进行设计。最底层数据层主要针对病案首页数据库，分析病案首页各个数据项的信息，控制层从病案首页的完整性、规范性和逻辑性 3 个维度使用不同的规则和条件去校验、规范病案首页的数据，从而控制病案首页质量，评价层主要根据控制层的结果做一个病案首页质量报告传达给用户层，用户层根据得到的评价报告再反馈给相关部门和数据层，做进一步处理。病案首页数据质量评价模型构建见图 6－1。

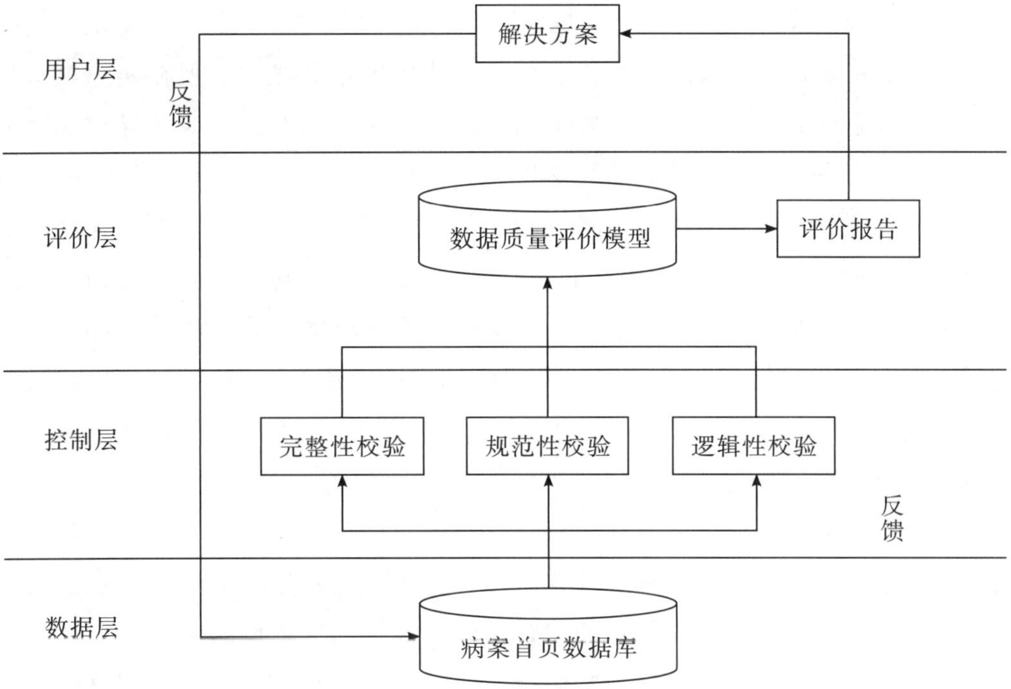

图 6－1　病案首页数据质量评价模型

2. 病案首页数据质量评价

①数据项完整性评估。病案首页中信息填写完整性直接反映了医院的业务素质与医疗水平，需要及时地发现病案首页信息管理中存在的问题与缺陷，提高医院的医疗数据准确性，才能正确地引导医院的管理与发展。按照原国家卫计委印发的《住院病案首页数据填写质量规范（暂行）》和《住院病案首页数据质量管理与控制指标（2016 版）》，参照原广东省卫计委《住院病案首页数据质量评估指标体系》，结合原广东省卫计委对病案质控的要求，在原来的基础上整理出必填项和条件必填项列表。对于必填项目，不能为空白项，没有可填写内容时填写"—"。纳入评估指标的有：病案号、住院次数、姓名、性别、出生日期、年龄、身份证号码、入院途径、入院日期、入院时间、入院科别、出院日期、出院科别、门（急）诊诊断—疾病编码、出院主要诊断—疾病编码、出院主要诊断—入院病情、科室主任、主任（副主任）医师、住院医师、主治医师、质控医师、质控护士、编码员、离院方式、总费用、费用分项、出生地。

②数据项规范性评估。《病历书写基本规范》第三条指出，“病历书写应当客观、真实、准确、及时、完整、规范”，在保证病历填写完整的基础上，还要注意规范。在病案首页中，这类信息都是以代码的形式填写，但在实际填写过程中，由于系统的缺漏或填写医师的疏忽而出现随意填写的现象，导致统计部门在统计报表数据时出现偏颇而影响医院的绩效考核和指标评价。其中该《规范》第三条明确要求，凡栏目中有“□”的，应当在“□”内填写适当阿拉伯数字。纳入评估指标的有：医疗付费方式、国籍、民族、职业、婚姻、联系人—关系、入院途径、病例分型、临床路径病例、药物过敏、血型、RH、病案质量、死亡患者尸检、手术级别、择期手术、切口愈合等级、切口愈合类别、麻醉方式、是否有出院31天内再住院计划、现住址、户口地址、疾病编码、手术编码、病理诊断编码。

③数据项逻辑性评估。通过分析病案首页数据项之间的逻辑性，制定相应的逻辑性指标，找到控制逻辑条件并应用在系统中，采用智能化的病案首页数据提取方式，能够提高病案首页的完整性和正确性，更重要的是能够提高医院相同数据信息的采集和交换能力。根据原广东省卫计委《住院病案首页数据质量评估指标体系》中逻辑性校验指标，整理出病案首页逻辑性控制条件。纳入评估指标的有：住院次数、出生日期、现住址邮编、户口邮编、工作单位邮编、新生儿出生体重、新生儿入院体重、入院日期、实际住院天数、门（急）诊诊断、出院主要诊断、其他诊断—疾病编码、抢救次数、质控日期、手术日期、手术及操作编码、损伤、中毒的外部原因—疾病编码、死亡患者尸检、过敏药物、是否31天再住院计划目的、拟接收医疗机构名称、住院总费用、住院总费用—自付金额、血费、一般医疗服务费、麻醉费、西药费、手术治疗费、转科科别、付款方式（见表6－1）。

表6－1　住院病案首页数据质量评估指标体系（西医）

	序号	指标项	分值	审核条件
一、完整性（45分）	1	病案号	1	不能缺项，缺失得0分
	2	住院次数	1	不能缺项，缺失得0分
	3	姓名	1	不能缺项，可填“无名氏”，缺失得0分
	4	性别	1	不能缺项，缺失得0分
	5	出生日期	1	不能缺项，缺失得0分
	6	年龄	1	不能缺项，缺失得0分
	7	身份证号码	5	不能缺项，缺失得0分；外籍病人直接得分；新生儿直接得分；18岁以下直接得分；姓名＝“无名氏”直接得分
	8	入院途径	1	不能缺项，缺失得0分
	9	入院日期	1	不能缺项，缺失得0分
	10	入院时间	1	不能缺项，缺失得0分
	11	入院科别	1	不能缺项，缺失得0分
	12	出院日期	2	不能缺项，缺失得0分；不在范围内得0分
	13	出院科别	1	不能缺项，缺失得0分
	14	门（急）诊诊断—疾病编码	1	不能缺项（入院日期—出生日期≤7天且入院途径为“9”的除外），≤7天的可空，直接得分（新生儿有产科直接转入的直接得分，其他情况缺失得0分）
	15	出院主要诊断—疾病编码	2	不能缺项，缺失得0分
	16	出院主要诊断—入院病情	1	不能缺项，缺失得0分
	17	科室主任	1	不能缺项，缺失得0分
	18	主任（副主任）医师	1	不能缺项，缺失得0分
	19	住院医师	1	不能缺项，缺失得0分
	20	主治医师	1	不能缺项，缺失得0分
	21	质控医师	1	不能缺项，缺失得0分
	22	质控护士	1	不能缺项，缺失得0分
	23	编码员	1	不能缺项，缺失得0分
	24	离院方式	1	不能缺项，缺失得0分

（续上表）

	序号	指标项	分值	审核条件
一、完整性（45分）	25	总费用	2	不能缺项且不能大于500万，缺失得0分
	26	费用分项	10	除总费用和其他费用外，费用项目不能少于3个，不符合得0分
	27	出生地	1	不能缺项，缺失得0分
	28	颅脑损伤昏迷时间	2	不能缺项，缺失得0分
	29	小计	45.0	
二、规范性（77分）	30	性别	2	符合标准代码，缺失得0分，不在值域范围内的得0分
	31	医疗付费方式	2	符合标准代码，缺失得0分，不在值域范围内的得0分
	32	国籍	1	符合标准代码，缺失得0分，不在值域范围内的得0分
	33	民族	1	符合标准代码，缺失得0分，不在值域范围内的得0分
	34	职业	1	符合标准代码，缺失得0分，不在值域范围内的得0分
	35	婚姻	1	符合标准代码，缺失得0分，不在值域范围内的得0分
	36	联系人—关系	1	符合标准代码，缺失得0分，不在值域范围内的得0分
	37	入院途径	2	符合标准代码，缺失得0分，不在值域范围内的得0分
	38	病例分型	5	符合标准代码（广东省版），缺失得0分，不在值域范围内的得0分
	39	临床路径病例	5	符合标准代码（广东省版），缺失得0分，不在值域范围内的得0分
	40	药物过敏	1	符合标准代码，缺失得0分，不在值域范围内的得0分
	41	血型	1	符合标准代码，缺失得0分，不在值域范围内的得0分
	42	RH	1	符合标准代码，缺失得0分，不在值域范围内的得0分

(续上表)

	序号	指标项	分值	审核条件
二、规范性(77 分)	43	病案质量	1	符合标准代码，缺失得 0 分，不在值域范围内的得 0 分
	44	死亡患者尸检	1	符合标准代码，缺失得 0 分，不在值域范围内的得 0 分
	45	手术级别	2	符合标准代码，无手术编码的直接得分；有手术不在值域范围内得 0 分；指定手术编码，允许为空
	46	择期手术	1	符合标准代码，无手术编码的直接得分；有手术不在值域范围内得 0 分
	47	切口愈合等级	5	符合标准代码，无手术编码的直接得分；有手术不在值域范围内得 0 分
	48	切口愈合类别	5	符合标准代码，无手术编码的直接得分；有手术不在值域范围内得 0 分；切口愈合等级为 0 级，允许为空
	49	麻醉方式	2	符合标准代码，无手术编码的直接得分；有手术不在值域范围内得 0 分
	50	是否有出院 31 天内再住院计划	2	符合标准代码，缺失得 0 分，不在值域范围内的得 0 分
	51	现住址	10	符合标准代码，缺失得 0 分，不在值域范围内的得 0 分
	52	户口地址	2	符合标准代码，缺失得 0 分，不在值域范围内的得 0 分
	53	疾病编码	10	符合标准代码，缺失得 0 分，不在值域范围内的得 0 分
	54	手术编码	10	符合标准代码，缺失得 0 分，不在值域范围内的得 0 分
	55	病理诊断编码	2	不在值域范围内的得 0 分
	56	小计	77.0	

（续上表）

	序号	指标项	分值	审核条件
三、逻辑性（105 分）	57	住院次数	1	次数范围：1—36 500，不符合条件的得 0 分
	58	出生日期	1	出生日期≤入院日期，不符合条件的得 0 分
	59	现住址邮编	1	不为空时，长度为 6 位，不符合条件的得 0 分
	60	户口邮编	1	不为空时，长度为 6 位，不符合条件的得 0 分
	61	工作单位邮编	1	不为空时，长度为 6 位，不符合条件的得 0 分
	62	新生儿出生体重	10	200—10 000 g（限定范围新生儿），不符合条件的得 0 分
	63	新生儿入院体重	10	200—10 000 g（限定范围新生儿），不符合条件的得 0 分
	64	入院日期	1	入院日期≤出院日期，不符合条件的得 0 分
	65	实际住院天数	10	实际住院天数 =（出院日期 − 入院日期），且≥1，不符合条件的得 0 分
	66	门（急）诊诊断、出院主要诊断、其他诊断—疾病编码	5	1. 主要诊断不能与其他诊断重复，同样的诊断编码只能用一次 2. 门（急）诊诊断、主要诊断、其他诊断不包含 V、W、X、Y 开头的编码 3. 5 岁以上儿童出院诊断一般不应编“P00—P96”（起源于围生期的某些情况） 4. 12 岁及以下儿童出院诊断一般不应编“O00—O99”（妊娠、分娩和产褥期疾病）

（续上表）

	序号	指标项	分值	审核条件
三、逻辑性（105 分）	66	门（急）诊诊断、出院主要诊断、其他诊断—疾病编码	5	5. 当性别为男性时，门（急）诊诊断编码，主要诊断编码、其他诊断编码不能使用以下编码：A34；B37.3；C51—C58；C79.6；D06；D07.0—D07.3；D25 - D28；D39；E28；E89.4；F52.5；F53；I86.3；L29.2；M80.0—M80.1；M81.0 - M81.1；M83.0；N70—N98；N99.2—N99.3；O00—O99；P54.6；Q50—Q52；R87；S31.4；S37.4—S37.6；T19.2—T19.3；T83.3；Z01 4；Z12.4；Z30.1；Z30.3；Z30.5；Z31.1—Z31.2；Z32—37；Z39；Z87.5；Z97.5 6. 当性别为女性时，门（急）诊诊断编码、入院诊断编码、主要诊断编码、其他诊断编码不能使用以下编码：B26.0；C60—C63；D07.4—D07.6；D17.6；D29；D40；E29；E89.5；F52.4；I86.1；L29.1；N40—N51；Q53—Q55；R86；S31.2—S31.3；Z12.5 7. 不应编“A00”“A20”（甲级传染疾病）
	67	抢救次数	1	抢救次数≥成功次数，不符合条件的得0分
	68	质控日期	1	质控日期≥出院日期，不符合条件的得0分
	69	手术日期	1	入院日期≤手术日期≤出院日期，不符合条件的得0分
	70	手术及操作编码	2	可为空，产后规则女性手术编码不应编“99.96”（分娩的结局）。 男性手术编码不应编“96.44”（阴道冲洗）、“97.24—97.26、99.98”（分娩的结局），不符合条件的得0分

（续上表）

	序号	指标项	分值	审核条件
三、逻辑性（105分）	71	损伤、中毒的外部原因－疾病编码	1	凡是主要诊断为S00—T98，必须选择损伤中毒的外因编码（V、W、X、Y开头的），不符合条件的得0分
	72	死亡患者尸检	1	“离院方式”为“5死亡”必填，死亡病人缺失得0分，不在值域范围内的得0分
	73	过敏药物	1	药物过敏为“是”，过敏药物不能为空，不符合条件的得0分
	74	是否31天再住院计划目的	1	是否再住院为“是”，目的不能为空，不符合条件的得0分
	75	拟接收医疗机构名称	10	离院方式为“2”，拟接收医疗机构名称必填，不符合条件的得0分
	76	拟接收医疗机构名称	10	离院方式为“3”，拟接收医疗机构名称必填，不符合条件的得0分
	77	住院总费用	10	住院总费用＝(1)＋(2)＋(3)＋……＋(25)，且所有明细费用不能为负值，不符合条件的得0分
	78	住院总费用－自付金额	6	自付金额≤住院总费用，当自付金额大于住院总费用时，误差不能大于1元，不符合条件的得0分
	79	血费	1	血费＞0时，血型非空且值域范围：1—5；或血费＞0时，RH非空，血费＝0或空时，直接得分
	80	一般医疗服务费	5	住院天数＞1，一般医疗服务费必须＞1；住院天≤1的直接得分
	81	麻醉费	2	麻醉方式＞0时，麻醉费＞0；（局麻除外）麻醉方式＝0或空时，直接得分，麻醉方式＝31、32、33、34、35、36的直接得分
	82	西药费	1	西药费必须大于等于抗菌药物费用，不符合条件的得0分

（续上表）

	序号	指标项	分值	审核条件
三、逻辑性（105分）	83	手术治疗费	1	手术治疗费≥麻醉费+手术，不符合条件的得0分
	84	转科科别	2	入院科别不等于出院科别时，转科科别不能为空，不符合条件的得0分
	85	付款方式	2	自付金额<总费用且自付金额大于0时，付款方式不应为自费
	86	小计	105.0	

（二）结构化电子病历的应用及电子病历四级质量控制模式

病历质量控制一直是医院医疗质量管理的核心部分和关键环节。随着纸质病历的逐渐退出，结构化电子病历成为各医院的基本选择。因此，在结构化电子病历的基础上探讨病历质量的控制，探讨以此为桥梁的医院医疗质量控制体系的建立，显得尤为迫切和重要。中山市人民医院在推行实施结构化电子病历的过程中，汇集医务部、质控办、病案管理科、护理部、信息科、临床一线医生等多部门的智慧和意见，构建了具有自身特色的新型结构化电子病历质量控制体系，改变了传统的人为、单一、事后质控的管理模式，实现了实时、智能、立体、全过程、全方位监控，提高了该院的病历水平及医疗质量。

1. 电子病历质控体系

以《中山市人民医院住院病历评分标准》为该院电子病历系统的质量控制标准，采取电子病历四级质量控制模式：一级质量监控：病案科秘书、质控小组，由科室主任、质控员（由主治医生以上担任）、护士长组成，负责把好各项质量达标关；二级质量监控：由质控办、医务科、门诊部、护理部保证质控工作的正常运行；三级质量监控：病案管理科管理人员对终末病历的系统性、完整性、及时性进行全面质控；四级质量监控：由主管院长直接负责分管病案质量管理委员会，具体研究、处理病案质量管理的重大问题。

2. 电子病历质控方式

（1）全程监控。

对病历内容的完整性、完成的时限性、前后的一致性、内在的逻辑性进行实时监测，在线跟踪，并能记录病历中各项记录的书写时间、完成时间、修改时间等。

（2）提醒功能。

根据监控结果，系统弹出对话框对医生进行提醒，如首次病程记录超过8小时未完成时提醒、检查的危急值等，强化提醒医生及时处理，保障患者安全。

（3）评分功能。

电子病历的质量控制系统以每个病人、每个科室、每个病种，每段时间为信息单元，参照系统内设置的《中山市人民医院住院病历评分标准》，采取百分制，对选定的病历进行智能的自动评分，也支持主观与客观评分相结合的人工手动评分。

（4）智能判别。

病历质量控制系统采用逻辑关系判断方法，自动判别不同病情、不同阶段，不同数据、各种记录之间错综复杂的唯一关系、优先关系、等同关系、替代关系、并列关系和等级关系等，从中准确找出最适当的记录及其规定时限。

（5）综合分析。

系统可以对所选定病历的所有扣分项目利用数据模型、质量管理工具进行深入分析，寻找问题背后的原因，可生成的病历质控管理业务统计报表有：环节、终末质控结果报表、病历抽查结果报表、电子签名缺失报表等。

3. 电子病历质控内容

（1）病历书写时限控制。

病历完成时间的时限监控，是病历质量管理的重要内容。电子病历时限监控，需要在电子病历完成的过程中，及时提示医务人员应该完成的时间，避免出现超过时限的质量问题。时限监控以小时为单位，时限为“0”表示该项目必须在起始时间之前完成；规定时限监控起始时间和结束时间：以第一条医嘱下达时间作为监控起始时间，而不能以病人开入院证或到达护士站作为起始时间（因病人不一定能够马上入院或接受主管医生的治疗）；以相应工作完成时间作为每项监控的结束时间；以下达出院医嘱的执行时间为所有监控的结束时间，如果取消出院医嘱，则恢复时限监控；必须在电子病历系统中设置医师级别及其上级医师；医院可以增加或修改时限监控的内容。

（2）病历项目完整性控制。

病历项目内容包括：病案首页，病人基本信息，入院记录（主诉、现病史、既往史、个人史、体格检查、诊断和诊疗计划），医嘱，病程记录，检查、检验、治疗申请和报告，会诊、手术申请和记录，体温单和护理记录等全部病历信息是否有与诊断不符合的生理、病理描述，如男性病人病历中是否有女性生理、病理描述，女性病人病历中是否有男性生理、病理描述；是否有与诊断相对应的检验数据支持、心电图报告支持；电子签名完整性等。

（3）病历医学用语是否规范、内在逻辑性是否合理及前后内容是否一致。

本项内容包括：不规范用语监控；内容雷同率判别；避免内容重复；前后一致性检查；病历段落缺漏、时效与顺序检查；电子签名合理性检查；诊断合理性判断等。例如诊断中尽量不能出现R编码诊断疾病（如发热、水肿等）；病人性别与个人史是否相符（如男病人有月经史记录）；疾病诊断与体检记录是否矛盾（如下肢骨折病人有“四肢活动正常”体检记录）；痛风患者“血尿酸”检查值检验报告是否高于正常值等影响医疗质量的更重要的深层次的病历医疗质量问题。

4. 应用效果

实施四级电子病历质控体系以来，显著提高了质控人员工作效率，有效提升了医院整体病案质量，尤其是病案首页数据质量。该系统通过病历完成时限性的监控，发现未及时书写的病历记录，通过消息提醒及时通知医生，督促医生尽快完成相关病历内容，杜绝了之前病历记录完成不及时的现象；通过系统设置的病历质量评分标准，医生本人、上级医师、科室质控小组、院级质控等各类质控人员可以对病历进行智能自动或者手动评分，根据系统评分结果不断修改完善病历。电子病历质控体系的实施，也为各类质控人员的工作方式带来了质的改变，从以往纯人工方式到现在系统自动监测，提高工作效率的同时，也可以利用质控系统做统计分析，制定相应的考核、奖惩措施，强化管理者的职能，提高管理效益。

结构化电子病历的实施不仅提高了临床一线医护人员的工作效率，让他们从以往纸质病历繁重的病历书写中解脱出来，更是从“硬件”的角度，为医生规范化书写病历，为医院、科室规范化质量管理提供了保障。在全院范围内构建了全新的质量控制体系，实施多层次、全方位的实时医疗质量监控；将终末质控向环节质控转变；事后控制向预先控制转变；单一病历评价向类别/组别/科别转变；由书写格式质量向内涵质量转变；注重及时性、完整性、合法性，实现实时、智能、全过程管理，提高了医院的病历水平及医疗质量。

随着时代的进步，电子病历已逐步取代传统病历，基于信息化的电子病历智能实时监控不仅可以变事后监控的管理模式为事中监控，而且可以提高病历监管效率和质量，有助于提高医疗质量，对确保医疗安全也能起到作用。

四、多维度质控手段

病案是有关病人健康情况的文件资料，包含患者疾病史、家族史和医疗服务的过程，全面反映患者的诊断、治疗、转归、护理过程，同时含有医生的分析、判断、预测和知情告知。病案质量是医疗质量的重要组成部分，也是临床医疗、教学、科研不可缺少的参考资料，在医院管理中起着举足轻重的作用。病案质控管理是医院质量管理的重要组成部分，其目标是确保病案的书写内容质量及格式能够满足医疗、研究、教学、医疗付费、医院管理及法律法规等方面提出的质量要求。中山市人民医院在病案管理上遵循标准化、科学化、系统化的原则，实施多维度的质控管理。

（一）建立质控标准

依据《中华人民共和国执业医师法》《中华人民共和国护士管理办法》《中华人民共和国侵权责任法》《中华人民共和国母婴保健法》《中华人民共和国传染病防治法》《医疗机构管理条例》《医疗事故处理条例》《医疗机构临床用血管理办法》等法律法规和部门规章，参照卫生部《医疗机构病历管理规定》《病历书写基本规范》《住院病案首页数据填写质量规范（暂行）》，由病案管理科、医务科、护理部联合制定的《中山市人民医院住院病历评分标准》、病历回收及时性考核标准、病案资料完整性考核标准并进行了多次修订，经医院病案管理委员会、医院医疗质量管理委员会审议通过，其质控标准符合医学伦理学原则、病历书写要求、病案管理规范。

（二）病案质控内容

1. 病历书写质量

包含病案首页、入院记录、出院记录、病程记录、知情同意书、辅助检查、医嘱单、体温单、护理记录、书写规定等方面的书写质量以及内涵质量，并且以下内容符合《病历书写基本规范》要求。

（1）格式与特点。

格式包括：

标题、时限、签字、内容齐全。

特点包括：

①诊疗措施的合理性：技术操作规范及诊疗常规等。

②诊疗措施的及时性：诊断、手术/治疗、辅助检查、抢救等。

（2）时限与记录时间。

①入院记录、首次病程记录、出院记录、死亡记录、手术记录、抢救记录、交班记录、接班记录、转出记录、转入记录、死亡病历讨论记录、体温单、护理记录等的书写时限。

②各类医疗、护理记录的书写时间。

（3）上级医生查房记录的时间和时限。

2. 病历回收质量

包括 24 小时病历回收率和 48 小时病历回收率。

3. 病案资料的完整性

包括纸质病案缺页、漏页，病案资料填写缺项、漏项。

（三）病案质控标准

1. 住院病历评分标准

依据质控内容设置住院病历项目类别，如病案首页、病程记录、护理记录类等，针对不同的缺陷内容设置不同的分值，采取百分制评分，满分 100 分，甲级病案≥90 分；乙级病案为 75～89.9 分；丙级病案 <75 分。

2. 病历回收及时性评分标准

分别计算 48 小时回收率和 24 小时回收率，两者捆绑、相互制约，设置比例评分，每年度评优。

（四）病案多维度质控方法

1. 多角度质控理念

（1）遵循法律法规及书写记录的科学标准与技术规范，维护与保障医疗质量与安全，为诊断和治疗疾病服务，为预防与疾病控制服务，为医学教学、科研服务，体现医疗病历的法律责任与社会责任。

（2）与时俱进顺应医疗改革。

①医保支付制度对公立医院改革起着杠杆作用，对医保定点医疗机构提供医疗服务的积极性、医疗服务质量以及参保人的待遇保障起着决定性作用。中山市从 2008 年开始实行“总额控制下按病种分值结算”住院费用的全新医保结算方法，此种结算方法以主要诊断的国际疾病分类码 ICD－10 为计分和付费的

唯一依据，对医院的病案和编码管理提出非常高的要求，中山市人民医院顺应医保政策变化，严格病历管理规定，严控病案首页质量，严抓及时、正确填写病案首页主要诊断名称，每月及时向医保机构上传病案首页信息。

②随着医改的不断深入，将 DRGs 引入并应用于医院绩效管理是中山市人民医院的先进管理理念。DRGs（疾病诊断相关组）是根据 ICD－10，以病例诊断或操作为主要依据，进一步考虑病例个体特征，如病人的年龄、性别、临床诊断、合并症与并发症、手术、操作、住院天数等因素进行分类的病例组合方式。DRGs 将临床过程相近或资源消耗相当的病例分类组合为若干个组别，同组病例可以直接比较，不同组的病例经过权重的调整后也可进行比较，最初 DRGs 主要应用于医疗保险支付，经过不断的发展，已进一步运用于医疗安全、医院评价、绩效管理、成本管理等领域，是一个重要的医疗管理工具。DRGs 所采集的信息基本来源于病案首页，因此病案首页的信息质量至关重要，是支撑 DRGs 分组、提高入组率的主要依据。

2. *多层面质控方法*

（1）多环节质控（四级质控）：由科室、医务科及护理部、病案管理科、病案质量管理委员会从多个层面对环节病历和终末病历进行质量监控。

①一级质控（科室病案质量自检）：由科室主任、护士长、科内质控员组成科室病案质量控制小组。医疗组通过一线医师自查，二线医师、三线医师检查，科室主任、医生质控员终末把关，构成科室医疗病案质量控制第一道防线；护理组通过责任护士自查，护理组长检查，护士长、护士质控员终末把关，构成科室护理病案质量控制的第一道防线。

②二级质控（医务科及护理部环节质量抽检）：由医务科、护理部组织实施。医务科安排质控医师，每月对环节病历进行质量抽查，提出整改意见，对优秀病历及问题病历进行点评；护理部设立护理文书质控组，每月对环节病历和死亡病历的护理文书进行质量抽查，定时在护士长会议上反馈问题，进行点评，提出整改意见；医务科、护理部每月将环节病历质量按时报医院质量控制办公室并呈报主管副院长。

③三级质控（病案管理科终末质量检查）：由病案管理科根据《中山市人民医院住院病历评分标准》，对各科室病案每月进行评分、评级，对终末病历的系统性、完整性、及时性进行全面质控，将评比结果上报医院主管副院长，同时也反馈给主管医师、责任护士。

④四级质控（病案质量管理委员会抽查复审）：由主管院长直接负责分管病案质量管理委员会，组成专家组抽查复审缺陷病历，具体研究、处理病案质量

管理的重大问题，

（2）以 DRGs 数据质控为抓手，加强从临床到终末病案的闭环管理。

①环节质控：将质控过程前置到临床医生书写电子病历中，由临床医生提交病历时实时质控，通过完整性校验、逻辑性校验、病历智能评分、DRGs 质控等规则全面审核病历质量，病案首页填写的准确性与及时性，随时发现病历质量问题并提示纠正，及时修改，做到问题病历不出科，体现科室质控对临床医师的管理要求。

②终末质控：病案管理科对提交的病历再次进行自动化质控，对临床病历监督管理，统计质控问题，在末端形成闭环，将病案首页问题进行循环审核，每次都形成病历完善轨迹，将多次质控的问题进行对比分析，直至首页问题内容全部得以改正，保证病案数据改进统一。

3. *多方面质控手段*

采取人工质控、电子病历系统智能质控两者有机结合，并选择阶段首要问题进行 PDCA 循环持续病案质量改进。

（五）病案质控反馈及追踪

（1）质控人员发现病案问题，通过现场巡查、电话、微信群、电子病历系统平台等多渠道及时与科室相关医师、护士、质控员、科秘书、科室主任进行沟通，了解、核实问题，提出改进建议并进行双向追踪反馈。

（2）每月通过 OA 系统向各科室发布质控结果，实现质控部门对临床科室的沟通；科室接到质控反馈后，对有异议的质控结果，通过 OA 系统向质控部门反馈，实现临床科室与质控部门的沟通。

（3）质控部门对质控最终处罚结果通过 OA 系统向各科室通报，科室最终知晓质控缺陷，实现质控部门与临床科室的沟通。

（4）病案管理委员会每月汇总各项病案奖励数据提交院领导审批，对科室和个人进行奖励。

（5）病案质量列入医疗质量，纳入科室的每月绩效考核和年终评优，向各科室和全院公布。

第五节　管理模式的持续改进

一、结合以按病种分值付费的病案管理模式及其持续改进

在医保结算按病种分值付费这项工作中，医疗机构作为协议中的乙方，有责任也有义务积极配合甲方（医保局）严把数据质量关。

（一）出入院处确保患者信息真实有效

出入院处作为患者办理入院的第一关，应该严格审查患者的基本信息是否准确无误，审核患者的就医身份，出入院登记必须完整、准确地录入参保患者就医信息，并判断待遇类型，是“医保”“全自费”还是“工伤”“生育险”，这些信息完整与否将影响符合医保身份的患者在住院期间的规范合理的诊疗过程。

出入院处工作人员在给参保人办理住院登记手续时，必须要求患者凭本人社会保障卡办理，且在入院登记时完整、准确录入参保患者个人信息及就医信息。急诊、危重病可于住院3天内补办手续，因特殊原因，出院时才提出用本人社会保障卡补办住院登记的，应当予以办理。参保患者住院时，严禁按自费病人办理住院登记及出院结算。出院结算时，应当对其身份证与社会保障卡进行核验，凭本人社会保障卡进行医疗费用结算。发现证件无效、人证不符的，不得进行医疗费用结算。

（二）信息中心确保各系统间数据一致

在数字化医院飞速发展的今天，越来越多的医疗机构的临床作业实现了无纸化运行，患者的门诊和住院病历、检查结果等各类信息都完整地保存在医院数据库中。医生们扔掉了纸和笔，不管是开具处方，还是各类检查检验、图像采集、传输，一切都在电脑前进行。以中山市为例，超过95%的公立医院实现了电子病历，多数医院开始或已经使用HIS医院信息系统、PACS医学图像档案管理和通信系统和LIS检验信息系统。而随着医保的加入，医保实时结算、远程诊疗、异地就医、异地医保、异地结算、分级诊疗的出现，不仅要求医院内部数据共享，更要求医院之间、区域之间要实现数据的共享和实时传输，这对数

据的一致性、数据的安全性将提出更高的要求。

数据的院内互传，应保证各系统间的数据实时无缝连接。医保协议中列明："乙方应当充分利用参保人其他医疗机构及在本院既往所做检查检验结果，避免不必要的重复检查"，《住院病案首页数据填写质量规范（暂行）》中也指出："住院病案首页应当使用规范的疾病诊断和手术操作名称，诊断依据应在病历中可追溯。"如果因网络问题引起各系统间数据更新不及时或者数据传输有错漏，将会对诊疗信息造成不可估量的影响。

数据的院外上传，应按社保信息系统的技术和接口标准，配备社保联网相关的设施设备，所使用的有关社会保险的医疗管理软件，应与医保局的管理软件相匹配，并留有接口，能够满足信息统计要求，上传的文件应当符合医保局要求的格式及内容，医疗费用报表数据应与上传文件相一致。及时建立社会保险药品、诊疗项目、医疗服务设施、医用材料，以及疾病病种、病种分值等基础数据库，并负责对"三个目录"对应库进行审核，做好相应的信息系统匹配工作。

（三）临床医生规范书写行为

《临床标准化诊断字典库》和《临床标准化手术分级分类字典库》的建立，已经从源头上大大减少了临床医师手工录入造成的名称不规范的问题。临床医生更多的是要将医保协议的内容充分理解并结合到日常医疗工作当中去。医保协议中明确列出了分解住院、挂床住院、诊断升级、不符合住院指征及分解处方等医保认定标准：1. 分解住院是指连续住院过程应当一次出院结算却人为地分成多次结算，为参保患者办理两次或更多的出院、入院手续的行为。有下列情形之一的，认定为分解住院：a. 参保患者病情不符合出院标准，重新为其办理出、入院或假出、入院手续的；b. 参保患者病情不符合出院标准，让其转为自费一段时间后，再重新转为医保结算的；c. 参保患者在同一医院内治疗，因转科治疗重新办理出、入院手续的；d. 参保患者病情无明确的转院指征，医院与医院办理相互反复转院手续的。2. 挂床住院是指参保患者已办理住院手续，但住院期间未按照住院病人进行规范化管理，未在医院接受治疗、观察和住宿的行为。有下列情形之一的，认定为挂床住院：a. 门诊治疗的病人办理住院手续的（门诊抢救除外）；b. 住院治疗期间，参保人仍在上班的；c. 参保患者住院期间，2 天（含）以上没有发生医疗费用或诊疗记录的；d. 参保患者住院期间无床位或同一病床同时有 2 名以上住院病人的；e. 参保患者所在病区无具有执业资格的医师和护士 24 小时在岗的；f. 参保患者住院期间，被甲方工作人员或驻院代表查实两次不在院的；g. 参保患者住院期间无住院病历的；h. 主管医生、护士确认的床位号与参保患者确认或病历记录的床位号不相符的。3. 诊断升级是指将低分值病种编码为高分值病种或临床医生将低分值病种病历资料编码为高分值病种病历资料的行为。4. 不符合住院指征是指将未达到住院标准的患者收住入院的行为，经参与社会保险监督考核工作的医学专家认定为不符合住院指征的情况，即认定该病例为不符合住院指征。5. 分解处方是指参保患者上次开具的检查（验）、治疗项目未治疗完结或药品未服完，同一医疗机构的医生无正当理由又为其开具同一种检查（验）、治疗项目或药品的行为。

（四）编码纠偏及编码审核

该院建立了《临床标准化诊断字典库》和《临床标准化手术分级分类字典库》后，初编的工作交由临床医生完成，所以病案管理科编码员应该改变传统的、固有的工作思维模式，寻求新的工作思路和方法。要逐步建立起病案编码“三审”机制。一份出院病案的编码，要经过“初编”“交叉审核”“系统逻辑判断”“最终审核”四个阶段，做到层层筛查、层层把关，确保编码的准确性。编码员不但要关注诊断和编码的匹配度，还得准确掌握编码原则，及时提醒临床医生“不要跑偏”。

（五）病案质量审查

2019 年 1 月 30 日，国务院办公厅发布了《关于加强三级公立医院绩效考核工作的意见》，明确指出，病案首页质量是三级公立医院绩效考核工作的支撑体系，三级公立医院要加强以电子病历为核心的医院信息化建设，按照国家统一规定规范填写病案首页，加强临床数据标准化、规范化管理。各地要加强病案首页质量控制和上传病案首页数据质量管理，确保考核数据客观真实。2019 年 3 月底前，国家卫健委推行全国统一的疾病分类编码、手术操作编码和医学名词术语集。国家中医药管理局印发全国统一的中医病证分类与代码和中医名词术语集。2019 年 8 月底前，全国各地组织三级公立医院完成电子病历的编码和术语转换工作，全面启用全国统一的疾病分类编码、手术操作编码、医学名词术语。

要抓好病案质量，不能只靠病案管理科几个病案质控员。有条件的医院应该运用信息化手段，将病案填写标准和书写规范嵌入电子病历系统中，指导并要求临床医师按系统提示规范书写，把好病案书写质量第一关。病案首页的填写应有逻辑判断功能，跟病案中的各类信息资料有对应关系，避免如“男性患者出现了女性患者的疾病诊断”“身份证号码与出生日期不符”“有死亡讨论，但首页离院方式为医嘱离院”等错误，通过系统嵌入填写及质控界面，进一步保证上传病案首页数据质量。

（六）多部门联合监管

以医务科、科教科、医保部、病案管理科为一体的医教部团队，定期对医院临床科室展开医教巡查活动，巡查主要针对：环节病历缺陷、合理用药、临床路径、终末病历缺陷、医保运行情况等内容进行检查和反馈，帮助临床科室找到工作中的不足，对容易忽略的地方，落实整改，以促进医院医疗数据精细化管理。由质控办组织的每月两次的院长查房和每季度对全院公布的《质量与安全工作简报》，则有力推进了医院管理质量的持续改进工作。被查科室通过全面的质量督查，规范自身的医疗行为，各级人员履行职责的主动性、自觉性得到有效提高。

二、结合以按诊断相关分组预付费制度的病案管理模式及其持续改进

按诊断相关分组预付费制度是根据国际疾病分类方法，将住院患者按照诊断分在不同的 DRGs 组，对每个组分别定价，医疗保险机构（或患者）在诊疗全过程中一次性向医院支付该组制定的价格费用。诊断相关分组的原理是将非常复杂和随机的医疗支付过程标准化，把患者的诊疗过程作为一个整体，医院的收入与每个病人的诊断及治疗有关，综合反映了病例的严重程度、医疗服务强度、资源消耗程度及预后。DRGs - PPs 是一种相对合理的医疗费用管理方法和相对客观的医疗质量评价方法。目前，美国、澳大利亚、德国等国家，都将其作为短期危急重症住院医疗付费支付的主要方式。2019 年 5 月 20 日，国家医疗保障局召开疾病诊断相关分组（DRGs）付费国家试点工作启动视频会议，确定了 30 个城市试点开展疾病诊断相关分组（DRGs）付费，探索建立全国 DRGs 付费体系。

1．DRGs - PPs 的相关标准及概念

（1）变异系数。

变异系数又称“标准差率”，是衡量各观测值变异程度的一个统计量。变异系数越小说明组内变化越小，结果越稳定。

计算公式：

$CV = S/\overline{X}$

CV 表示变异系数，S 表示目标变量（医疗费用和住院日）的标准差，$\overline{X}$ 表示病例的算术均数。

（2）相对权重。

权重（Weight）是一个相对的概念，是针对某一指标而言。各 DRGs 组的权重是每一 DRGs 组内病例的例均费用与全部病例的例均费用之比，反映了该 DRGs 组相对病情严重或治疗复杂程度。

计算公式：

$$\text{某 DRGs 的权重} = \frac{\text{该 DRGs 组内病例的例均费用}}{\text{全体病例的例均费用}}$$

（3）费率。

费率是每一单位（权重）支付的费用标准，是医疗保险基金管理部门计算支付各病组费用的基准值。不同级别医疗机构的费率可以不同。

计算公式：

$$\text{某 DRGs 费率（Rate）} = \frac{\text{本地区年度住院医疗费用总额}}{\sum_{i=1}^{n}(\text{DRGs}_i\text{组的权重} \times \text{上一年该 DRGs}_i\text{ 的病例数})}$$

（4）DRGs 组费用标准。

各 DRGs 组费用标准由该 DRGs 组的权重乘以费率得到。同一 DRGs 组权重相同，其费用标准相同；不同 DRGs 组权重不同，其费用标准不同；DRGs 组费用标准是医疗保险基金管理部门和患者向医疗机构支付各 DRGs 组费用的合计。

计算公式：

$$\text{某 DRGs 的预算医疗费用} = \text{该 DRGs 的权重} \times \text{DRGs 费率}$$

2. DRGs－PPs 支付的一般方式

在 DRGs 支付中，一般会按照每份病例的实际费用与所属 DRGs 组的支付标准费用进行对比，将病例划分为低倍率病案、高倍率病案和正常病案三种情况，各采取不同的支付方式。

（1）低倍率病案。

定义：总费用低于支付标准一定倍数（一般各地定为 0.3～0.4 倍）的病案。

支付政策：一般按照项目支付。

（2）高倍率病案。

定义：总费用高于支付标准一定倍数（一般各地定为 2～3 倍）的病案。

支付政策：以高于支付标准 2.5 倍为高倍率病案示例，一般来讲，2.5 倍费用以内的部分，按照支付标准支付；2.5 倍以上的部分，社保和医院各承担一定比例。

（3）正常病案。

定义：除低倍率和高倍率之外的病案。

支付政策：按照支付标准支付。

三、DRGs 对病案首页数据的要求

DRGs 是一种病例组合方式，它以出院病案首页的主要诊断为基础，综合考虑手术操作、并发症/合并症、年龄、性别、出院转归等诸多因素影响，将不同的病例按照临床过程同质、资源消耗相近的原则分门别类归入不同的组。病案首页数据的完整性、准确性以及病案原始数据内涵质量的严谨性对 DRGs 的分组十分关键。

（一）DRGs 分组对主要诊断的一般要求

DRGs 分组首先考虑患者的主要诊断，根据临床医师为患者做出的主要诊断确定患者分组的第一步，即 MDC。如果主要诊断选择错误将对后续进一步分组产生极大的影响。

既往住院病案首页中主要诊断和其他诊断的填写没有严格的规定要求，临床医师往往按照诊断学的要求或是按照临床医师的习惯来书写。编码人员按照医师所填写的主要诊断，参照相应的编码规则给出对应的疾病编码并完成首页数据上报。因此，主要诊断的准确性大大下降。

常见的主要诊断书写错误有：病因诊断在前，疾病诊断在后；未特指的情况在前，特指的情况在后；“严重”疾病在前，一般或较轻疾病在后等。出现此类情况是因为没有按照主要诊断的相关标准和要求正确填报主要诊断项目，这都会导致 DRGs 分组错误。为此，主要诊断的选择应符合 DRGs 分组的相关标准和规范。

主要诊断的相关标准和规范如下：

（1）主要诊断定义：经研究确定的导致患者本次住院就医主要原因的疾病（或健康状况）。

（2）主要诊断一般包括：

①消耗医疗资源最多。

②对患者健康危害最大。

③影响住院时间最长。

④该诊断可以包括疾病、损伤、中毒、体征、症状、异常发现，或者其他影响健康状态的因素。

⑤一般情况下，有手术治疗的患者的主要诊断要与主要手术治疗的疾病相一致。

⑥急诊手术术后出现的并发症，应视具体情况根据原则②正确选择主要诊断。

⑦择期手术后出现的并发症，应作为其他诊断填写，而不应作为主要诊断。

⑧根据我国目前的国情，择期手术前出现的并发症，应视具体情况根据原则②正确选择主要诊断。

⑨由于发生意外情况（非并发症），即使原计划未执行，仍选择造成患者入院的情况作为主要诊断，并将患者原计划未执行的原因写入其他诊断。

⑩当症状、体征和不确定情况有相关的明确诊断时，ICD－10 临床版第 18 章中的症状、体征和不确定情况不能用作主要诊断。

⑪除非医师有其他特殊说明，当 2 个或 2 个以上相互关联的情况（例如疾病在同一个 ICD－10 临床版章节或明显与某一个疾病有联系）都可能符合定义时，请参照原则②，每一个都可能作为主要诊断。

⑫少数情况下，通过住院诊断、病情检查和（或）提供的治疗，确定的 2 个或 2 个以上诊断同样符合主要诊断标准，其他的编码指南无法提供参考时，请参照原则②，任何一个均可能作为主要诊断。

⑬极少情况下，会有 2 个或 2 个以上对比的疾病诊断，如“不是……，就是……”（或类似名称），如果诊断都有可能，应根据住院时情况具体分析、填写更主要的诊断；如果未进一步查明哪个是更主要的，则每一个诊断均可作为主要诊断。

⑭当有对比诊断后的临床症状时，优先选择临床症状作主要诊断。对比的诊断作为其他诊断编码。

⑮当住院是为了治疗手术和其他治疗的并发症时，以该并发症作为主要诊

断。当该并发症被编在T80—T88系列时，由于编码在描述并发症方面缺少必要的特性，需要另外编码指定的并发症。

⑯如果出院时诊断仍为“可疑”的不确定诊断，则按照确定的诊断编码。

⑰从留观室入院

a. 留观后入院：当患者因为某个医疗问题被留观，并随即因此入住同一医院，主要诊断就是导致患者来院留观的医疗问题。

b. 从术后观察室入院：当患者门诊手术后，在观察室监测某种情况（或并发症）继而入住同一医院，应根据主要诊断定义填写主要诊断。

⑱当患者在门诊手术室接受手术，并且继而入住同一医院作为住院患者时，要遵从下列原则选择主要诊断：

a. 如果因并发症入院，则并发症为主要诊断。

b. 如果无并发症或其他问题，门诊手术的原因为主要诊断。

c. 如果住院的原因是与门诊手术无关的另外原因，这个另外原因为主要诊断。

⑲多部位烧伤，以烧伤程度最严重部位的诊断为主要诊断。

⑳多部位损伤，以最严重损伤的诊断为主要诊断。

㉑中毒，以中毒诊断为主要诊断，临床表现为其他诊断。如果有药物滥用或药物依赖的诊断，应写入其他诊断。

㉒产科的主要诊断是指产科的主要并发症或伴随疾病。

㉓肿瘤：

a. 当治疗是针对恶性肿瘤时，恶性肿瘤才有可能成为主要诊断。

b. 当对恶性肿瘤进行放疗或化疗时，恶性肿瘤放疗或化疗即为主要诊断。

c. 当对恶性肿瘤进行外科手术切除（包括原发部位或继发部位），并做术前和（或）术后放疗或化疗时，以恶性肿瘤为主要诊断。

d. 即使患者做了放疗或化疗，但是住院的目的是确定肿瘤范围、恶性程度，或是为了进行某些操作（如穿刺活检等），主要诊断仍选择原发（或继发）部位的恶性肿瘤。

e. 当治疗是针对继发部位的恶性肿瘤时，即使原发肿瘤依然存在，仍以继发部位的恶性肿瘤为主要诊断。

f. 当只是针对恶性肿瘤和（或）为治疗恶性肿瘤所造成的并发症进行治疗时，该并发症即为主要诊断，恶性肿瘤作为其他诊断首选。

g. 肿瘤患者住院时死亡，应根据上述要求，视本次住院的具体情况正确选择主要诊断。

（二）DRGs 分组对其他诊断的一般要求

在正确选择主要诊断的基础上，亦不应忽视其他诊断的填写。由于其他诊断的不同，判断患者是否伴有重要的并发症或合并症（MCC）、伴有一般的并发症或合并症（CC），或不伴有 CC，以区分患者的病情轻重。同样的病种和治疗方式，由于年龄不同、是否伴有 MCC 或 CC、没有 CC 都会影响到患者的最终分组结果。

以下就其他诊断的定义及相关要求进行说明。

1. 其他诊断定义

住院时并存的、后来发生的或是影响所接受的治疗和（或）住院时间的情况。其他诊断包括并发症和伴随症。

并发症：指与主要疾病存在因果关系，主要疾病直接引起的病症。

伴随症：指与主要疾病和并发症非直接相关的另外一种疾病，但对本次医疗过程有一定影响。

2. 其他诊断填写要求

（1）填写其他诊断时，应先填写并发症，再填写伴随病。

（2）患者既往发生的病症及治疗情况，对本次入院的主要疾病和并发症的诊断、治疗及预后有影响的，应视为伴随病填写在病案首页其他诊断栏内。

（3）如果既往史或家族史对本次治疗有影响时，ICD－10 编码 Z80—Z87 对应的病史可以作为其他诊断。

（4）由于在 2011 版的住院病案首页项目修订说明中删除了“医院感染名称”，因此，一般应该把“医院感染名称”填写在其他诊断栏内。

（5）除非有明确临床意义，异常所见（实验室、X 线、病理或其他诊断结果）应该填写在其他诊断，但无须编码上报。如果针对该临床所见异常又做其他检查评估或常规处理，该异常所见在写入其他诊断的同时要求编码上报。

（6）出院时诊断仍为“可疑”的不确定诊断，应按照确定的诊断编码。

（7）要求将本次住院的全部其他诊断（包括疾病、症状、体征等）填全。

（三）DRGs 分组对手术及操作的一般要求

在正确选择主要诊断的基础上，还要强调主要手术和操作的选择，因为在 DRGs 分组中会把不同的治疗方式分到不同的 DRGs 组中。在 DRGs 分组中，即使诊断相同，治疗方式不同也会被分到不同的 DRGs 分组中，即手术组、操作组、药物治疗组。按照相关治疗方式进行分组时，主要手术和操作的选择就显得十分重要。

以下就主要手术和操作的定义及一般手术和操作的相关要求进行说明。

1. 主要手术和操作

定义：一般是指患者本次住院期间，针对临床医师为患者作出的主要诊断的病症，所施行的手术或操作。

按照操作的目的，将操作分为诊断性操作和治疗性操作。

诊断性操作：以为明确疾病诊断为目的的检查操作。

治疗性操作：以治疗疾病为目的的非手术性操作。

填写手术及操作时应包括诊断性操作和治疗性操作。

2. 主要手术及操作的选择原则

（1）主要手术及操作的选择一般要与主要诊断相对应，即选择的主要手术或操作是针对主要诊断的病症而施行的。

（2）一次住院中多次手术、多次操作的情况下，主要手术或主要操作一般是风险最大、难度最大、花费最多的手术或操作。

3. 病案首页手术及操作的填写要求

（1）填写手术和操作时，优先填写主要手术。

（2）住院期间多次手术及操作的选择原则：在遵循主要手术及操作选择原则的前提下，手术及操作填写顺序为：首先选择与主要诊断相对应的主要手术或操作，其他手术及操作按照手术优先的原则，依日期顺序逐一填写。

（3）对于仅有操作的选择原则：患者在住院期间进行多个操作，填写的顺序是治疗性操作优先，首先填写与主要诊断相对应的治疗性操作（特别是有创的治疗性操作），然后依日期顺序逐一填写其他的治疗性操作。之后，依日期顺序逐一填写诊断性操作；如果仅有诊断性操作，尽量选择重要的诊断性操作（特别是有创的诊断性操作）优先填写之后，依日期顺序逐一填写其他诊断性操作。

（4）填报范围是（除胸部 X 线检查及心电图外）ICD－9－CM－3 临床版中有正式名称的手术和操作。

四、病案首页数据质量对医保基金支付的影响

如上所述，以主要诊断为核心的病案首页的数据质量对 DRGs 入组的准确性

有本质的影响，从而对医保基金支付的标准和金额产生影响。因此实施 DRGs 支付方式改革后，病案首页数据质量直接影响医保基金支付的准确性。

就医疗机构自身而言，在符合临床治疗原则的前提下，着力于病案首页数据质量提升，确保 DRGs 医保基金支付的准确性，是亟须解决的课题。

（一）病案首页对 DRGs 产生的影响

（1）主要诊断疾病代码缺失或错误 DRGs 无法入组，属于病案首页重要字段缺失或错误。

（2）主要手术及操作疾病代码缺失或错误、DRGs 入组错误或发生歧义。

（3）其他诊断疾病代码缺失或错误 DRGs 入组，属于并发症或合并症缺失，可能导致 ADRG 到 DRGs 分组最终结果错误。

综合上述，病案首页重要字段的缺失或错误均会对 DRGs 分组结果产生影响，尤其是疾病诊断代码的完整与正确对 DRGs 分组至关重要。

（二）入组错误病案存在的主要问题

常见的三大类病案问题：编码错误、漏编错误和编码规则错误。诊断代码主要问题集中在编码错误与编码规则错误；手术代码主要问题集中在编码错误与漏编错误。

1. 常见的编码错误

疾病诊断代码常见的问题可总结为诊断编码填写较多特指不明确；疾病诊断填写肿瘤形态学编码；损伤外部原因编码填写错误；诊断代码含有特殊符号。这类型的编码问题将导致 DRGs 分组无法正确识别编码，从而发生因编码问题导致未入组病案的情况。如原始主要诊断为 C34.900 肺恶性肿瘤，由于缺少肿瘤部位的描述，无法选择特指更明确的编码作为主要诊断，如左肺上叶恶性肿瘤、右肺中叶恶性肿瘤、肺中上叶恶性肿瘤等。

手术及操作代码常见的问题可总结为手术及操作缺少对耗材描述编码的具体选择；手术及操作缺少对手术入路方式描述编码的具体选择；手术及操作缺少对施术部位描述编码的具体选择。这类型的编码问题将导致 DRGs 分组无法进入对应的外科或非手术室操作组，从而发生因编码问题导致高倍率病案或只能获取内科 DRGs 组医保基金的情况。如原始手术代码为 79.3101 肱骨骨折切开复位伴内固定术，经参考付费医嘱信息中开具的一次性医疗耗材费，发现手术用一次性医疗耗材费中含有金属锁定接骨系统（含 7 颗螺钉），属于手术缺少对耗材描述编码，应编码为 79.31005 肱骨骨折切开复位钢板内固定术。

2. 常见的漏编错误

第二类影响 DRGs 分组的主要病案首页问题：手术及非手术室操作编码漏编问题。这类型的漏编问题将导致 DRGs 分组无法进入对应的外科或非手术室操作，从而发生因编码问题导致高倍率病案或只能获取内科 DRGs 组医保基金的情况。如原始主要诊断为 S42.001 锁骨骨折，主要手术及操作代码未填写，查看付费医嘱见锁骨钢板（含 6 颗螺钉），与该医疗机构确认后加编主要手术锁骨钢板内固定术。

3. 常见的编码规则错误

第三类影响 DRGs 分组的主要病案首页问题：编码规则问题。常见的编码规则错误有合并编码规则问题以及加编编码规则问题。这类型问题将导致 DRGs 分组无法进入正确的 DRGs 组，如原始主要诊断为 N20.001 肾结石，“其他诊断 1”为 N20.101 输尿管结石，根据编码规则提示应合并至 N20.201 肾输尿管结石。

（三）规避病案导致的 DRGs 亏损应对策略

1. 规范病案首页填写问题

正确理解病案首页质量填写规范，根据院内实际情况结合影响 DRGs 入组的重要病案首页字段，做好临床质控工作，规范临床书写。

2. 规范三大类病案首页常见疾病代码问题

（1）编码错误问题。

在对疾病诊断与手术及操作进行编码的过程中，疾病诊断建议结合病程记录明确具体解剖部位，手术及操作应结合手术记录，辅助检查等信息应明确具体耗材、手术入路以及施术部位情况，选择特指明确的编码，避免使用残余类目编码。肿瘤病例编码时应填写对应的形态学编码，以确保肿瘤疾病代码的病理特征。充分利用主导词查询工具书正确指导编码。

（2）漏编错误问题。

对病案进行质控审核过程中，建议结合手术记录或医嘱付费记录核查手术及操作的漏编情况，最大程度避免因人为因素导致的手术及操作漏编问题。

（3）编码规则错误问题。

应以本院实际收治患者特征为主，结合常见影响 DRGs 的主要编码规则错误问题，加强对病案编码员的相关疾病分类代码基础知识技能培训，正确理解教科书传达的中心思想，利用先进工具，灵活运用编码知识，用编码规则去规范主要诊断与主要手术及操作，做好内涵质控，从而为 DRGs 分组提供更真实有效的数据基础。

通过对病案首页填写不规范问题的质控管理以及编码问题的重点审核，基本可满足 DRGs 分组对病案首页数据质量的要求。

3. DRGs 分组异常指标下风险病案排查

为更有针对性地抓住病案数据导致 DRGs 亏损的重点问题，以及进一步规避主要的 DRGs 亏损，在进行内涵管理中从 DRGs 分组异常指标入手，追查风险问题病案，揪出因病案首页填写不规范或编码问题导致的 DRGs 亏损。重点的 DRGs 分组异常指标有未入组病案、高倍率病案、低倍率病案以及低风险组死亡病案。

（1）未入组病案下的风险病案排查。

未入组病案主要分为歧义病案以及编码错误导致不能入组的病案，其中导致歧义病案的主要原因是主要诊断与主要手术不匹配问题。应严格按照主要诊断选择原则选择对本次住院影响最大、导致住院时间最长、消耗医疗资源最多的疾病作为主要诊断。主要手术应与主要诊断匹配，从而有效避免歧义病案的发生。如主要诊断为冠状动脉粥样硬化性心脏病，“其他诊断 1”为混合痔，主要手术为肛裂切除术。

（2）高倍率病案下的风险病案排查。

高倍率病案发生的主要编码问题集中体现在手术漏编以及高码低编。建议灵活运用编码规则知识，结合主要诊断选择原则，重点核查另编码错误，结合手术记录、付费医嘱等信息，避免手术及操作漏编或主要诊断选择错误导致的高风险病案问题。如主要诊断为冠状动脉粥样硬化性心脏病，未填写主要手术及操作，经查看付费医嘱后发现该病例进行了冠状动脉造影操作，且使用了 2 根导管。

（3）低倍率病案下的风险病案排查。

低倍率病案发生的主要编码问题集中体现在低码高编和多编，建议对于低倍率病案反复核查主要诊断选择的准确性，并坚持如实反映医疗过程的原则，最大程度避免因编码问题导致的低倍率病案。如主要诊断为股骨骨折，“其他诊断 1”为取出骨折内固定装置，“其他诊断 2”为骨折术后，主要手术为股骨内固定物取出术。

（4）低风险组死亡病案下的风险病案排查。

低风险组死亡病案发生的主要编码问题集中体现在高码低编或手术漏编，建议仍以主要诊断选择原则为基础，反复核查低风险组死亡病案的主要诊断。同时参考病程记录以及付费医嘱信息，避免手术及操作的漏编，从而最大限度规避病案首页编码问题导致的低风险组死亡病案。如某低风险组死亡病案的主要诊断为冠状动脉粥样硬化性心脏病，“其他诊断 1”为急性非 ST 段抬高型心肌梗死，主要手术及操作为经皮冠状动脉药物洗脱支架置入。

以病案首页数据质量为抓手，减少病案导致的 DRGs 假性结果引起的服务绩效评价偏差和不必要的 DRGs 医保支付亏损，确保数据内涵质量，保障数据的真实可信是第一步。而第二步即探寻一种能规范医疗实施路径，减少不必要的医疗开支，规避不正当的医疗行为，构建医疗行业健康可持续性发展的应对策略，从而追本溯源地解决当今医保管控难题。

推行按 DRGs 病种付费的制度的原因极大程度是日益增长的医疗消费以及居高不下的药品占比和耗材占比，医疗成本控制水平低，制度更规范的临床路径指导成本控制措施或可一观。

五、关于 ICD－11

ICD 是 WHO 国际分类家族最核心的知识库，是卫生信息标准体系的重要组成部分。第一版 ICD 分类颁布于 1893 年，此后它不断更新，目前中山市人民医院使用的是第 10 版，简称 ICD－10。随着医学的飞速发展，数字化医疗系统、卫生信息交互，医疗精细化管理和医疗付费对 ICD 的要求越来越高，ICD－10 已经难以满足不断变化的需求。从 2000 年起，WHO 已经开始筹备 ICD－11 的修订工作，2007 年启动修订，2012 年在官网上公开了 ICD－11Beta Draft（修订版），2018 年 6 月正式对外公布，成为健康信息的最新国际标准。国家卫健委积极推进 ICD－11 在中国的应用，在 2018 年 12 月正式公布了 ICD－11 中文版，同时要求自 2019 年 3 月 1 日起，各级各类医疗机构应当全面使用 ICD－11 中文版进行疾病分类和编码，并加大 ICD－11 中文版应用管理和监督指导力度，要求地方各级卫生健康行政部门要加大宣传贯彻和监督指导力度，指导辖区内医疗机构做好相关工作，自 2019 年 3 月 1 日起，卫生健康行政部门开展医疗机构绩效考核、质量控制与评价等工作时，均应当采用 ICD－11 中文版进行医疗数据统计分析。

ICD－11 与医学发展同步，广泛采纳国际上现行的 ICD－10 临床修订版本，结合当代的医学发展，对涉及的医学术语和概念进行增补和修订，更能贴近临床，体现最新的临床研究成果，ICD－11 提供分类单元的明确定义，辅助疾病分类与临床诊断，能提高数据的准确性。ICD－11 不同于 ICD－10，它采用的是组合式编码，能使疾病表达信息更为完整准确，它结构化的定义模型将有利于计算机对其进行深度处理，有利于卫生信息的交互。

ICD 是病案管理人员日常工作的重要工具书，我们应该学习和掌握国际疾病分类的最新进展，为新的疾病分类标准做好专业和技术准备，有利于 ICD－10 到 ICD－11 的顺利过渡。在现有的医保支付体系下，病案编码的准确性直接影响医保费用的给付。病案编码是医保稽查诊疗、检查及判断用药合理性的重要依据，并对医院的社会效应、经济效应产生重大影响。

第六节　病案质量管理运行效果分析

一、自动编码系统有效提高编码质量

临床医师使用自动编码系统进行疾病的诊断，不仅在诊断术语上得到规范，而且为参与诊断字典库编制的工作人员提供更加高效的编码依据。以 ICD－10 为基础的诊断自动编码系统的建立，可使疾病诊断信息在院内流动，利于评估医师的诊疗，对医生的诊疗过程进行有效监督。

通过对自动编码的成功率进行分析，其中：编码成功率 =（系统经过精确比对能够进行自动编码的诊断数量 ÷ 临床诊断中医师所录入疾病的总数量）× 100%。使用 ICD－10 自动编码系统进行数据编码，首次成功率为 75%，经过人工处理数据并在此进行编码，编码的成功率达到 96% 以上。

通过对自动编码的符合率进行分析，其中：编码符合率 =（人工编码与自动编码一致的数量 ÷ 自动编码的总数量）× 100%。首次使用自动编码系统进行编码，编码的符合率达到 93%。

二、规范首页填写，合理获得医保分值

案例：指导专科规范选择诊断，医保扭亏为盈

案例摘要：病人男性，40 岁，因左侧胸痛伴咳嗽 1 个月，加重 10 天入院，入院初步诊断：液气胸，入院完善相关检查，行胸腔镜下左侧肺大泡切除术，术后予止痛、雾化祛痰及对症支持治疗，术后病理提示左侧肺大泡。医保费用 23 466. 28 元。病案首页出院主要诊断为：左侧液气胸；其他诊断：左侧肺大泡。

手术操作名称：胸腔镜下左侧肺大泡切除术。临床医生选择液气胸，同时

对应医保诊疗方式“微创手术”，院内医保系统预评估亏损 705. 28 元。

根据《住院病案首页数据填写质量规范（暂行）》第二章第十一条第二点：以手术治疗为住院目的的，则选择与手术治疗相一致的疾病作为主要诊断。要求医生按规范要求更正出院主要诊断为：左侧肺大泡；对应医保诊疗方式“微创手术”，最后医保反馈盈利 29 264. 72 元。

三、人工 + 智能监控并用，及时发现医保违规风险

案例：通过大数据筛查，人工辅助质控，发现医保违规案例

案例摘要：该月按质控常规将费用及住院天数可疑数据通过系统抓取到可疑数据一例：病人女性，33 岁，因腹痛 3 天收治入院，入院初步诊断：急性胃肠炎，入院后完善检查，未行药物治疗，症状缓解后出院，住院总费用 2 410. 32 元，其中医保费用 1 123. 55 元。

通过进一步核查，该病人本次为行体检入院，入院指征不足，病历书写过于简单，未见描述患者病情变化或有效治疗手段，初步判定轻症入院，院内做出医保违规处理，同时将该案例上报市医疗保障局，退回相关医保费用，免予医保年度清算违规扣分。

四、多维度质量管理方式促进专科数据质量提升

案例：某专科终末病历问题分析及针对性改进措施

2018 年 12 月某专科院长查房，对该科前 11 个月终末问题病历缺陷进行分析，反馈如下：

1. 扣罚情况

2018 年 1—11 月，该科终末病历扣罚总金额为 9 410 元，全院扣罚排名为第 22 名，扣罚最多的是住院病案首页，占扣罚的 93%，首页项目扣罚前 5 位的依次是：①首页麻醉医师缺陷；②首页主任（副主任）医师签名缺陷；③首页质控医师签名缺陷；④首页科室主任签名和转科科别缺陷；⑤首页病患现住址、医疗付费方式、药物过敏和其他手术和操作名称缺陷。

2. 首页疑难病例及三四级手术占比

2018 年 1—11 月该科首页疑难病例（C、D 型）207 例，占全科病历的 9. 26%。三、四级手术 599 例次，占全科手术的 89. 67%。病案首页分型质量监

控是通过病例分型管理，反映医疗机构救治疑难、危重病例的技术水平和临床的工作强度，并进行同级对比。

3. DRGs 相关指标

2017 年出院病历 1 222 份，其中 76 份属于入不了组/“歧义病历”。入不了组/“歧义病历”的原因：住院天数≥60 天（例如 ID：2792633），或者主要诊断与主要手术部位不匹配（例如 ID：6885）。

主要诊断与不同的其他诊断（并发症和合并症）组合成不同的 MDC 组，不同的 MDC 组会产生不同的权重，因此要重视并发症和合并症的填写，全面地填写患者住院期间的所有诊断。

4. 诊断填写缺陷

（1）诊断没有填写已手术或治疗的完整诊断（例如 ID：2209419）。

（2）诊断没有完整填写本次住院期间检查出或治疗的完整诊断。

（3）以患者的损伤原因作为主要诊断。

没有选择合适的疾病作为主要诊断，会导致医保亏损。规范合理地选择，有利于医保分值的给付，主要诊断的准确选择，所有诊断的完整填写，对专科的 DRGs 安全指标和效率指标产生直接影响，将来如果医保付费方式由按病种分值付费转型为按 DRGs 付费，更将直接影响经济效益。

5. 存在医保违规风险

2018 年 1—11 月，患者出院后 15 天内再入住该科的病历有 12 例，其中有出院后第二天以相同的诊断再次入院，或前后两次住院的入院主诉和现病史描述相同（例如 ID：9698576），存在“分解住院”的医保违规风险。应该规范地书写病历，特别是主诉、病情变化、本次治疗的原因、是否达到出院标准等，这些都应具体详实地记录在病历中，避免医保违规。

另外，首页数据是反映专科业务能力、效率指标、安全指标的重要依据和凭证，希望科室重视首页数据的填写质量。

通过进一步的分析，上述问题是医生对病案书写不重视、不规范造成的。为帮助该科提高病案质量，以问题为导向，运用大量的问题案例到该科进行《如何高质量填写住院病案首页》的专题培训，内容如下：①首页填写的目的和要求；②科室病历扣罚概况和存在的问题；③如何高质量地填写首页。同时与该科医务人员展开讨论，效果显著，三个月后的复查中，该科的终末病历质量有了明显的提高：

（1）总体情况有改善，全院扣罚排名第 20 名（部分整改，需持续改进）。

（2）首页疑难病例（C、D型）占全科病历的91.26%。

（3）主要诊断与主要手术操作的选择情况有明显改善（部分整改，需持续改进）。

（4）其他问题整体向好，需持续改进。

参考文献

[1] 中华人民共和国卫生部. 医院感染管理办法［S］. 2006.
[2] 中华人民共和国卫生部. 医院感染监测规范［S］. 2009.
[3] 中华人民共和国卫生部. 医院隔离技术规范［S］. 2009.
[4] 中华人民共和国国家卫生与计划生育委员会. 医院感染管理质量控制指标［S］. 2015.
[5] 中华人民共和国国家卫生与计划生育委员会. 重症监护病房医院感染预防与控制规范［S］. 2016.
[6] 中华人民共和国国家卫生健康委员会. 病区医院感染管理规范［S］. 2016.
[7] 王力红，朱士俊. 医院感染学［M］. 北京：人民卫生出版社，2014.
[8] 郝少君，刘德熙，王灵. 现代医院感染管理与控制［M］. 北京：人民军医出版社，2010.
[9] 中华人民共和国卫生部. 医院洁净手术部建筑技术规范［S］. 2013.
[10] 中华人民共和国卫生部. 血液净化标准操作规程［S］. 2010.
[11] 中华人民共和国卫生部. 新生儿病室建设与管理指南（试行）［S］. 2009.

第七章

医保管理

第一节　医院医保管理概述

随着我国医疗保险制度的不断完善，三医联动改革和医疗保险支付制度改革进程的不断推进，医保的引领作用进一步提升。在社会医疗保险即将实现全覆盖的形势下，伴随全民医保制度逐步建立和完善，医疗保险对医院发展的重要性日益递增，来自医保基金的收入基本占到了公立医疗机构收入的50%以上，部分医疗机构甚至达到了80%以上，医保管理越来越受到医院的重视，已成为医院管理的重要内容。

作为医保改革的前沿和医疗服务的卖方，国家医疗保险制度改革的各项政策和规定都是由医院通过落实在各项医疗服务中直接传递给参保患者的，医院要想在有限的医保统筹基金中获得更大市场份额的同时，充分满足患者的医疗服务需求，就必须不断加强内部医保管理工作，探索和建立科学的医院医保管理体系。近年来，针对医疗服务中医保基金的监管逐渐由对医疗机构的监管延伸到对医务人员个人服务行为的监管，特别是自2018年3月国家医疗保障局成立以来对医保基金监管高度重视，开展了一系列打击欺诈骗保的专项行动。国家深化医疗保障制度改革新形势下的各项政策制度对医院医保管理工作提出了更高的要求。

一、医院医保管理的主要功能

医院医保管理是指医院通过一定的组织机构和程序，运用管理理论和方法，对医院医疗保险的资源及活动进行计划、组织、指挥、协调、控制及监督的全部管理过程。医院医保管理不仅是社会医疗保险管理部门职能的延伸，也是医疗保险和医院管理的需求，其主要功能是：

（1）落实各项医保政策：随着我国社会医疗保险事业的发展，政策法规不断更新和完善，医院作为医疗服务的提供者，应保证医保政策在医院的顺利实施。医院医保管理部门需要和医保经办机构的管理、监督、信息等部门进行相关业务对接，认真处理相关事务，并取得医院内各相关科室的密切配合。医院需要分析医疗保险政策，结合医院管理制度和诊疗规范，进行调查研究和决策，确定医院医疗保险管理目标和具体实施措施，并对医院工作人员进行医保政策的宣讲和操作规范的培训，对医保患者进行政策宣传和答疑解惑，对医院内部各环节的执行情况进行监督检查和考核评估，确保各项医保政策和制度的落实。

（2）做好医保费用的经济管理：随着医院医保患者比例的不断增加，医保收入占比的不断增长，医保费用的经济管理成为医院医保管理和财务管理工作的重要组成部分。首先，要做好医保费用报销、结算等工作，定期与医院的财务部门核对账目，进行经济核算，及时发现问题和解决问题，为领导决策和不断改进医院医保管理工作提供依据。其次，要研究医院医保费用管理的对策。我国的社会医疗保险制度实行以收定支、收支平衡的基本原则，医疗保险经办机构通过改变支付方式和加强对医疗服务提供方的监督来达到基金平衡。因此，医院医保管理部门应研究当前支付方式下的医保费用管理办法和具体操作措施，对不同支付方式的自我应对措施做前瞻性研究，不断规范自身行为。

（3）加强医院医保质量管理：定点医疗机构为参保人提供医疗服务，医疗保险基金支付相应的医疗费用，医疗费用的合理性、医疗服务质量的好坏、医院的医疗行为是否规范，都直接影响到医疗保险基金的平衡，对定点医疗机构的监督是医疗保险监督的重要内容之一。因此，医院应依据定点医疗机构服务协议和疾病诊疗规范，建立有效的医保质量管理体系，对各个环节进行质量控制和反馈调节，找出偏差和解决问题，改进和完善工作流程、管理制度、奖惩机制，预防问题的发生，形成检查、反馈、整改、提高的良性循环，同时对医务人员进行培训教育和业务指导，不断提高医疗服务质量。

（4）协调医、保、患三方关系：医院作为社会医疗保险服务的载体和医保政策的执行者，必须做好与医保经办机构和参保患者的协调、沟通工作。要及时向医保经办机构反映医院医保工作中存在的问题和困难，提出完善和改进医保工作的合理建议，争取得到支持和帮助，双方共同努力化解矛盾。同时对参保患者进行医保知识宣传，及时解答病患就医中的问题，协调处理好医院内部各科室的医保相关事务，取得院内职工和广大参保人员的理解和支持，使医、保、患三方合法权益得到保障，建立友好共处的和谐氛围，更好地实现医疗保险“社会稳定器”的功能。①

医院医保管理是随着医院管理和医疗保障制度的变化而形成和发展的。我国在城镇职工基本医疗保险制度建立之时，就明确要求定点医院内部建立医保管理团队，医院医保管理是定点医疗机构连接医保经办机构的重要桥梁，也是医保经办机构在定点医院落实其管理政策的重要渠道。医院医疗保险管理作为

① 荣惠英．医院医疗保险管理［M］．北京：人民卫生出版社，2015．

医院系统的子系统，执行特定的功能，有相对的独立性，又与医院内部的其他子系统（例如财务、医务、信息等）及医院外部的医疗保险系统有着相互作用、相互依赖的关系。随着时代进步，信息技术的高速发展以及医疗保障制度的完善，医院医保管理的范围和职能在不断拓展。医院内部医保管理责任重大，医保管理部门代表医院与医保对话，表达意愿诉求；通过宣传、培训、监督，把医保政策落实到医院；监督和提醒医生行为，使医疗行为符合医保政策；在医保付费日益收紧的情况下，为医院决策提供支持。①

在全民医保的形势下，医疗保险逐步推进构建一体化社会医疗保险体系进程，整合基本医疗保险和新农合医疗基金，实现跨区域统一结算和管理；而医院医疗保险管理也将医保管理与医疗管理相结合，建立了多部门协作运行的医疗质量管理体系。

二、医院医保管理体系

在医院医疗保险管理中，相应的体系建设是加强内部管理的重要手段，医院医保管理的内容是通过建立医院医保管理体系具体实施的。医院医保管理体系，是指医保定点医院建立的与医保管理相适应的内部机构、管理制度、管理措施和操作运行机制等在内的一整套体系。医院医保管理体系的建立，被医保经办机构称为“医保和医院加强联系的纽带和桥梁”，被参保患者称为“就医问策的向导”，被媒体称为“医保政策的终端落实者”。

医院医保管理体系与新型基本医疗保险制度相伴而生，共同发展。1999 年，原国家劳动和社会保障部发布《城镇职工基本医疗保险定点医疗机构管理暂行办法》（劳社部发〔1999〕14 号），要求定点医疗机构“严格执行基本医保有关政策规定，建立与基本医保管理相适应的内部管理制度，配备必要的管理人员和设备”。可以说，医院医保管理体系是基本医保制度改革的产物，并随着基本医保制度的改革发展而不断发展壮大②。根据中国医院协会制定的《全国医院医疗保险服务规范》（医协会发〔2014〕22 号）要求，“定点医疗机构应建立健全医疗保险管理体系，成立由院领导负责的医疗保险管理委员会，形成医院、主管部门、科室三级医疗保险管理网络；应设立与医疗保险管理任务相适应的、与本单位医疗行政管理部门相平行的、独立的医疗保险管理部门”。

---

① 医院医保管理：如何打通渠道双方共赢［EB/OL］. https://www.sohu.com/a/243738735_439958，2018-07-27.

② 海韵. 从治理现代化视角推进医院医保管理——“完善医院医保管理研讨会”观点综述［J］. 中国医疗保险，2018（7）：29-33.

目前，全国绝大多数的医保定点医疗机构都设有医保管理部门，并在探索发展中逐步建立和完善与医院发展相适应的医院医保管理体系。

第二节 中山市人民医院按病种分值付费制度下的医保管理模式

中山市人民医院作为中山市综合性三甲医院和社会医疗保险定点医疗机构，医保住院患者人次占全院住院人次的70%左右，这给医院医保管理提出了较高的要求。该院高度重视医保管理，通过强化内部管理水平，完善医院医保管理架构建设，明确医保工作分工，配合精细化医保管理手段，在不断探索中构建了按病种分值付费制度下的医保精细化管理体系。

一、医院医保管理体系建设

该院设有医保部，专门负责医院社会医疗保险的管理沟通等工作。医保部属于医院一级职能科室，由业务副院长直接主管，形成了由主管院长、医保部、临床科室组成的三级医保管理架构；制定了完善的医保部工作制度、医保部各岗位人员职责、医院医疗保险管理办法；建立了社会医疗保险管理委员会；将医保质量考核评价纳入医疗质量管理控制体系。

（一）医院医保管理架构

该院医保管理是由主管院长、医保部、临床科室组成的三级管理架构（见图7－1）。

医疗保险对医疗服务的支付和医院的发展密切相关，医院对医疗保险管理部门的设置是医院医保管理工作的需要，相对应的人员配备和工作职能以及分工也是医院组织管理的基本要素。中山市人民医院主要的社会医疗保险管理工作由医保部负责。医保部在组织上接受主管院长的领导，业务上接受医保经办机构及相关部门的指导，需要完成医保管理、监督、培训、宣传、协调、考核等任务，其主要职责如下：

（1）在主管院长的领导下，负责医院社会医疗保险的管理工作。

（2）及时宣传社会医疗保险新政策，协调完成上级医保行政部门委托的工作任务。

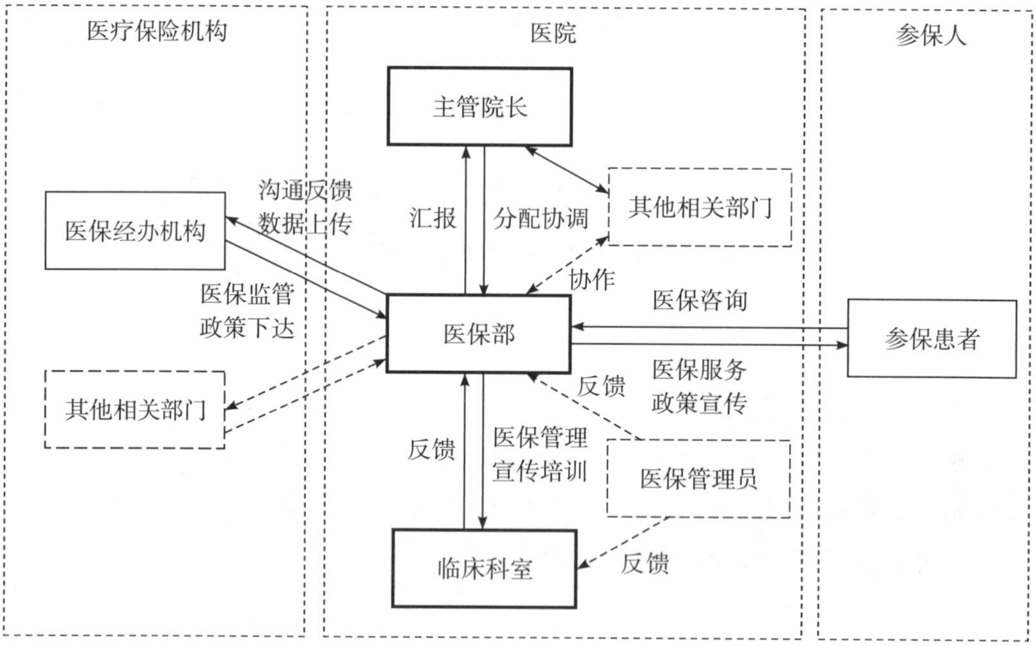

图 7－1　医院医保管理流程图

（3）准确、及时地统计、核对、结算参保患者的医疗费用，及时、准确回收应收参保患者的医疗费用。

（4）完整、妥善保管好参保患者的费用结算单据。

（5）科学、合理规划各临床科室医保管理工作指标。

（6）汇总、分析参保患者的医疗费用情况并及时向科室反馈。

（7）负责全院有关社会医疗保险业务的咨询工作，主动为临床提供社会医疗保险管理的服务。

（8）加强对外沟通，促进医、保、患的对话，为社会医疗保险事业的发展提出改进意见。

同时，医院医疗保险管理的内容涉及医院管理的各个方面，需要医保部和各临床科室、医技及职能部门密切配合，共同完成。按部门划分，医院医疗保险管理涉及医保、医务、财务、病案、门诊、住院等多个部门；按专业划分，医院医疗保险管理涉及医院管理、医疗、护理、医技、财务、药学等多个领域；按流程划分，医院医疗保险管理涉及挂号、门诊、住院、结算、报销、支付等环节。面对复杂、多样化的医保管理工作，为避免科室之间的业务重叠引发的矛盾，需要将医院医保业务进行明确分工（见表 7－1）：

表7-1　医院医保业务分工

科室	医保业务分工
院领导	全院医保工作的分配和协调
医保部	完成主要的医保管理工作和业务，与医保经办机构沟通联系，与院内各相关科室协作
财务	与医保部协作进行医保费用报销和核对
医疗收费科	医保门诊、住院收费和出入院业务办理
病案管理科	参保患者的病历保管及复印，病种数据管理、疾病诊断和手术编码
信息科	医保数据信息上传；医保信息系统维护及问题处理，医保系统功能改造
医务部	医保相关的医疗质量管理；负责转诊、特殊特定病种办理；处理医疗纠纷
药学部	确保医保目录内药品种类齐全，医保药品目录库维护，指导合理用药
价格管理科	确保医保收费项目编码正确，合理收费
门诊部	门诊参保患者的诊疗
医技科室	参保患者的检查化验
临床科室	住院参保患者的诊疗

（二）医院医保管理体系

中山市人民医院综合与社会保险经办机构签订的《定点医疗保险机构医疗保险服务协议》内容及各项管理办法，结合医疗诊疗常规和医院管理制度，考虑到医院医保工作各个环节的运行，制定了以下医院医保管理体系：

1. 医保基础管理

（1）机构设置及人员配备。

①由一名副院长分管医保工作；②设立医保管理科室；③配备医保管理科室负责人及专职医保工作人员。

（2）内部管理制度。

①制定医院医保管理规章制度及具体实施措施；②制定医保管理人员工作职责；③按规定使用和保管专用公章和收据；④按规定保管各种政策文件等资料文档；⑤建立医保工作定期总结分析制度和信息反馈制度；⑥组织学习相关医保政策规定，执行医保自查制度；⑦违规内部处理制度并有相应处理记录。

（3）政策宣传与培训。

①制定医保制度院内会议传达制度；②建立医保政策宣传与培训制度；③公示医保制度政策规定及医疗收费制度，明示医保就医流程；④设置医保业

务咨询台、投诉台；⑤通过宣传栏等多种形式进行政策宣传。

（4）与医保经办机构工作的衔接。

①及时准确报送各类报表及相关资料；②提供医保经办机构监督检查中需要查阅的医疗档案及有关资料；③对检查或投诉问题及时调查、核实、处理并记录，提供情况说明；④参加医保经办机构组织的会议及培训。

2. 医保就医管理

（1）门诊管理。

①设置医保患者门诊就医指南，设立门诊分诊台；②接诊医生必须认真核对就诊的参保人身份，做到人卡相符；③接诊医生根据规定，提供规范诊疗，做到合理检查、合理治疗、合理用药；④参保人进行非医保范围的诊疗检查时，必须自费结算；⑤门诊处方（含外配处方）药量必须严格按照规定，不得分解处方；⑥参保人在就诊过程中，如需使用自费项目时，接诊医生应先告知参保人或其家属，并征得其同意；⑦各项收费内容明确，金额准确，收费清单列明具体项目名称、次数和金额及医保支付比例；⑧严禁为参保人提供不实的诊断证明、不符合病情的处方等，严禁伙同参保人骗取社会医疗保险基金等违法行为；⑨严格按照规定，准确上传中山市社会保险基金管理局所需的参保人资料；⑩准确核对中山市社会医疗保险参保人员的就诊医疗数据，及时准确报送报表。

（2）住院管理。

①主管医生核对参保患者社会保障卡及身份证，核实住院病人的参保身份，准确填写参保病人的资料；②严格掌握住院、出院标准，不得让不符合住院条件的参保患者办理住院，不得推诿、拒收符合住院条件的病人住院，对符合出院条件的参保人，应及时通知其办理出院手续；③不得分解住院，不得以挂床住院方式增加住院人次；④严格掌握转院标准，按转诊的有关规定办理手续；⑤如实记载参保人病情，不得提供不实医疗文书、不得出具虚假医疗证明，严禁伙同参保人员骗取医疗保险基金；⑥诊疗项目与病程记录相符，合理检查、合理治疗、合理用药，大型检验、检查、治疗要指征明确，在病程记录中要有分析说明；⑦控制好参保患者的医疗费用及自费率，使用自费项目要征得参保患者或其家属的同意，并根据规定填写相关资料，抢救情况下可先使用后补办手续；⑧出院带药符合规定；⑨参保人在住院期间，经医院同意到其他定点医疗机构进行检查或购药所发生的医疗费用，纳入本次住院费用，统一按住院费用结算；⑩根据要求，准确上传参保人资料；⑪准确核对参保人的医疗数据，准确及时报送报表；⑫为异地就医参保人员及异地经办机构提供服务。

（3）医疗相关管理。

①严格执行卫生行政部门制定的医院制剂管理规定；②严格药品和医疗器械管理制度，按规定使用药品和医用材料；③合理检查，合理治疗，合理用药，防止服务过度或服务不足；④执行诊疗规范、临床路径、病种管理规范、用药指南等技术规范；⑤及时向参保患者提供病历复印件。

3. 医保财务管理

（1）收费管理。

①严格执行物价部门制定的收费标准；②严禁超标收费、分解收费和比照收费；③严格执行医保基金支付规定和医疗机构收费标准；④及时向参保患者提供门诊、住院费用清单和结算单据。

（2）结算管理。

①参保人员住院结算登记及相关资料完整；②及时、准确上传医疗费用；③定期与经办机构核对账目，及时处理问题；④按相关规定报送结算报表；⑤及时与经办机构结算医疗费用；⑥定期对结算数据进行统计分析。

4. 医保信息管理

①配备专职医保信息系统管理人员；②定期维护医保信息系统，保证正常运转；③保证信息传输通畅、完整、准确；④根据经办机构提供的政策等信息及时更新医保信息系统；⑤严格执行医保药品和诊疗目录管理规定，正确对应医保编码；⑥不断改进程序，满足质量控制、数据分析等医保管理需求；⑦按要求做好数据备份工作。

5. 医保质量管理

①贯彻国家医疗卫生与医疗保险相关规章制度；②建立医院医保质量管理制度与考核奖惩措施；③规范诊疗服务行为，确保参保患者就医的公平与效率；④定期进行医保数据分析，合理控制医疗费用；⑤检查各科室执行医保政策情况，及时发现问题并督促整改。

二、按病种分值付费制度下的医保精细化管理

中山市自2010年起住院医疗费用开始实行总额控制下按病种分值付费的支付方式。在总额预付按病种分值付费方式的作用下，医保可分配资金的有限性以及医保监管力度的不断加强，给医院医保管理工作带来了更大压力。中山市人民医院在探索医院发展的过程中，主动适应医疗保险支付方式改革的大局，

结合医院实际，探索与医保政策制度相适应的的精细化医保管理手段，完善医院医保管理体系。在有效提升医院内部医疗资源使用效率的同时，为患者提供良好的医疗服务，实现经济效益和服务能力的同步提升，使医院医保综合服务水平得到了有效提高。

（一）医院医保数据精细化管理

随着医药卫生体制改革的推进，公立医院内、外部环境发生了一定的变化，公立医院的运营面临着新的考验和挑战。在按病种分值付费的医保支付方式下，公立医院必须强化医疗服务质量，实施精细化的医保管理，建立以量化管理为基础的经营管理模式，用数据说话，分析医保数据和核算项目成本及病种成本，对医院医保数据进行精细化管理，提升医院整体水平。实现医保数据精细化管理，一方面，全面、系统、科学地分析医保数据，有助于医院作出合理的医疗控费决策，引导医保费用合理使用，指引科室合理调整费用结构，促使医院顺利实施医疗保险政策，使医院得以良好持续地发展；另一方面，做好成本核算能够提前预估医院、科室病种的医保盈亏情况，医院能有针对性地制定和执行管理政策，有效预防和控制医院、科室医疗费用的不合理增长。

1. 医保数据分析

医保管理是医院管理的重要组成部分，加强医院医保管理是医院可持续发展的重要保障。随着我国医疗体系的快速发展和医疗保险制度的逐步完善，医保管理的难度也在不断加大，要做好医保管理工作，实现医保精细化管理就要做好全面分析医保数据工作。通过医保数据的分析研究可以具体、全面地掌握一定阶段内医院及各个科室的医保盈亏情况，让管理者能够制定更加科学规范和符合医院实际情况的医保管理制度，把握好医院医保管理方向，对实现医院医保精细化管理和实现医院正常运行有着重大的意义，同时也能够更好地为参保患者提供优质服务。所以说，医保数据分析是医保精细化管理工作顺利进行的基础。

在医院医保精细化管理中，以管理为目的进行全面的医保数据分析，[①] 通过集成、加工、转换医保数据，充分有效地利用医保数据，注重全院、科室、病种、医疗组的医保盈亏分析以及具体病种的费用结构分析，多维度统计分析医保费用、医疗费用等指标，对比分析参保患者与自费患者的医疗费用使用情况，并建立相应图形报表，将医保盈亏纳入科室绩效考核，监督科室及其医疗组的

① 伍赛君．医保数据分析对医院管理的作用［J］．智富时代，2018（3）：153.

医疗行为，引导科室控制医疗成本，提升医院医疗保险管理水平，保障医院医保的良好发展。

每月医保结算后，专科经营助理会将医保数据处理成图形报表，并通过相关数据和图表，逐层分析全院、科室、病种、各医疗组的医保盈亏情况，对于异常的数据将找出其根本原因，分析异常值的出现是受医保病种分值设置不合理、病例个案的影响，还是受医务人员医疗行为不当等原因的影响。（见图7－2）

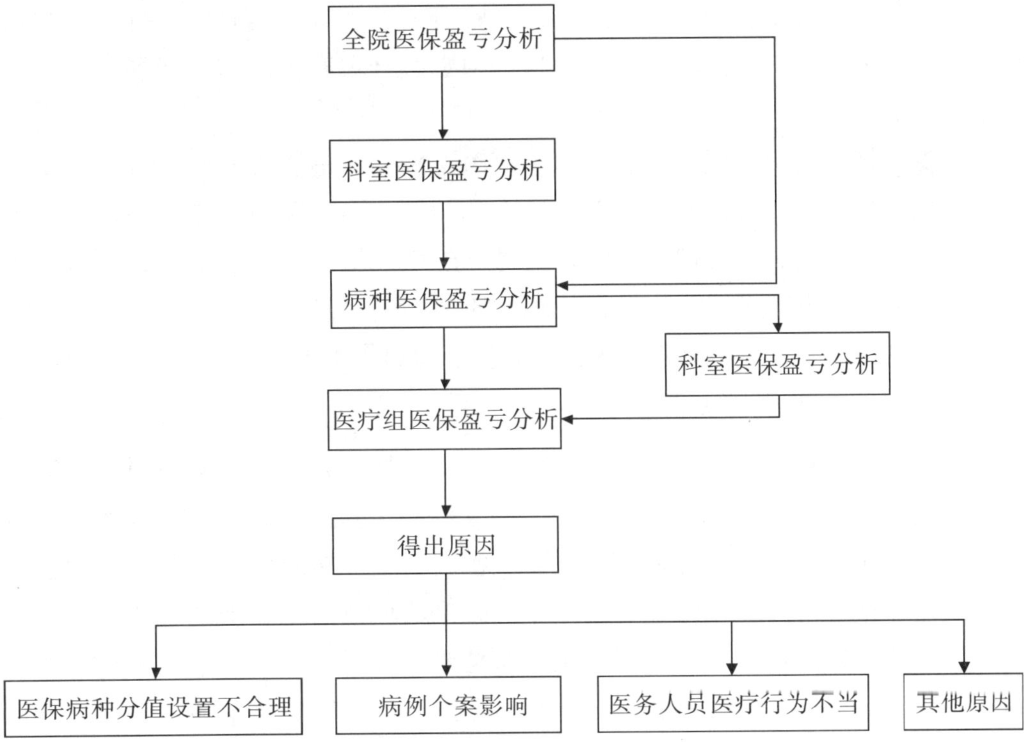

图7－2 医保盈亏分析流程

另外，专科经营助理还会就科室发展方向和医保病种与临床科室主任沟通，了解对科室发展影响较大的病种，探讨如何细分相关病种，并听取专科的分析需求，针对各专科特色进行医保病种个性化分析，如肿瘤科的“为肿瘤化学治疗疗程”病种，在与科室主任沟通后充分了解病种的基础上，专科经营助理根据肿瘤部位划分为肺癌、肠癌、鼻咽癌等病种，其中肺癌按组织学来源又分为肺腺癌、肺鳞癌、小细胞肺癌等，如此一来，数据划分程度越精细，病种的分析反馈就越有利于科室对医保病种的管理。

在分析的过程中，仅看单一数据难以挖掘到问题存在的深层原因，所以专科经营助理除了对医保数据进行单体分析，还要作整体分析，找到数据间潜在的关系，对医保数据进行关联性分析，避免忽略某些较为重要的因素，并灵活运用趋势分析、比较分析、比率分析、结构分析等分析方法。如医疗费用异常的医保病种，可对病种所支出的药费、材料费、技术劳务费、检验检查费等进行比例上的分析，得出医保病种费用过高的主要原因，分析影响因素是否可控，监督医疗费用是否合理，并提出针对性的建议，协助临床科室进行目标性改进；若在分析医保病种运营情况时，发现病种平均医保费用偏离标准费用且幅度达到一定比例，专科经营助理将协助临床科室分析各病种偏离情况，确实符合诊疗规范的偏离情况交给医保部，由医保部根据病种偏离情况向医保局申请调整部分病种分值。

医保数据精细化管理，主要是为了使医院医保管理更加有针对性，在做好医保数据分析后，针对异常的情况和存在的问题，形成图形报表和书面报告向医院、科室及相关部门反馈，提出切实可行的整改措施以解决问题，并持续跟进，定期分析，巩固成果。从综合管理、质量控制、静态指标向过程监控、标准管理、持续改进发展，真正发挥医保数据管理的作用。①

2. 项目成本和病种成本核算

开展按病种分值付费医保支付方式改革，控制公立医院医药费用增长等政策的推进，使得公立医院财政压力加大，成本补偿困难，急需降低成本、提高收益，医院在医保方面的管理模式必须从粗放式管理转向精细化管理，除了要做好医保数据分析，还应将成本核算作为医保数据精细化管理的重要措施。成本核算不单是理论指导或是管理思想，而是要结合医院实际情况，能够达到降低成本、提高效益目的的制度措施和操作方法，是医保数据精细化管理的重要组成部分。②

在保证医疗安全的前提下，增强医院、科室成本管理理念，科学准确地进行成本核算，有效控制医院医疗成本，促使医院效益最大化，是医院实现可持续发展的关键。从项目成本和病种成本两个维度着手，为医院提供科学合理的成本核算工具，了解各项目、病种成本构成，找出各医疗项目及各病种的成本控制点，③ 提高成本核算的精细化程度，从而加强医疗成本事前、事中控制，合

---

① 侯长敏. 精细化医院管理要诀［J］. 中国医院院长，2012（1）：92.

② 翟晓玲. 成本核算在医院管理中的应用［J］. 右江医学，2004，32（6）：605－606.

③ 张晓炜. 医改大背景下公立医院实施医疗服务项目成本、病种成本的探索［J］. 经济师，2019（1）：233－234，241.

理配置医院有限的资源，有效降低运营成本，提高运营效率，降低患者就医负担，提高患者满意度，坚持公立医院公益性和增强其可持续发展的能力。

（1）项目成本核算。

项目成本核算是在医院科室成本核算的基础上开展的，是医院针对某个时间段内产生的费用进行分类、整理、记录、计算、评价等处理，通过固定的归集和分配方法，综合参考对应医疗项目的范围、项目以及阶段方面的差异性，计算单位成本与总成本。[①]

项目成本核算的开展，能够准确把握各医疗项目的医保盈亏情况以及医疗项目实际成本和成本构成的具体情况，不仅为医院成本预算编制和绩效考核设置提供客观、合理、有效的数据依据，使医院成本预算编制更加具有针对性，医院绩效考核体系更加科学合理，而且还有助于及时发现运营存在的问题，促使科室及医务人员规范医疗行为，促进医院科学合理分配医疗服务资金，提高医院资源配置水平。此外，通过将作业成本法应用于项目成本核算，除了能够提供医疗服务项目的具体成本数据信息，还能够提供作业本身的相关信息，并可以借助这些信息管理作业流程，优化改造医院作业流程，提高医院管理水平。

医疗服务项目成本的核算与分析主要从项目收入、固定成本、非固定成本等方面开展，可通过项目成本核算对比达到相同医疗效果的医疗服务项目，分析这些项目的效益成本，选择最优的医疗服务项目；还可以对比同一医疗服务项目在不同科室中的具体情况，分析科室间成本差异和医疗行为差异，引导科室控制医疗成本，缩小各科室之间医疗服务行为的差异。

以血液透析（Hemodialysis）成本分析为例。血液透析简称血透，也可称之为人工肾、洗肾，是血液净化技术的一种。由于不同仪器可提供的功能不同，中山市人民医院血液透析分为血液透析项目和血液透析滤过项目，两个项目都可达到血液透析的效果，但两者收费编码不同，使用的器械不同，效益成本皆有差异，所以分别对两个项目进行成本分析（见表 7－2，表 7－3，表 7－4）。分析得出，血液透析滤过项目收入比血液透析项目高，但由于做血液透析滤过项目的设备成本较高，因此血液透析滤过项目每人次利润比血液透析项目每人次利润低。

---

① 杨佼．医院医疗服务项目成本核算研究［J］．现代经济信息中，2018（5）：222，224.

表7－2　血液透析项目成本分析

项目	收费名称	单价（元）	数量	金额（元）
项目收入	血液透析/次			
	静脉注射			
	使用微量泵或输液泵每小时加收			
	中换药			
	专家门诊检查费（副主任医师）			
	合计			
变动成本	消毒成本			
	不计价卫生材料			
	合计			
固定成本	医生人力成本（元/小时）			
	护士人力成本（元/小时）			
	设备折旧（元/小时）			
	合计			
利润				

表7－3　血液透析滤过项目成本分析

项目	收费名称	单价（元）	数量	金额（元）
项目收入	血液透析滤过/次			
	静脉注射			
	使用微量泵或输液泵每小时加收			
	皮下注射			
	专家门诊检查费（副主任医师）			
	合计			
变动成本	消毒成本			
	不计价卫生材料			
	合计			
固定成本	医生人力成本（元/小时）			
	护士人力成本（元/小时）			
	设备折旧（元/小时）			
	合计			
利润				

表 7-4 血液透析项目与血液透析滤过项目成本

项目名称	项目收入（元）	项目成本（元）	利润（元/人次）	利润率（利润/成本×100%）
血液透析				
血液透析滤过				

（2）病种成本核算。

病种成本核算是将治疗某一病种所耗费的医疗服务项目成本、药品成本及单独收费材料成本进行叠加，[①] 按某一标准对相应成本进行归集、分析，测算出各病种的平均成本。病种成本的核算也可以理解为科室成本与项目成本核算的细化和再加工。[②]

病种成本核算是科学有效测量医院成本控制的工具，是医院进一步细化成本管理，实现医保数据精细化管理的重要举措，精细化的数据核算与管理更有助于医院作出有效决策，提高医院的核心竞争力，促进医院长足发展。通过对各个病种工作流程及环节的挖掘分析，优化医疗服务流程，除去不必要的环节，纠正不合理用药从而规范监管医疗行为，落实规范标准的病种治疗流程。而且通过对全院所有病种的成本核算和分析，可以清楚体现病种的收支情况，了解哪些是盈利的病种、哪些是亏损的病种，能够进一步对亏损的病种进行分析，查明其亏损的原因，寻找控制其成本的方法，提高医疗资源使用效率，降低医院资源消耗，既减轻患者的看病负担，又利于医院的生存与发展。

要开展病种成本的核算，可选择一些常见多发的、利润较高的或是对医院持续发展有较大影响的，并有明确的诊疗、稳定的效果等特点的，具有代表性的疾病进行病种成本的核算。然后，针对这些病种，按照已定的临床路径，计算出其包含的所有的医疗服务项目的成本，根据为治疗某一病种所耗费的各项医疗项目成本累加应归集入该临床路径的直接药品和单独收费材料的成本[③]，计算出该病种应分摊的成本。在核算出病种成本之后，再通过多方面的关联对照，及时发现问题，明确其责任科室部门，严格落实整改时限，并跟踪反馈。

以心肌梗死—介入治疗的病种成本核算为例。心血管内科心肌梗死—介入治疗的病种包含：I21.4—急性心内膜下心肌梗死、I21.0—前壁急性透壁性心肌梗死、I21.1—下壁急性透壁性心肌梗死、I24.0—冠状动脉血栓形成，未造成心

① 于志飞．浅谈医院成本管理体系的建立［J］．财经界（学术版），2016（16）：58.
② 孙舒然．医院项目成本、病种成本与成本控制研究［J］．中国市场，2019（7）：108－109.
③ 宋维玲，王福生．医改新政下如何做好单病种成本核算［J］．中国经贸，2014（9）：155－156.

肌梗死、I21.3—未特指部位的急性透壁性心肌梗死、I25.2—陈旧性心肌梗死、I21.2—其他部位的急性透壁心肌梗死，社保返回费用均为 42 400 元。心肌梗死—介入治疗的病种成本核算主要从以下几个方面核算心肌梗死病种成本（见表 7 – 5，表 7 – 6，表 7 – 7）：

①病种例数及实际占用床日数。2017 年 7 月—2018 年 6 月间，心血管内科所有医保病种例数为 4 038 例，实际占用总床日数为 26 403 床日。其中心肌梗死—介入治疗的例数为 475 例，占 11.76%；实际占用床日数为 3 496 床日，占 13.24%。

②人力成本。人力成本包括医生、护士、技师的人力成本，其中病房医生的人力成本按心肌梗死的参保病人比例分摊核算，病房护士的人力成本按该病种参保病人实际占用床日数比例分摊核算，介入室医生、护士及技师的人力成本按手术占用时间核算。

③卫生材料成本。计价卫生材料成本根据每例病人实际使用金额核算；不计价卫生材料成本按该病种实际占用床日数占所有参保病人实际占用总床日数的比例分摊。

④药品成本。根据每例病人实际使用金额核算。

⑤检验、检查成本。化验成本按项目收费的 35% 核算，心电图检查成本按项目收费的 1% 核算，B 超检查成本按项目收费的 21% 核算。

⑥设备折旧。DSA 机按 6 年折旧，其他设备根据手术占用时间核算。

表 7 – 5　心肌梗死—介入治疗成本分析

项目收费	项目名称	数量	单价（元）	收费
	冠状动脉造影术			
	经皮冠状动脉内支架置入术（STENT）			
项目成本		每例成本（元）		
人力成本	手术医生			
	介入室护士			
	介入室技师			
设备折旧	数字化心血管造影系统			
合计				
利润				

表7－6　心肌梗死—介入治疗的病种成本分析

社保返回费用（按每分80元核算）		元/例		
各项成本		每例成本（元）		
人力成本	医生			
	护士			
卫生材料成本	项目名称	数量	收费	成本（元）
	不计价卫生材料成本			
	指引导管			
	三联三通			
	压力泵			
	益心达压力延长管			
	桡动脉鞘			
	左右共用型造影导管			
	超滑导丝（交换型）			
	Y接头			
	桡动脉介入穿刺部位止血器			
	有创压力传感器（压力套装）			
	一次性使用无菌手术膜（B2型）			
	冠状动脉球囊			
	支架			
药品成本	临床路径			
	氯化钠注射液			
	碘普罗胺注射液			
	肝素钠注射液			
	利多卡因注射液			
检验费	心酶六项			
	血清肌酸激酶－MB同工酶活性测定			
	血常规五分类			
	血清肌酐测定			
	血K．Na．Cl			

（续上表）

	项目名称	数量	收费	成本（元）
检查费	床边心脏超声＋肝胆胰脾＋双肾输尿管膀胱彩超			
	常规心脏超声＋室壁运动分析＋组织多普勒显象			
	（科）常规心电图（十八导联）/次			
	（科）常规心电图（多道、十二道）/次			
	（科）心电图床旁检查加收/次			
	常规心电图（十二导联）/次			
	常规心电图（十八导联）/次			
手术费	冠状动脉造影术			（见表7－7）
	经皮冠状动脉内支架置入术（STENT）			
合计				

表7－7　心肌梗死—介入治疗的病种成本

项目名称	成本（元）	社保返回费用	利润	利润率（利润/成本×100%）
人力成本				
卫生材料成本				
药品成本				
检验成本				
检查成本				
手术成本				
合计				

（二）医院医保管理多部门协作

医院医保管理内容涵盖医保基础管理、就医管理、结算管理、质量管理等多个方面，涉及院内多个部门和科室。中山市人民医院在构建和完善医院医保管理体系的同时，医院医保管理多部门协作，通过加强相关部门的沟通联系提升医保服务质量和效率，充分发挥不同科室医保工作的积极性，为患者提供更高效的医保服务。

1. 成立行政综合服务中心，整合医保对外业务

医保对外业务涉及院内多个科室，由于科室分布较为分散，导致患者在办理相关业务时无法一次性完成，需要奔波于各个科室。为更好地服务患者、简

化办事流程，该院于2015年成立了行政综合服务中心，设置医疗相关业务、医保相关业务、病历复印、病历邮寄、社保咨询、投诉信访的办理窗口，窗口工作人员由医务科、医保部、病案室、驻院代表、纪检监察室等科室安排，为患者提供便捷高速的一站式服务。

行政综合服务中心办理业务包括：

（1）异地参保患者定点医院选定确认盖章。

（2）异地参保患者就医后回当地报销，需要提供的相关资料及医保定点医院证明。

（3）异地参保（含农村合作医疗）患者、境外医疗保险病人等就医后，根据异地医保部门要求该患者的经治医生出具的疾病证明书须医院确认盖章的，以及其他与诊疗相关的资料需要医院确认盖章的。

（4）患者及家属复印病历。

（5）本地医保特殊、特定病种审核认定。

（6）本地参保患者市外转诊审批。

（7）公检法、保险机构查阅、复印病历。

（8）病历邮寄服务。

（9）各类投诉受理。

（10）受理医保、社保咨询。

（11）外伤住院、工伤住院等情况核实。

行政综合服务中心通过整合医保服务业务和相关部门，精简业务办理流程，极大地方便了患者办理医保业务，提升了患者满意度，如需办理本地门诊特殊特定病种，此前患者需分别到病案室、医务科和医保部办理，行政综合服务中心成立后，患者可以直接在服务中心病案室窗口复印病历，医务科窗口审批相关资料，再由医保部窗口登记即可完成门诊特殊特定病种业务。

2. *多部门联动加强医保质量控制*

随着全民医保的推进，医保支付制度的改革，医院医保业务已从一般性事务处理和被动应对监督检查阶段，发展到主动管理和加强质量控制阶段，医院医疗保险质量管理已成为医院质量管理的重要部分，同时也是医保经办机构质量管理的延伸，越来越引起医保经办机构和医院管理者的重视。

控制是质量管理的基本手段。完整的医保质量控制分为个体质量控制、科室质量控制和院级质量控制三级层次。个体质量控制依靠各级人员职责、规章制度、知识、技能和经验，是医保质量管理最基本的形式；科室质量控制主要是进行环节质量管理和终末质量检查及评价；院级质量控制主要是医院领导和职能部门起到组织协调的作用，并以各种形式参与医保质量控制。通过环节管理和事后检查，结合前馈控制，即有效的计划管理，改善工作流程和制度、加强相关知识培训，预防问题的发生，从而形成检查、反馈、整改、提高的良性循环，实现质量的持续改进。①

参与医院医保管理工作的人员包括医保管理、病案管理、价格管理、医务管理、设备管理以及财务人员、编码人员、信息人员等多个专业人员，医保部充分发挥与医务科、药学部等多部门的联动，共同参与医院医保质量管理工作。定期组织针对临床科室的查房，分析临床科室在医保、医疗、药学、病案以及医疗服务价格执行方面的相关情况，为临床科室提出改进意见，同时听取科室医护人员的建议，及时解答科室提出的问题。

医院医保管理要求规范医疗服务行为，提高医疗服务质量，医保管理通过多部门协作加强医保质量管理能力，提高相关科室的行动力，结合临床科室查房等多种手段，通过有计划有组织的院级质量控制，进一步提高科室质量控制和个人质量控制水平，合理引导医务人员的医疗服务行为，保证医疗服务质量。

（三）建立健全沟通反馈机制

医院医保管理涉及医院、医保经办机构和患者，其人际关系具有广泛性和复杂性的特点，需要有效的沟通反馈机制，使各方能及时、准确地掌握信息变化。在医院医保管理的基本职能中，协调、激励和领导职能主要是针对医院医保管理中的人际沟通，调动职工的工作积极性，解决各种人际冲突，保证信息通畅，为医院正常运转创造良好的条件和环境，促进管理目标的实现。同时，在医院医保管理中，医保经办机构强调费用控制，在保证满足参保患者的基本医疗需求的同时确保医保基金的收支平衡；医院医务人员注重临床疗效和医疗安全，通过为参保患者提供医疗服务来提高医院的收益水平；参保患者则希望在获得合理医疗服务的同时得到医疗保险的保障。医疗需求的无限性和卫生资源的有限性之间的矛盾突出，医院医保工作人员需在医院、医保经办机构、患者三方之间加强沟通。②

中山市人民医院在按病种分值付费制度下的医院医保管理实践过程中逐步建立与患者、医保经办机构和医院三方的沟通协调机制，为患者和医务人员提供开放的沟通渠道，为参保人员提供便捷的医保服务，重视与医保经办机构的

①② 荣惠英. 医院医疗保险管理［M］. 北京：人民卫生出版社，2015.

反馈交流，及时发现医保工作中的问题并进行应对处理，有效改善了三方关系，变三方博弈为三方共赢。

1. 与医务人员的沟通

由于工作内容和工作区域的差别，医院医保管理人员和医务人员之间的沟通大多通过电话或邮件，使沟通的有效性和及时性大打折扣，为了进一步加强医院医保管理人员和医务人员的交流，医院制定了临床科室医保管理员制度，由各临床科室选出一位医保管理员，主要负责以下工作：

（1）负责本科室与医保部的沟通联系，督促科室落实各项医保政策。

（2）了解并掌握社会医疗保险相关法规和政策，定期开展本科室医保政策的宣传、学习和培训。

（3）协助科室主任做好医保日常环节质控，持续改进本科室医保相关工作质量。

（4）督促科室及时填写医疗服务协议要求填写的各种表格；每月及时审核ICD 编码、上传数据等科室日常医保管理工作。

（5）收集本科室在医保政策执行过程中发现、存在的各种问题与需求，及时向科室主任、医保部与相关部门反映。

（6）熟练掌握医疗费用结算，特殊特定病种认定、市外转诊等相关内容，能准确答复参保患者的疑问。

（7）督促科室及时完成社保各项检查问题的查证、反馈，及时上报反馈申诉结果。

（8）主动协助解决医保管理工作中的其他问题。

科室医保管理员制度推行后，各科室医保管理员积极发挥上传下达的作用，收集科室内医务人员工作中的疑问和建议，通过医保管理员微信工作群，及时传达给医保管理人员，同时也将医保政策及相关规定及时传达给医务人员，实现了医务人员与医保管理人员之间有效的沟通协调。

2. 与医保经办机构的沟通

定点医疗机构医保工作直接受到医保经办机构的管理和监督，医院在注重自身医保管理的同时也要加强与医保经办机构的配合，积极主动沟通联系。医院通过医保日常工作各环节增进与医疗保险经办机构的协调与合作：及时获取上级部门下达的各项政策信息并向院内传达、认真落实；积极与医疗保险经办机构交流医保工作的意见和建议，如有需要与医疗保险经办机构协调解决的问题，及时进行协商；重视医保经办机构推送至医院的可疑或违规数据，与临床科室认真分析并及时进行反馈。与医保经办机构保持有效沟通，在维护和争取医院自身利益的同时实现了医院与医保经办机构双方的互利合作，促进双方医保工作质量的改进，共同为参保患者提供更好的医保服务。

3. 与患者的沟通

患者是医院医疗服务的中心，医院医保工作应以患者利益为核心，为患者提供满意的医保服务，充分满足患者的医疗需求。我院医保管理工作通过多种渠道了解参保患者的就医需求，听取患者的意见，认真答疑解惑，设立一站式行政综合服务中心以及时解决患者就医过程中的各种问题，优化就医流程，认真改进各项工作，提高患者就医满意度。同时，医院设立了投诉中心，由门诊部、纪检监察室和医务科的工作人员统一受理医院的来访和投诉事务，及时解决患者就医过程中遇到的问题，处理患者提出的意见，对于涉及医保相关的来访或投诉，医保部应及时接待并详细了解问题经过，联系相关科室核实问题，采取积极有效的处理措施。通过加强与患者的沟通，体现对患者的关切，有效提高了患者的满意度，也推动了医院医保工作的持续改进。

（四）加强医保政策宣传培训

医院医疗保险管理工作具有较强的政策性和专业性，其内容随着国家医疗保障制度改革的发展以及医疗保险政策及相关规定的变动而不断变化。医院医保工作涉及医院内部多个科室和专业，服务人群包含不同统筹地区不同参保类型的患者。医院医务人员不仅需要具备精湛高超的医疗技术，还要了解相应的医保政策及规定，为患者提供合理的医疗服务，解答患者对于医保方面的问题。医院医保部门作为社会医疗保险经办机构、医务人员和患者之间沟通的桥梁和关系的纽带，在深入学习医保政策和相关规定之外，还需要做好医务人员和患者全方位的培训宣教工作，通过加强医保政策的宣传培训，使医务人员正确执行医保政策规定、使患者了解医保政策内容和理解医生的工作，从而使医院医保工作进行得更加顺畅。

1. 医院医保工作人员

医院从事医保工作的人员作为医保政策的传达者，对医保政策制度的掌握程度关系到医院医保政策的落实和执行。因此，医院医保工作人员必须熟练掌握医保政策，具备相应的专业知识和技能。医院医保工作人员必须重视自身医保基本知识和业务技能的学习，了解国家医疗保障制度改革、医疗卫生和医院管理的发展方向和趋势，积极参加医保经办机构等相关部门举办的培训和会议，积极参加院内会议和讲座，及时学习并掌握医疗保险政策及相关规定。在提高医保专业知识素养的同时，还要不断提高沟通技巧，熟练运用医保政策知识，熟练操作医保信息系统，耐心解答患者的疑问。

2. 医务人员

医保政策的学习是医务人员提供医保服务的基础。中山市人民医院通过多渠道、多层次的医保政策宣传和培训，增进了医务人员对政策规定的理解，强化了医务人员的责任意识，进一步规范了医疗服务行为。

医院医保培训工作主要由医保部负责。医保部定期举办院内医保会议，开展医保知识培训，组织医务人员学习医保知识，由院内相关管理人员进行医保政策解读，不定期邀请社会医疗保险经办机构领导或专家来我院交流医保工作经验；定期组织科室医保管理员参加业务培训、智能审核规则、系统操作等方面的会议，通过他们向科室医务人员宣传相关政策，帮助医务人员及时获得医保信息；组织线上线下多种形式的医保知识考试，加深医务人员对医保政策的理解和掌握；通过多部门联合查房的形式或单独针对科室的医保培训，有针对性地向科室宣传医保政策及各项规定。在进行医院医保培训的同时，医保部通过多种宣传方式向医务人员宣传医保政策。医保部将有关医保政策下发至各科室或将文档上传至院内公告，当医保政策有变化时及时上传新的医保政策，使院内医务人员及时掌握相关政策内容。对医务人员通过医保政策的培训与宣传，使医务人员通过各种渠道全方位学习医保知识，及时更新医保政策和理念，帮助医务人员更好地为参保患者提供规范的医疗服务。

3. 参保患者

参保患者作为医院的服务对象，也是医院医保管理中必要的管理对象。大部分患者对医保政策和就医流程等没有充分的了解，仅从他人口中或其他途径对基本政策有大概的认识，而不了解医保报销比例、医保业务办理条件、流程等具体内容，一旦出现报销金额未达到预期或不符合办理条件导致医保业务未办理的情况，就容易引起患者与医院医务人员或工作人员的纠纷，增加医院管理工作的难度。此外，医院涉及的医疗保险险种较多，本地与异地参保患者医保政策存在一定差异，患者对政策的不了解会增加医院医务人员的工作量，需要医院对参保患者做好宣传工作。

医院通过医院网站、微信公众号、院内设立宣传栏、门诊诊区和住院病房视频播放宣传短片等全方位、多渠道的宣传手段，向患者宣传医保知识。医院还制定了《住院参保人知情同意书》，医务人员可在患者入院时根据知情同意书的内容进行宣教，使患者了解医保政策及相关规定的内容，提高患者在住院期间的配合度。参保患者在就医过程中往往会关注医保待遇、报销比例等情况，需要医院向患者提供及时和专业的答疑解惑，医院行政综合服务中心也为参保患者提供了良好的咨询平台，患者如对医保政策内容有疑惑或在就医过程中遇到困难，可向行政综合服务中心内医保部工作人员或社会医疗保险经办机构的驻院代表咨询和查询。通过政策宣传和提供咨询服务，使患者了解医保政策内容，主动配合医务人员的工作，从而使医患关系得到缓解。

（五）完善医保信息系统建设

信息技术是医保精细化管理的重要支撑，是医院医疗保险管理工作的基础设施和技术支持。一方面，利用信息技术处理数据，具有高效、准确、快速、共享等优点，是人工所难以实现的；另一方面，利用信息技术，可根据最新的政策法规，解读成计算机可识别的各项监管规则以及医院自身管理所需的规则，将规则落地在临床，进行事前干预、事中监督、事后分析，从而使医院的医保管理得到更加有效的执行与落实①。该院通过优化医院医保信息系统，与医保管理制度相互配合，更加规范地管理医院医保工作，提高了医保管理的准确度和效率，提升了医院医保的综合管理水平。

1. 开发医保病种编码核查系统

按病种分值付费支付方式下，社会医疗保险经办机构支付给医院的医保费用是根据医院上传的病种 ICD－10 编码亚目及诊治编码产生的对应病种分值决定的，病种 ICD－10 编码的准确性和规范性直接关系到医院所获得的医保费用。为了提高编码的准确性，中山市人民医院医保部、病案室、信息中心开发了病种编码核查系统，通过升级系统功能，在系统中增加导入、修改、上传病历 ICD－10 编码和对应诊治编码的功能，每月医保结算前由编码质控人员通过系统对编码进行核查，并与临床医生积极沟通，发现问题及时修改，保证上传 ICD 编码的准确性。

中山市人民医院基于医院信息系统的医保住院患者编码核对与报送流程如下：

（1）参保患者出院后，病案室编码人员及时编写出院诊断 ICD 编码及诊治编码，信息系统自动从电子病历系统获取参保患者病种及诊治编码信息，医保

① 吴旭东，陈庆莹，宫明. 现代信息技术在医院医保精细化管理中的应用［J］. 实用医药杂志，2017，34（1）：83－85.

部人员每天对已编码的参保患者情况进行核查，遇疑问或需改正的及时与临床科室、病案室沟通。

（2）每月初病案室编码人员完成上个月医保出院患者的编码。医保部将编码数据发送给各临床科室，科室如有异议，及时提出修改意见。

（3）收集反馈临床科室反馈意见后医保部对医保住院患者数据进行医保月结对账，核对无误后上传医保数据，信息中心提供社会医疗保险经办机构数据信息平台中心返回的各参保患者病种分值表，医保部再次进行数据核对，打印医保住院报表，于规定的时间内及时将报表报送至社会医疗保险经办机构。

2. 引进智能审核系统

为加强医保监管力度、深化医保大数据应用。2012 年，国家人社部组织建设了医保智能监控系统，针对门诊、住院等不同业务环节设计了 500 余条监控规则，对频繁就医、分解住院、费用过高、大处方、药占比异常等常见违规医疗服务行为进行监控，并在 18 个地区进行试点。2014 年，在前期工作基础上，人社部下发《关于进一步加强基本医疗保险医疗服务监管的意见》（人社部发〔2014〕54 号），提出建立费用监控预警和数据分析平台等要求。目前全国超过 90% 以上的统筹地区已全面开展智能监控工作①。

中山市社会医疗保险经办机构近年也通过智能审核系统对定点医疗机构医疗服务行为进行监控，并从 2018 年起每月向定点医疗机构推送违规数据。为进一步加强医院医保管理，中山市人民医院于 2018 年 10 月引进智能审核系统。通过在医院 HIS 系统中增加智能审核功能，根据国家政策以及中山市的相关文件规定对医生录入医嘱进行实时审核。智能审核系统结合医学数据和规则数据，对医疗行为进行医保政策性审核、医疗行为审核和临床规范性审核。医生开具医嘱时如存在可疑或违规行为，系统会弹出提示框进行提示，医生也可通过审核功能选择对其所开医嘱进行审核。针对可疑或违规数据提示，医生可选择返回修改或说明。

引进智能审核系统，将被动的事后审核转为主动的事前提示和事中控制，从单纯管制向监督、管理、服务相结合转变，实现了医保管理的动态监测，有效降低了医务人员违规操作的风险，提高了医疗行为的安全性、合理性和适度性。

---

① 景玺，秦靖沂. 大数据在医保管理中的应用与发展方向［J］. 中国医疗保险，2018（7）：20－23.

（六）提升医院医保监管水平

近年来，医保管理工作引起了全社会的普遍关注，社会医疗保险经办机构对医院的医保监管力度日趋加强，促使医院在管理过程中注重内涵建设，严格规范医疗行为。医院通过提升医院医保监管水平，将医保管理工作的考核结果纳入医院总体考核体系，重视违规数据的反馈和整改，管控医院违规行为的发生，减少因医保违规造成的损失。

1. 建章立制强化医保管理

根据医疗保障行政部门和卫生行政部门的有关政策规定，医院制定了多项医保管理制度和流程。为进一步规范该院医保管理，中山市人民医院制定了《医保管理办法》，以社保智能监控系统反馈数据、医保部门日常监管检查评分以及各部门检查反馈的数据为依据，使用量化评分表每月对临床科室进行打分。量化评分表涉及医院医保管理日常监管、医保协议规定等内容，对执行医疗保险政策情况、医疗服务质量、医保收费等内容进行考核。医保量化评分表的打分情况与绩效挂钩，扣罚金额计入每月医师个人和科室的绩效考评，与科室和个人的评优和晋升挂钩，单位时间内个人扣罚累计达到一定分数则暂停医保执业工作，轮转医保部进行医保政策、法规学习，考核合格后方可回归临床工作岗位。

院内的医保管理办法通过量化医保违规行为，在制度上强化了医保管理，促使医务人员和科室由“他律管理”向“自律管理”转变，主动规范自身医疗行为，使医务人员做到合理治疗、合理检查、合理用药，有效防范了医保违规行为的发生，为医院医保管理工作可持续发展提供了制度保证。

2. 违规数据分析反馈与整改

除了医院医保工作的日常监管，针对医保经办机构检查出的违规数据，医保部会进行系统的归类分析，为院领导提供医保管理依据，并敦促相关科室进行反馈和整改。医保部通过汇总每月社保推送至该院的医保违规数据以及医保经办机构检查出的违规行为，找出科室中存在的问题，及时反馈至相关科室和涉事医务人员，有针对性地进行改正，必要时对相关科室和涉事医务人员进行医保培训，避免类似问题的再次发生。通过对违规数据的分析，不断改进医院医保管理的内容，科室在进行违规数据反馈和整改中也认识到自身医保管理的不足，从而不断提高自身医保管理水平，形成检查、反馈、整改、提高的良性循环。

（七）医保精细化管理的持续改进

医院医保精细化管理工作是加强医疗保险和医院管理的需要，通过精细化的管理手段，为应对医疗市场变化、适应医疗改革趋势、完善医院医保管理体制，医院医保管理工作需要及时进行政策制度研究，并结合医院实际发展情况不断调整和优化经营管理内容，不断推进医院医保精细化的持续改进。

1. 医保信息系统的持续改进

伴随医保政策的不断调整和医保工作的需求变化，需要医保信息系统不断进行更新维护、开发新功能以更好发挥对医保管理工作的辅助作用。当医保政策发生变化时，医保部会第一时间通知信息中心对相关功能进行更新，以便医务人员及时了解医保政策内容，如医保药品目录更新后其中限制性用药的限制条件发生变化，医保部就会通知信息中心尽快更新限制性用药提示框的内容。此外，医保部会定期组织信息中心与相关管理部门共同开展信息协调会，对医保信息系统的使用情况进行反馈交流，并提出管理部门和临床科室对医保信息系统的意见和需求，通过信息中心与其他科室之间的直接沟通，改进医保信息系统的不足，开发医保信息系统的功能，推动医保信息系统的升级改造，充分发挥医保信息系统对医保管理的支撑作用。

2. 医保管理制度的持续改进

随着医保制度的完善和医疗政策的改变，医院医保管理制度应进行相应的持续性改进。受医保管理内容的影响，医院医保管理工作较为注重对违规行为的控制和相应的处罚。在医院医保扣罚制度的基础上加强完善医保工作奖励制度，通过建立内部激励制度，调动医务人员医保工作的积极性，提高对医院医保工作的支持度，促进医院医保管理更加合理高效。此外，在顺应中山市总额控制下按病种分值付费制度发展配套医保管理措施的基础上，中山市人民医院积极进行医保管理的前瞻性研究，为发展更高水平的医保管理做准备。医保管理工作人员在完成日常工作的同时不断提高自身专业知识水平和管理能力，掌握国内外医院医保管理发展动态，探索更加合理、高效的医保管理方法，加强与临床医务人员的沟通交流，促进医院医保管理的不断优化。

医院医保管理工作不仅涉及医院医保管理者，还需要每一位医务人员认真践行和积极配合，需要患者的理解和支持。只有全体工作人员加强对医院医保管理的重视、完善医院医保管理体系、做好医保质量管理、提升医院信息化水平、科学处理医院、医保经办机构和患者之间的关系，才能做好医院医保管理工作，从而有效提升医院的整体竞争力，保障患者的权益，为患者提供更好的医疗及医保服务，实现医院健康可持续发展。

DIP医院绩效管理实践

基于按病种分值付费（DIP）制度的医院绩效管理探索

第八章

结　语

中山市人民医院基于按病种分值付费（DIP）制度建立的绩效评价体系紧跟国家、省、市的医改政策动态，结合医院不同发展时期的管理战略，通过使用平衡计分卡、KPI 等管理工具，设立综合考评对临床科室进行每月评价，评价结果与科室的绩效工资分配挂钩。综合考评涵盖学科建设、质量安全、工作效率、经济运营和患者满意度五大维度的考评指标，同时将临床科室分为六大医疗系统，根据工作特点设置对应的一级、二级评价指标，实现科学合理的分类考核。该院从 2017 年开始进行绩效管理改革，到 2020 年已先后完成两轮改革，效果显著。

中山市人民医院在整体的绩效考核体系设计上，主要亮点包括：一是符合国家政策导向。该院绩效评价体系紧跟国家政策，评价指标导向符合国家关于医保支付制度、现代医院管理制度、国家三级公立医院绩效考核、医院运营管理等方面的改革要求。二是绩效评价体系为该院自主研发设计。该院坚持实事求是，与医院文化和实际工作情况相结合，满足可持续发展需求。三是与绩效评价体系配套建立了长效的绩效管理运行机制，形成闭环管理，真正发挥绩效评价改进医院管理的指挥棒作用。四是落实医护绩效共同考核、独立核算的绩效工资分配办法，打破了原有的医护一体式分配方式，以提升医护在分配上的公平、公正性，有效地解决了医护之间绩效二次分配的矛盾，并最大限度地调动了全体医护人员的工作积极性和能动性，促进了科室团队的紧密协作。

在绩效评价体系的二级指标设计上，主要特点包括：一是精选指标，仅选取关键指标进行考核；二是坚持使用可量化指标，避免主观因素影响考核结果；三是根据各临床系统工作特性赋予相同指标不同权重，落实科学合理的考核标准；四是坚持动态调整，原则上每年调整一次，保证绩效管理体系紧跟国家政策要求及医院管理导向。

在考核模式及数据获取与处理的方式上，中山市人民医院的主要创新包括：一是选择聘请第三方机构每月进行患者满意度调查，调查表为该院在综合国内外多种调查模型分析后自主设计，并根据具体改进情况动态调整调查问卷的内容和权重；二是在经济运营维度方面，考核指标为人均收支结余、医疗服务收入增长率和成本效率。其中，人均收支结余的核算体系与医疗保险偿付方式统一，中山市所有病种实施按病种分值结算方式，直接按病种分值计算科室医保收入，将药品、卫生材料 100% 作为科室支出。诊疗项目收入归执行该诊疗项目的科室所有，充分肯定医务人员的劳动价值，有效引导费用结构调整，实现临床医务人员主动进行医保控费和管理成本；同时，通过转换为经济运营维度的考评分，最终使收支结余不与绩效工资直接挂钩，改变临床医生“做多得多”

的观念，倡导按需诊疗，避免过度医疗。这也是该院当初没有选用 RBRVS 进行工作量评价的原因之一。

除了以上介绍的综合考评体系外，中山市人民医院还设计了专项评价指标作为综合考评五个维度的补充。如医院作为三级公立医院的功能定位是主要提供急危重症和疑难复杂疾病的诊疗服务，该院根据诊疗导向设立了疑难重症患者专项评价指标，内科科室奖励 RW 值 >2 的重症病例，外科科室奖励四级手术，以平衡重症患者医保亏损问题，鼓励专科收治重症病例，积极提升专科诊治能力。其他专项评价指标还有日间手术奖励、临床路径奖励、合理用药奖励等。同时，为最大程度激励医技科室提高工作效率，配合临床科室共同开展诊疗服务，该院建立了基于工作量核算为主，结合质量安全、患者满意度、成本控制的医技绩效工资核算体系，按照多劳多得的分配原则，工作量与绩效工资关联呈阶梯式递增或递减，引导医技科室关注工作效率。

合理的绩效工资分配不是医院管理者的目标，而是过程和手段，中山市人民医院希望通过合理的绩效评价和奖金分配最终实现医院管理措施的落地和管理水平的提升。因此，该院认为，医院绩效管理的重点工作应放在高效绩效管理机制的建立上。与之相配套的是，该院通过引入专科经营助理，进一步发挥职能科室与临床科室绩效管理的桥梁作用，通过 PDCA 循环形成闭环管理，引导持续改进，推动医院各项管理措施落地。

新的绩效方案实施，促进了医院各项指标的持续改进，改善了患者的就医体验，优化了费用结构，规范了诊疗行为，提高了诊疗质量及技术能力。2017 年，中山市人民医院获广东省绩效评价 A 级单位；2016 年至 2019 年中山市人民医院病例组合指数（CMI）分别位居全省三级医院第七位、第五位、第六位、第五位；中山市人民医院绩效管理方案于 2019 年、2020 年连续两年荣获由国家卫生健康委能力建设和继续教育中心评选的中国现代医院管理“医院绩效管理典型案例”殊荣。

中山市人民医院致力于建立一套具备灵活性、可复制、易推广的绩效管理方案，以期与同行分享。